常见肾脏疾病的中西医结合诊治

主　编　刘兴国

副主编　付明洁　曹繁华　冯定华

编　委（按姓氏笔画排序）

付明洁　冯定华　刘兴国

李书会　杜冬琛　闵菡

陈　蓉　聂　晨　曹繁华

谭丽娟

中国科学技术大学出版社

内 容 简 介

本书收集了大量有关中西医结合肾脏病学新知识、新技术、新经验和新成果的文献资料,并进行分类整理,编辑成册。本书突出临床实用,兼顾基础理论;强调基本方法,鼓励融会新知,把传统的中医学与现代诊疗技术相结合;内容较全,知识较新,方法较多,对肾脏常见病、多发病的西医发病机制、病因、诊断以及西医最新治疗方法、中医辨证施治进展等内容进行了介绍。

本书可供广大基层肾脏内科中医师及中医药院校相关专业的师生阅读参考。

图书在版编目(CIP)数据

常见肾脏疾病的中西医结合诊治/刘兴国主编. —合肥:中国科学技术大学出版社,2020.5

ISBN 978-7-312-04761-9

Ⅰ.常… Ⅱ.刘… Ⅲ.肾疾病—中西医结合—诊疗 Ⅳ.R692

中国版本图书馆 CIP 数据核字(2019)第 164939 号

常见肾脏疾病的中西医结合诊治

CHANGJIAN SHENZANG JIBING DE ZHONGXIYI JIEHE ZHENZHI

出版	中国科学技术大学出版社
	安徽省合肥市金寨路 96 号,230026
	http://press.ustc.edu.cn
	https://zgkxjsdxcbs.tmall.com
印刷	安徽省瑞隆印务有限公司
发行	中国科学技术大学出版社
经销	全国新华书店
开本	710 mm×1000 mm 1/16
印张	14.5
字数	300 千
版次	2020 年 5 月第 1 版
印次	2020 年 5 月第 1 次印刷
定价	50.00 元

前　言

随着社会经济的高速发展，人民生活的环境条件不断变化，临床上肾脏常见病、多发病的疾病谱也发生着改变，肾脏疾病的诊断、治疗手段也相应地在不断进步。为适应当代肾脏疾病的发展趋势，培养合格的临床肾脏内科医师，我们编写了本书。

本书共 15 章，介绍了中医对肾的认识、肾脏病辨证纲要、肾脏病中医诊治原则和方法、糖皮质激素和细胞毒性药物在肾脏病中的应用、肾脏病常见症状的诊治精要、肾小球疾病常见病理类型诊治精要、慢性肾小球肾炎、急性肾小球肾炎、急进性肾小球肾炎、隐匿性肾小球肾炎、原发性肾病综合征、过敏性紫癜性肾炎、狼疮性肾炎、良性小动脉肾硬化、慢性间质性肾炎。本书内容系统全面，资料丰富翔实，阐述了肾脏病的发病机制及病理改变、临床表现、诊断与鉴别诊断、西医最新治疗方法及中医辨证施治，也对各种常见肾脏病的中西医诊疗概况及最新进展作了简要介绍，其中不少为作者独具特色的见解和体会，均为临床经验的总结。本书体现了现代中医学的特色，既有传统中医药的治疗特点，又着重介绍了现代西医学有关的诊疗知识，可使读者在宏观、微观方面对肾脏病有更深刻的认识，并且丰富中医的诊疗手段，提高治疗效果。

本书内容编排恰当，理论阐述简明扼要、通俗易懂，兼具专业性和科普性，有较强的实用价值。本书立足于临床，深入浅出，实用性强，是一本系统的中西医肾脏病著作，适合各级肾脏病中西医师参考使用。

由于时间有限，书中误漏在所难免，恳请各位同行不吝赐教，以使本书趋于完善。

编者

2019 年 6 月

目　　录

上篇　总　　论

下篇　各　论

上篇 总 论

第一章　中医对肾的认识

中医学中的"肾"与西医学的"肾脏"在大体解剖学上是基本相同的,但在生理功能上却有许多不同之处。西医学所说的"肾脏"以泌尿为其主要功能,而中医学中的"肾",其含义要广泛得多,除具有泌尿、调节水液代谢等功能外,还包括其他器官的部分功能。

中医学认为肾的生理功能包括:促进生长发育和生殖功能,调节水液代谢,摄纳肺气,壮骨、生髓、充脑,藏精、化血及濡养、温煦脏腑等。这些功能相当于西医学中的泌尿、生殖、内分泌、神经、血液及呼吸系统的部分生理功能。其功能之广泛,作用之特殊,有主宰生命之概念,故历代医学家称"肾为先天之本""生命之根"。

肾的生理功能是在肾精、肾气、肾阴、肾阳共同作用下产生和发挥的。肾的精、气、阴、阳来源于先天,禀受于父母,出生之后,又依赖于各脏腑之精气的滋养,以保持肾中精气阴阳的充盛,维持正常的生理功能。

第一节　肾的结构解剖

早在 2000 多年前,中医就认识到,肾有两枚,左右各一,位于腰部,如《素问·脉要精微论篇》说:"腰者,肾之府。"《难经·四十二难》更明言:"肾有两枚,重一斤一两。"至明代赵献可著《医贯·内经十二官论》中描述更为详尽:"肾有二,精所舍也,生于脊膂十四椎下,两旁各一寸五分,形如豇豆,相并而曲,附于脊外,有黄脂包裹,里白外黑,各有带二条,上条系于心包,下条过屏翳穴,后趋脊骨。"足见中医所说的"肾"就是西医学解剖学的"肾脏",只不过古代对肾的观察只是一个大体解剖的认识,虽不够精细,甚至有些差误,但亦可看出肾的概貌。

第二节　肾的生理功能

"肾"是中医藏象学说中的一个重要组成部分,它不仅是指肾的实质脏器功能,更重要的是概括了人体大系统的某些生理现象及其相关的病理变化,所以古人认为肾为五脏之本。肾的生理功能主要是靠肾之精气所化生的肾阴、肾阳来完成的。肾阴对人体各脏腑组织起着濡润、滋养的作用,为人体阴液的根本,故又称为元阴或真阴;肾阳对人体各脏腑组织起着温煦和推动的作用,为人体阳气之根本,故又称为元阳或真阳。肾阴和肾阳在人体内相互依存,相互制约,形成一种对立的动态平衡,以维持人体正常的生命活动。正如《素问·生气通天论篇》所说:"阴平阳秘,精神乃治。阴阳离决,精气乃绝。"所以当机体的这一阴阳对立统一关系,一旦由于某种原因遭到破坏,体内便产生阴阳偏盛或偏衰的病理状态,临床上就会出现肾阴虚、肾阳虚或阴阳两虚等一系列证候。"肾"主要有以下生理功能。

一、促进人体生长、发育和生殖功能

人的生殖、生长、发育和衰老过程均与肾脏精气的盛衰有密切关系。人从幼年开始,由于肾的精气逐渐充盛,便产生了更换乳齿等生理变化。发育到了青春期,由于肾中精气进一步旺盛,体内便产生了一种"天癸"的物质,在它的作用下,男子就能产生精子,并能排精而可以育子,女性就能出现月经周期,并能排卵而可以妊娠。"天癸"的产生,标志着男女性功能发育成熟,并具有生殖能力。青壮年时期,是肾中精气最旺盛的阶段,也是生殖功能最强盛的时期。进入老年,肾中精气逐渐衰减,性功能和生殖能力也随之减退逐渐丧失,形体亦逐渐衰老。这种生长、发育和衰老的过程,从年龄上讲,男女是有一些差异的,一般女子较男子发育成熟稍早,衰老也较早。《黄帝内经》对人体的这种生理规律和肾之间的关系,进行了精辟的论述,如《素问·上古天真论篇》说:"女子七岁,肾气盛,齿更发长;二七而天癸至,任脉通,太冲脉盛,月事以时下,故有子;三七肾气平均,故真牙生而长极;四七筋骨坚,发长极,身体盛壮;五七阳明脉衰,面始焦,发始堕;六七三阳脉衰于上,面皆焦,发始白;七七任脉虚,太冲脉衰少,天癸竭,地道不通,故形坏而无子也。丈夫八岁,肾气实,发长齿更;二八肾气盛,天癸至,精气溢泻,阴阳和,故能有子;三八肾气平均,筋骨劲强,故真牙生而长极;四八筋骨隆盛,肌肉满壮;五八肾气衰,发堕齿槁;六八阳气衰竭于上,面焦,发鬓斑白;七八肝气衰,筋不能动,天癸竭,精少,肾脏衰,形体皆极;八八则齿发去。肾者主水,受五脏六腑之精而藏之,故五脏盛,乃能泻。

今五脏皆衰,筋骨解堕,天癸尽矣。故发鬓白,身体重,行步不正而无子耳。"由此可见,性功能的成熟和衰退,人体的生长、发育和衰老,乃是肾气由盛转衰的结果。这说明肾气是代表人体内促使生长和发育的具体物质。而"天癸"则是直接与性功能和生殖功能的成熟有密切关系的一种物质。

二、肾主水,调节人体水液代谢

肾主水,是指肾脏有主持和调节人体水液代谢的功能。《素问·逆调论篇》说:"肾者水脏,主津液。"肾的这一功能,主要是靠肾中阳气的作用来实现的。人体水液代谢包括两个方面:一是将从饮食物中所化生的津液(指人体正常水液),输送到全身,以发挥补充血液容量和滋润五脏六腑、组织器官的作用;二是把各脏腑组织利用后多余的水分(包括机体的代谢产物),变为汗液和尿液排出体外。这两个方面的作用,都必须在肾阳所产生的"气化"功能作用下才能完成。

肾中阳气主持和调节人体水液代谢的主要方式是"升清降浊"。进入人体的水液通过胃的受纳、脾的运化、肺的宣降、三焦的通调、肾的气化,使清者上升于肺,输布于全身,以滋养脏腑、组织和器官,这个过程称为"升清";机体利用后的废物再经过肺的肃降,下注而归于肾,再经过肾的气化,使浊中之清者,升腾回流而发挥其营养作用,其浊中之浊者下注膀胱而排出体外,这个过程称为"降浊"。如此循环,以维持人体水液代谢的动态平衡。《素问·经脉别论篇》说:"饮入于胃,游溢精气,上输于脾,脾气散精,上归于肺,通调水道,下输膀胱,水精四布,五液并行。"这正是古人对人体水液代谢的精辟论述。

人体水液代谢是一个比较复杂的过程,是由多脏腑相互协调配合而进行的,除肺、脾、肾、三焦、胃、肠、膀胱外,与肝气的疏泄、心气的推动也有一定的关系,但其中以肺、脾、肾三脏关系最大。三脏之中又以肾的作用更为重要,因为肾中的阳气具有气化作用,它能升清降浊,以调节体内水液的输布和排泄。同时肾中阳气为一身阳气之根,脾的运化、肺的宣降、三焦的通调、膀胱的开合,无不依赖肾中阳气的作用,才能发挥正常的功能,所以肾在维持人体水液代谢方面起着主导作用。

三、肾主骨,壮骨、生髓、充脑、化血

人体骨、骨髓与脑的生成和功能,都与肾有密切的关系。骨的生成有赖于肾之精气的濡养。《素问·宣明五气篇》说:"肾主骨。"《素问·六节藏象论篇》也说:"肾者主蛰,封藏之本,精之处也,其华在发,其充在骨。"说明肾具有促进骨骼生长、发育的功能。《素问·阴阳应象大论篇》说:"肾生骨髓。"说明肾有促使骨髓生长的功能。骨中有髓,髓上通于脑,脑为髓的汇聚之处。故《灵枢·海论》说:"脑为髓之海。"说明髓和脑都是由肾之精气所充养的。因此,肾精充足,骨髓则生化有源,骨

骼得髓之滋养,则坚韧有力,耐久立,耐劳作。髓足脑海充盈,人多聪敏而多智慧,思维敏捷,正如《灵枢·海论》所说:"髓海有余,则轻劲多力,自过其度。"《素问·灵兰秘典论篇》也说:"肾者,作强之官,技巧出焉。"说明人的精力充沛和聪敏智慧,均与肾脏精气的盛衰有密切关系。

血液的生成与肾的功能密切相关。肾中所藏的阴精是生髓、化血的物质基础。《病机沙篆》说:"血之源在于肾。"说明精与血是相互滋生的,精足则血旺。同时,在肾精化生血液的过程中,肾之阳气的温煦与推动作用也是很重要的因素,所以肾精不足,可以导致血虚,肾阳虚衰也能造成血虚。

四、肾主纳气,摄纳肺气

肾主纳气是指肾有摄纳肺气以助呼吸之功能。人体的呼吸功能虽为肺所主,但吸入之气必须下纳于肾,才能保持呼吸均匀、气道通畅,故有"肺为气之主,肾为气之根"和"肺主呼气,肾主纳气"之理论,说明人体的呼吸功能是由肺、肾两脏共同完成的。由此可见,肺的呼吸功能需要肾的"纳气"作用协助,才能形成呼吸的出入升降运动。当肾中阳气充足时,肺得其温养才能气道通畅,呼吸匀调,气体出纳正常。若肾中阳气不足,摄纳无权,气便不能归元而上浮,就会出现呼多吸少,动则气喘,呼吸困难等症。肺主呼气,肾主纳气的这一生理功能,中医多以"金生水"的五行相生来解释这一理论。笔者将其称为"肺肾相关"理论,这一理论在防治慢性阻塞性肺疾病上确有一定的指导意义。国内有不少报道称,对慢性支气管炎、阻塞性肺气肿和支气管哮喘,采取"发作时治肺,缓解时治肾"的原则,取得了满意的疗效,特别是远期疗效可显著提高,患者的复发率明显下降。这一事实说明"肾主纳气"是构成人体呼吸生理的重要一环。

五、肾开窍于耳

耳是听觉器官,听觉功能主要依赖肾中精气的充养,听觉功能的灵敏与失聪,与肾脏精气的盛衰有密切联系,《素问·阴阳应象大论篇》中提到肾"在窍为耳"。《灵枢·脉度》也说:"肾气通于耳,肾和则耳能闻五音矣。"王清任的《医林改错》解释说:"两耳通脑,所听之声归于脑。"这说明肾中精气充盈,脑海得养,听觉才能灵敏。如果肾中精气虚衰,脑海失养,耳失其养,则听力减退,出现耳鸣、耳聋等症。老年人由于肾中精气的自然虚衰,多见听力减退,故说"肾开窍于耳"。所以临床上常常把耳的听觉变化作为推断肾之精气盛衰的一项指标。

六、濡养温煦脏腑

中医学认为,肾中精气能化生肾阴和肾阳。肾阴能濡养人体各脏腑之阴,肾阳能温煦各脏腑之阳。因为肾阴有促进津液分泌和血液生成的功能,津与血有滋养和濡养脏腑组织的作用,所以说肾阴有滋润和濡养之功。如果人体肾阴不足,可表现出口干眼干、咽干舌燥、五心烦热、心悸失眠、舌瘦瘦、少津、脉细数等阴虚证候。肾阳有促进气的产生、运动和气化功能。人体的生理活动旺盛,产生的热量就增加,温煦功能便会加强,所以说肾阳有温煦和促进各脏腑功能之功。如果人体肾阳不足,全身新陈代谢就会降低,各脏腑、组织及官窍的生理功能便会减弱,因而表现为面色苍白、畏寒肢冷、舌淡胖大、苔白厚、脉无力或沉迟,亦可表现为水肿、精神萎靡等阳虚的证候。

第三节　肾与其他脏腑的关系

人体是一个统一的有机整体,由脏腑、经络、组织和器官组成。各脏腑、组织、器官之间,通过经络的联结作用,建立了不可分割的密切联系。中医学的藏象学说,不但系统地阐述了脏腑各自的生理功能,而且认为这些生理功能的正常运行,是脏腑之间相互依赖、相互配合、相互制约的结果。脏与脏、脏与腑之间在生理上互相联系、协作,在病理上互相影响、传变,构成了一个有机的整体。

一、心与肾的关系

心为阳脏,位居于上,其性属火;肾为阴脏,位居于下,其性属水。在生理状态下,心火下降于肾,使肾水不寒;肾水上济于心,使心阳不亢。古代医家把这种心火下降,肾水上济的关系称为"心肾相交"或"水火既济"。在病理情况下,若心阳衰微,心火不能下温肾水,以致水寒不化,上凌于心,可出现心慌气短、水肿、不能平卧等"水气凌心"的病证。若肾水不足,不能上济心阴,或肾阳不足,不能蒸化肾水,上济于心阴,皆可导致心阳独亢,出现心悸、怔忡、心烦、失眠、健忘、耳鸣等病证。心火独亢于上,还可出现口舌生疮、口干少津、五心烦热等"阴虚火旺"的病证。

心主血,肾藏精,精血之间又能互相滋生。所以,肾精亏损与心血不足亦常互为因果。肾藏精、生髓、充脑,脑为精髓所汇聚的元神之府。肾精亏损,则"髓海空虚",便可出现神疲、健忘、眩晕、失眠、耳鸣、多梦等症。心主血脉而藏神,心血不足,亦常出现神疲、健忘、心悸、失眠、多梦等心神失常之症状。这就充分说明了心血和肾精在病理上互相影响的关系。

二、肺与肾的关系

肺与肾的关系,主要表现在水液代谢和呼吸功能两个方面。肺主气,具有通调水道的功能,故为"水之上源"。肾主开合,通过气化作用于膀胱。人体的水液代谢是一个多脏腑共同完成的复杂过程。进入人体的水液,通过胃的受纳、脾的运化、肺的宣降、三焦的通调、肾的气化,使清者上升于肺,输布于全身,以滋养脏腑、组织、器官。浊者经过肺的肃降,下流而归于肾,再经过肾的气化,使浊中之清者升腾回流于肺,再次输布于全身,浊中之浊者下注膀胱而排出体外。如此循环,以维持人体水液代谢的动态平衡。

在呼吸功能方面,肺主呼气,肾主纳气,两者共同完成呼吸的出入升降运动。人体的呼吸功能虽为肺所主,但吸入之气必须下纳于肾,才能保持呼吸均匀、气道通畅,故有"肺为气之主,肾为气之根"和"肺主呼气,肾主纳气"之说,说明肾也参与了人体的呼吸生理。肾的纳气功能主要是靠肾中阳气的作用,吸入之气,经过肺的肃降,才能使之下纳于肾,两者相互协同以维持人体气机的出入升降功能。当肾中阳气充足,肺得其温养才能气道通畅,呼吸匀调,气体出纳正常。若肾阳不足,摄纳无权,气便不得归元而上逆,就会出现呼多吸少,动则气喘,呼吸困难等症。中医学的"肺肾相关理论",在上一节中已做了论述,这里不再赘述。

三、脾与肾的关系

肾为先天之本,脾为后天之本。脾的健运,须借助于肾阳的温煦作用,故有"脾阳根于肾阳"之说。肾主藏精,其精有先后天之分。先天之精禀受于父母,后天之精来自饮食物,经过脾的健运化生而生成。故《素问·上古天真论篇》说:"肾者主水,受五脏六腑之精而藏之。"这里所说的"五脏六腑之精",即是后天之精。肾所藏的先天之精,必须依赖脾所化生的后天之精的滋养,才能不断得以补充和成熟。因此,在生理功能上,肾与脾相互资助、相互促进,在病理上亦常互相波及。若肾阳不足,不能温煦脾阳,可见腹部冷痛、下利清谷或五更泄泻、水肿等症。若脾阳久虚,进而可损及肾阳,除出现脾阳虚的症状外,还可见畏寒肢冷,腰酸腿软,或腰部冷痛,或见阳痿、早泄、遗精等症。临床上若见以上两种情况,可统称为"脾肾阳虚"证。

四、肝与肾的关系

肝藏血,肾藏精,肝血与肾精是相互滋养、相互滋生的。《张氏医通》说:"气不耗,归精于肾而为精;精不泄,归精于肝而化清血。"肝血充盛,血可化为精,肾精充盛,精也可化为血。故有"精血同源"之论。肝阴须依赖肾阴的滋养,肝的功能才能正常。肝肾同位于下焦,同具有相火,故有"肝肾同源"的说法。在病理上,肝肾两脏的病变常互相影响。如肾精亏虚,可导致肝阴不足;肝阴不足,亦可引起肾精亏损。再如肾阴不足,可引起肝阴不足而导致肝阳偏亢;肝火太盛,亦可下灼肾阴,导致肾阴不足。凡此种种均为临床所常见。

五、肾与膀胱的关系

肾与膀胱通过经脉互相络属,互为表里。膀胱的储尿和排尿功能,依赖于肾的气化功能。肾气充足,则固摄有权,膀胱开合有度,排尿功能才能正常。如果肾气不足,气化失常,固摄无权,则膀胱开合失度,可出现小便不利或失禁、遗尿、尿频等症。故在临床上见到尿液潴留和排泄失常的病症,除膀胱本身外,多与肾气虚弱有关。老年人的尿失禁,亦多由肾气衰弱所引起。

第四节　肾的病理变化

肾阴、肾阳在人体内相互依存、相互制约,形成一种对立的动态平衡,以维持人体正常的生理活动。一旦机体的这一阴阳对立统一态势遭到破坏,体内便产生阴阳偏盛偏衰的病理变化,临床上就会出现肾阴虚、肾阳虚、肾阴阳两虚、肾气不固、肾虚水泛等一系列证候。

一、肾阴(精)虚

肾阴(精)虚是指肾阴亏虚,肾精不足,或阴虚火旺,导致虚热内扰所出现的证候。

【证候】形体羸瘦,腰膝酸软,头晕耳鸣,视力减退,失眠健忘,口干咽燥,五心烦热,潮热盗汗,颧红,舌红苔少而干,脉细数。

【分析】此证多由久病伤肾,或失血耗液,或急性热病后,或过服温燥劫阴之品,或情志内伤等耗伤肾之精液所致。肾精为人体生长、发育之物质基础,肾精亏虚,不能充养五脏、生髓、充骨、养脑,故形体羸瘦,腰膝酸软,头晕耳鸣,视力减退,健忘;肾阴不足,虚热内生,故见颧红,五心烦热,失眠多梦,口干咽燥;舌红苔少而干,脉细数,均为阴虚之象。病位在肾,病性属阴虚。

二、肾阳虚

肾阳虚是指肾脏阳气虚衰所表现的证候。

【证候】精神疲惫,腰膝酸软,形寒肢冷,尤以下肢为甚,头昏耳鸣,尿少,面浮肢肿,阳痿、早泄,女子宫寒不孕,面色苍白,舌淡胖嫩,脉沉弱。

【分析】多因素体阳虚,年高肾亏,或久病及肾,耗伤肾阳所致。肾阳为人身阳气之根,是生命活动的动力,对人体各脏腑的生理活动,起着温煦和推动的作用;腰为肾之府,肾主骨,生髓,上通于脑,开窍于耳。肾阳虚则精神疲惫,腰膝酸软,头昏耳鸣;阳气不能温煦肌肤,故形寒肢冷;阳气不足,阴寒盛于下,故下肢发冷更明显;阳气不足,气血亏损,故面色苍白;肾主性功能和生殖功能,肾阳不足,性功能和生殖功能减退,故可出现阳痿、早泄,女子宫寒不孕;肾阳有主持和调节人体水液代谢的功能,肾阳不足,膀胱气化功能障碍,故尿少,面浮肢肿;舌淡胖嫩,脉沉弱,均为阳虚之象。病位在肾,病性属阳虚。

三、肾气不固

肾气不固是指肾气亏虚、固摄无权所表现的证候。

【证候】腰酸腿软,眩晕健忘,小便频数清长,或遗尿,或小便失禁,或余沥不尽,夜尿多,遗精早泄,舌淡苔白,脉沉弱。

【分析】多由年高肾气虚弱,或虽年幼但先天不足,或久病伤肾,致肾气亏损,失其封藏固摄功能所致。肾气不固,膀胱失约,不能贮藏津液,故见小便频数清长,遗尿,小便失禁,尿后余沥不尽。夜间为阴盛阳衰之时,肾气虚,则阴寒甚,故夜间尿多。肾失封藏,精关不固,故滑精、早泄。腰酸腿软,舌淡苔白,脉沉弱,均为肾气不足之象。病位在肾气,病性属虚。

四、肾虚水泛

肾虚水泛是指肾阳虚不能调节水液,表现为水湿泛滥的证候。

【证候】全身水肿,下肢尤甚,按之没指,腹胀满,小便短少,形寒肢冷,或见心悸气短,喘咳痰鸣,舌淡胖嫩有齿印,苔白滑,脉沉细。

【分析】此证多由水湿内侵,或素体虚弱,肾气亏虚,或久病及肾,导致肾阳虚弱,不能温化水液,以致水湿泛滥所致。肾主水,水液的输化有赖于肾阳的蒸化和开合作用,肾气虚弱,膀胱不能气化津液,故小便不利而尿少;肾阳虚衰不能化气行水,水溢于肌肤,停于胸腹,故全身水肿,胸腹胀满;水液不能蒸腾汽化,势必趋下,故下肢尤甚;若水气上凌心肺,致心阳受阻,肺失肃降,则见心悸气短,喘咳痰鸣;肾阳虚,不能温煦肢体,则形寒肢冷。舌淡胖嫩有齿印,苔白滑,脉沉细,均为阳虚水停之象。

五、肾精不足

肾精不足是指肾精亏损,表现为生殖、生长功能低下的证候。

【证候】男子精少不育,女子闭经不孕,性功能减退,小儿发育迟缓,身材矮小,智力和动作迟钝,囟门迟闭,骨骼痿软,足痿无力,舌质淡红,苔白,脉沉细。

【分析】多因禀赋不足,先天元气不充,或后天失养,或久病不愈等所致。肾精不足,即一般所称的肾虚,它与肾阳虚和肾阴虚的不同之处在于仅有虚象,而没有明显的虚寒或虚热现象。肾精亏少,肾气不足,则性功能减退,男子精少不育,女子闭经不孕;精亏则髓少,髓少不能充骨、养脑,骨骼失充,脑髓空虚,故小儿可见五迟(立迟、行迟、发迟、语迟、齿迟)、五软(头软、项软、手足软、肌软、口软),成人则见未老先衰现象,以及足痿无力等。

六、肾不纳气

肾不纳气是指肾气虚衰、气不归元所表现的证候。

【证候】久病咳喘,呼多吸少,气不得续,动则喘息益甚,自汗神疲,声音低怯,腰酸腿软,舌淡,苔白,脉沉细无力。

【分析】多由久病咳喘,肺虚及肾,或年老体弱,肾气虚衰,或劳伤肾气所致。本证实际上是肺肾气虚的一种综合表现。肺主呼气,肾主纳气,肺为气之主,肾为气之根,肾气虚,下元不固,气失摄纳,故呼多吸少,气不得续,气短喘促;动则耗气,肾气益虚,故动则喘息益甚;久病伤阴,或素体阴虚,则可兼见颧红心烦、咽干口燥、舌红苔少、脉细数等肾气阴两虚之候。若肾气虚极,导致肾阳衰微,则可见喘息加剧、冷汗淋漓、肢冷面青、脉浮大无根等阳气欲脱之候。病位在肺、肾,病性属虚。

七、肾阴阳两虚

肾阴阳两虚即肾阴虚兼肾阳虚。

【证候】精神疲惫,腰酸腿软,既怕冷又怕热,脱发,耳鸣,牙齿松动,记忆力减退,性功能低下,闭经,舌淡,苔白,脉沉细无力。

【分析】由于肾阴虚和肾阳虚的本质都是肾的精气不足,同时两者间又相互依存、相互制约,即"阴阳互根",因此,肾阴虚到一定程度时可以累及肾阳,而肾阳虚到一定程度时,亦可伤及肾阴,形成阴损及阳或阳损及阴的肾阴阳两虚证。临床上常常可以看到,肾虚的人往往会出现一系列未老先衰症状,如精神疲惫,腰酸腿软,既怕冷又怕热，脱发，耳鸣，牙齿松动，记忆力减退，性功能低下，闭经等症。病位在肾，病性属虚。

第五节　关于命门学说

"命门"一词最早见于《灵枢·根结》，其说："太阳根于至阴，结于命门，命门者，目也。"可见其所说的命门，是指眼睛和睛明穴。认为命门具有内在脏腑功能始于《难经》，如《难经·三十六难》说："肾两者，非皆肾也，在左者为肾，右者为命门。"自《难经》后，在汉、晋、隋、唐、宋历代医书中，很少提到命门的作用，只提到"肾气"的功能。直到明代，命门学说为医家所重视，其代表人物首推孙一奎（1522～1619年），他认为命门为两肾之间的动气，人的生命活动有赖于肾间动气的维护和推动，所以他治疗疾病时非常重视维护肾间之动气。赵献可（1537～1644年）明确提出，命门属火，位在两肾之间，亦即"两肾间动气"，是人体生命的原动力，并形象地把人体比喻为"走马灯"，将命门之火譬作"走马灯"中的火，火旺则灯转动迅速，火微则转动缓慢，火熄则寂然不动。他虽强调命门之火，但也认为"阴阳互为其根"，阴精亏耗不仅表现为阴虚，而且每多出现阳虚之证。这与同时代医学家张景岳（1563～1640年）所见相同。刘宝厚教授认为，中医范畴里肾的主要功能是通过肾阴来濡养脏腑组织，通过肾阳来温煦脏腑组织，所以两肾本身均存在着阴阳两种基本功能，阴中有阳，阳中有阴，阴阳既济。古人提出"命门"学说，主要是为了强调肾阳的重要性。肾阳即命门之火，为人体一身阳气之根，所以温补肾阳在治疗疾病中有着重要的作用。至于《难经》所说"左者为肾（阴），右者为命门（肾阳）"和明代孙一奎、赵献可等医家提出的"两肾之间为命门"等观点，笔者认为，对命门这种"有名无形"的部位之争，在学术上没有任何价值，无需争论。

命门的主要功能概括起来有以下五个方面：① 为人身阳气之根，是生命活动的动力，对人体各脏腑的生理功能起着温煦和推动的作用；② 主持和调节人体水液代谢；③ 能温运脾阳，促进脾对营养物质的消化、吸收与运输；④ 有促进人体生长、发育和生殖功能的作用；⑤ 有摄纳肺气，参与人体呼吸生理的功能。总之，命门学说主要阐述肾中阳气的功能，它与"肾阳"的功能基本一致，提出命门学说旨在强调肾阳的功能。

第二章　肾脏病辨证纲要

辨证，即分析、辨别疾病当前的临床表现属哪一种证候（即证型），是中医认识疾病和诊断疾病的主要方法。证是证候的简称，它不同于一般的症状或某些证候群，而是中医学术体系中特有的概念，是中医辨证论治的主要临床根据。辨证的过程，是以中医学的藏象、经络、病因、病机等基本理论为依据，通过望、闻、问、切四诊所取得的病史、症状、体征等临床资料，进行综合分析，判断疾病的病因、病变部位、病变性质以及正邪双方盛衰状况，而作出诊断。

中医传统的辨证方法有八种，这八种辨证方法形成于不同的历史时期，难免有偏颇之处，显得过于庞杂，给初学者带来不少困惑，笔者通过剖析和研究，认为它们的最终目的是解决疾病的病位和病性两大问题。如八纲辨证中的阴阳、表里，六经辨证中的三阴、三阳，气血津液辨证中的气、血，脏腑辨证以及经络辨证，都属于病位诊断的范畴。而寒、热、虚、实、风、痰、燥、湿、瘀、毒等都属于病性诊断的内容。把病位与病性结合起来，实行"病位病性辨证法"，会起到提纲挈领的作用，本书贯穿了这一新的辨证方法。

第一节　中医基本证候

一、证候的分类

临床证候一般可分为生理性证候、病理性证候和药物性证候三大类。

（一）生理性证候

生理性证候亦称人体体质，这种证候的形成多由先天遗传或后天失调造成。这类人可以有各种不同的证候，但经现代医学检查，发现不了任何疾病（可能目前科学技术尚不能查出），姑且将其称为生理性证候。

正常体质:表现为精神饱满,气色红润,语音有力,步态矫健,很少生病,舌质淡红,不胖不瘦,津液适中,舌苔薄白,脉缓和有力。

阴虚体质:表现为形体消瘦,性情急躁,易于失眠,手足心热,口干舌燥,喜凉怕热,面颊潮红或偏红,舌红,舌体瘦瘪,少苔,脉细数。

阳虚体质:表现为精神欠佳,喜静懒言,畏寒肢冷,喜热怕冷,夜尿清长,面色苍白,舌质淡红,舌体胖大,边有齿痕,脉沉细无力。

气虚体质:表现为疲乏无力,不耐劳累,语音低微,动则出虚汗,易于感冒,面色苍白,舌质淡红,舌体胖嫩,脉沉细无力。

痰湿体质:表现为身体肥胖,肢体困重,不耐劳累,头昏脑涨,易困嗜睡,面色萎黄,舌质淡红,舌体胖大,苔厚或腻,脉濡滑。

湿热体质:面部和鼻尖油光发亮,容易生长粉刺、疖肿,口中有臭味,舌质深红,舌体胖大,苔黄厚腻,脉多滑数。

气郁体质:表现为多愁善感,性格内向,忧郁脆弱,舌质暗红,舌面少津,脉多沉细或涩。

血瘀体质:表现为口唇色暗,面色晦暗,眼眶黧黑,肌肤甲错,舌质暗红,边有瘀点或瘀斑,苔白,脉沉涩。

过敏体质:此种人对尘埃、花粉、蚊虫叮咬以及某些食物和药物过敏。皮肤划纹征阳性。

(二) 病理性证候

病理性证候即产生疾病之后所出现的临床证候,可表现为虚证,也可出现实证,或虚实夹杂证。

1. 虚证

(1) 阴虚:阴虚证是机体脏腑阴液亏损所出现的证候。主要临床表现为午后潮热,盗汗,颧红,咽干,手足心热,小便短黄,舌红少苔,脉细数。

(2) 阳虚:阳虚是机体脏腑阳气不足出现的证候。主要临床表现为形寒肢冷,面色苍白,神疲乏力,自汗,口淡不渴,尿清长,大便稀溏,舌淡苔白,脉细弱。

(3) 气虚:气虚是指全身或某一脏腑功能减退而出现的证候。主要临床表现为面白无华,少气懒言,语声低微,疲倦乏力,自汗,动则诸症加剧,舌淡,脉虚弱。

(4) 血虚:血虚是指血液不足,不能濡养脏腑、经脉、组织、器官而出现的证候。主要临床表现为面色苍白或萎黄,唇色淡白,头晕眼花,心悸失眠,手足麻木,妇女月经量少或闭经,舌质淡,脉细无力。

2. 实证

实证是指邪气过盛、脏腑功能失调所表现的证候。实证的形成,一是由于六淫之邪侵犯人体,即所谓"邪之所凑,其气必虚";二是由于脏腑功能失调,以致痰饮、水湿、瘀血等病理产物停留在体内所致。由于邪气的性质及所在部位的不同,临床表现亦不一样。一般常见发热炽盛,面红耳赤,声高气粗,精神烦躁,胸胁脘腹胀满,疼痛拒按,大便秘结或热痢下重,小便短赤,苔厚腻,脉实有力等证候。

3. 虚实夹杂证

虚证和实证同时出现,即虚实夹杂证。虚实夹杂的证候,有的以实证为主而夹有虚证,有的以虚证为主而夹有实证,亦有虚实并重。如肾病综合征患者,可见全身水肿,腹部膨隆,二便不利的实象,但又有疲乏无力,食欲不振,腰酸腿软的虚象,这便是虚实夹杂证。

(三)药物性证候

药物性证候即应用某种药物后所出现的反应。最常见的是应用糖皮质激素后出现的药物反应,类似阴虚或阴虚火旺证候。长期服用温燥伤阴之品,耗伤津液可出现阴虚证候。过服苦寒伤胃之品,常会出现脾胃虚寒证候。

二、本虚证候(病位诊断)

1. 阳虚

【主症】形寒肢冷,面色苍白,疲乏无力,口淡不渴,小便清长,大便稀溏,舌淡苔白,脉细弱。

【分析】阳虚证是机体阳气不足的表现。阳气不足,则脏腑功能衰减,故呈现一派虚寒证候。即所谓"阳虚生外寒"。病位在阳,病性属虚,故为阳虚。

2. 阴虚

【主症】口干咽燥,五心烦热,烦躁失眠,潮热盗汗,尿黄便干,舌质红,少苔,脉细数。

【分析】阴虚不能制阳,则虚热内生,故见五心烦热,烦躁失眠,潮热盗汗;热伤津液,故口干咽燥,尿黄便干;舌质红,少苔,脉细数,皆虚热之候。即所谓"阴虚生内热"。病位在阴,病性属虚,故为阴虚。

3. 气虚

【主症】神疲体倦,少气懒言,食欲不振,头晕目眩,自汗,易感冒,舌质淡,苔薄白,脉虚无力。

【分析】中医学认为,气是人体内不断运动着的具有很强活力的精微物质,是构成人体和维持人体生命活动的最基本物质,有推动血液运行,防御外邪入侵,固摄血液、汗液、尿液,气化的功能。肺主气,司呼吸,肺气虚则少气懒言;脾主肌肉、四肢,脾气虚则神疲体倦;脾主运化水谷精微,脾虚则食欲不振;气虚不能营于上,则头晕目眩;肺主皮毛,肺气虚则卫气弱,腠理不固,故自汗,易感冒;舌质淡,苔薄白,脉虚无力,皆气虚之候。病位在气,病性属虚,故为气虚。

4. 血虚

【主症】面色苍白或萎黄,唇色淡白,头晕眼花,心悸失眠,常伴有短气疲乏,舌质淡白,脉细弱。

【分析】血虚是指血液不足,不能濡养脏腑、经脉、组织、器官而出现的证候,血虚的病证常与心、肝、脾三脏的功能有密切关系。血虚不能上荣,故面色苍白或萎黄,唇色淡白,头晕眼花;阴血不足,心神失养,神不内敛,血不养心,故心悸失眠;血虚常会影响到全身功能的衰退,因此,常出现短气疲乏的见证;舌质淡白,脉细弱,是血虚之象。病位在血,病性属虚,故为血虚。

5. **肾虚**

【主症】腰酸腿软,头晕耳鸣,发白早脱,牙齿松动,阳痿遗精,月经不调。

【分析】腰为肾之府,肾主骨,生髓,充脑。肾藏精,肾精不足,必见腰酸腿软,头晕耳鸣;肾主骨,齿为骨之余,肾虚则牙齿松动;精生血,发为血之余,故肾虚则发白早脱;肾主生殖,肾虚则阳痿、遗精,月经不调。病位在肾,病性属虚,故为肾虚。

6. **脾虚**

【主症】腹胀便溏,食欲不振,疲乏无力,面色少华,肢体浮肿。

【分析】脾主运化,脾虚则运化失常,故食欲不振;水湿不化,故肢体浮肿;水湿流注肠中,故腹胀便溏;脾气虚弱,气血生化无源,故疲乏无力,面色少华。病位在脾,病性属虚,故为脾虚。

7. **肝虚**

【主症】头晕耳鸣,两目干涩,视物模糊,筋脉拘急,爪甲枯脆。

【分析】肝藏血,开窍于目,肝血不足,不能上注于目,故两目干涩,视物模糊;肝血不足,不能上充于头目,故头晕耳鸣;肝主筋,其华在爪,肝血虚则筋脉拘急,爪甲枯脆。病位在肝,病性属虚,故为肝虚,且多为肝阴虚或肝血虚。

8. **肺虚**

【主症】咳嗽无力,动则气短,恶风、自汗,易于感冒。

【分析】肺主气而司呼吸,肺气亏虚,宗气不足,故咳嗽无力,动则气短;肺气亏虚,不能宣发卫气于肌表,则腠理不固,故恶风、自汗,易于感冒。病位在肺,病性属虚,故为肺虚,且多为肺气虚。

三、标实证候(病性诊断)

1. **风邪**

风邪侵袭人体,常与寒邪或热邪互结,成为一种合邪,通过口鼻、皮毛侵袭人体,故临床常见外感风寒和外感风热两种证型。

【主症】外感风寒表现为恶寒(或恶风)重,发热轻,鼻塞流涕,喉痒咳嗽,舌淡红,苔薄白,脉浮。病位在表,病性属寒,故为表寒证。外感风热则表现为恶寒(或恶风)轻,发热重,口干,咽红肿痛,咳嗽痰黄,舌红,苔微黄,脉浮数。病位在表,病性属热,故为表热证。

【分析】风邪侵犯人体,常从皮毛、口鼻而入,风为阳邪,易侵犯头面和肌表,并使皮毛、腠理开泄,故发热恶风,鼻塞流涕;肺失宣降,故喉痒咳嗽;脉浮为表证。临床根据感邪与体质的不同,有外感风寒和外感风热之不同,其鉴别要点是:① 恶寒重,发热轻,为外感风寒;恶寒轻,发热重,为外感风热;② 有汗多为外感风热,无汗多为外感风寒;③ 口渴为外感风热,口不渴为外感风寒;④ 咽喉肿痛为外感风热,无则多为外感风寒。

2. 水湿

【主症】颜面或下肢水肿,甚则有胸、腹水,阴囊水肿。

【分析】肾阳虚衰,不能化气行水,水溢于肌肤,则出现水肿;脾阳不振,不能运化水湿,轻则晨起眼睑浮肿,继则延及颜面、四肢;重则阴囊水肿,或并发胸、腹水。病位在脾(肾),病性属水湿,故为脾(肾)虚衰,水湿泛滥证。

3. 湿热

【主症】咳嗽,咳痰,痰黄黏稠,咽喉疼痛;或脘闷纳差,口黏口苦,口干不欲饮;或小便短赤、灼热或涩痛不利,肛门部灼热潮湿。舌质红,苔黄腻,脉滑数。

【分析】湿热壅肺,肺气不宣,故咳吐黄痰,咽喉疼痛;湿热蕴结于肝脾,脾失健运,肝失疏泄,故脘闷纳差,口黏口苦,口干不欲饮;湿热下注膀胱,则小便短赤、灼热或涩痛不利;湿热下注大肠,则肛门部灼热潮湿;舌质红,苔黄腻,脉滑数,皆为湿热之候。故病位在肺、或肝、或脾、或膀胱、或大肠,病性属湿热,故为上焦湿热证、或中焦湿热证、或下焦湿热证。

4. 热毒

【主症】发热、红斑,咽喉肿痛,皮肤疖肿、疮疡,舌绛,苔黄厚,脉数。

【分析】肺主皮毛,热毒客于肌肤,则发热、红斑,或皮肤疖肿、疮疡;热毒伤于肺,则咽喉肿痛,扁桃体化脓。舌绛,苔黄厚,脉数,皆为热毒炽盛之候。病位在肺,病性属热毒,故为肺经湿热证。

5. 湿浊

【主症】纳呆、恶心或呕吐,精神萎靡,形寒肢冷,面色苍白,血尿素氮、肌酐升高。舌质淡,舌体胖大,边有齿痕,苔白厚腻,脉沉细。

【分析】脾肾阳虚不能温养形体,故形寒肢冷,面色苍白;脾肾衰微,湿浊之邪不得从尿中排出,蕴结于体内,导致胃失和降,故纳呆、恶心或呕吐;脾肾俱衰,故精神萎靡。舌质淡,舌体胖大,边有齿痕,苔白厚腻均系湿浊之候。病位在脾、肾,病性属湿浊。故为脾肾阳虚,水毒湿浊证。此证多见于尿毒症患者。

6. 气滞

【主症】胸闷不舒,胸胁或少腹胀闷窜痛,情志抑郁或易怒,纳呆、嗳气,妇女可见乳房胀痛,舌红,脉弦。

【分析】情志不遂,肝失疏泄,气机抑郁不畅,故情志抑郁或易怒,胸闷不舒;肝脉布胁肋,肝郁气滞,经脉不利,故胸胁或少腹胀闷窜痛;肝失疏泄,脾胃升降失调,故纳呆、嗳气;肝气郁结,气血不畅,冲脉失调,故妇女可见乳房胀痛;弦为肝脉。病位在肝气,病性属滞,故为肝郁气滞证。

7. 血瘀

【主症】皮下瘀斑或瘀点,腰痛固定不移或刺痛,面色黧黑或晦暗,舌质紫暗或有瘀点、瘀斑,脉沉涩。实验室检查:尿纤维蛋白降解产物(FDP)呈阳性,或血液呈高黏状态,或血液呈高凝状态。

【分析】瘀血阻滞脉络,不通则痛,故疼痛为血瘀证的常见症状。血瘀引起的疼痛,其特点是疼痛固定不移或呈刺痛;瘀阻经脉,血行障碍,故皮下瘀斑或瘀点,舌质紫暗或有瘀点、瘀斑,脉沉涩;瘀阻日久,肌肤失于血的滋养,故面色黧黑或晦暗。病位在血,病性属瘀,统称血瘀证。尿FDP呈阳性,或血液呈高黏状态,或血液呈高凝状态,均为诊断血瘀证的客观指标。

8. 血热

【主症】皮下紫斑,尿血或衄血、吐血、便血,血色鲜红,发热夜甚,心烦失眠,面红目赤,舌深绛,脉细数。

【分析】热邪迫血妄行,故见皮下紫斑,尿血或衄血、吐血、便血,且血色鲜红;热邪伤阴,营阴受损,则见发热夜甚;热扰心神,则见心烦失眠;面红目赤,舌深绛,脉细数,是热入血分的特征。病位在血,病性属热,概称血热证。

第二节　肾脏病基本证候

肾脏病的病理改变虽然主要发生在肾脏,但人体是一个完整的有机体,一脏有病往往可以影响到其他脏腑和器官(包括五官、皮肤、筋、骨、血脉等),表现为多脏腑功能失调的证候。但当人体正气旺盛,或邪气强度不大时,有些疾病常常没有明显的临床表现,给辨证带来一些困惑,对这种所谓"无证可辨型",笔者也提出了独特的见解。

一、脏腑虚损证候

1. 肾阳虚

【主症】即肾虚邪日虚。临床常见腰酸腿软,形寒肢冷,头晕耳鸣,神疲乏力,尿少,浮肿,面色苍白,舌淡胖,脉沉弱。

【分析】腰为肾之府,肾主骨,生髓,充脑。肾病日久,损耗肾阳,阳气不足,全身功能低下,故见腰酸腿软,神疲乏力,头晕耳鸣;阳气不能温煦肌肤,故形寒肢冷;

肾阳不足,膀胱气化功能障碍,故尿少,浮肿;气血亏损,故面色苍白;舌淡胖,脉沉弱均为阳虚之象。病位在肾阳,病位属虚。此证常见于肾上腺皮质激素撤减综合征、慢性肾衰竭患者。

2. 肾气虚

【主症】即肾虚+气虚。临床常见腰酸腿软,小便频数清长,或遗尿,头晕耳鸣,神疲乏力,少气懒言,男子滑精,早泄,女子白带清稀,舌淡苔白,脉细弱。

【分析】肾气亏虚,膀胱失约,故见小便频数清长,或遗尿;肾失封藏,精关不固,故滑精,早泄,女子白带清稀;肾气不足,清阳不升,故头晕耳鸣;腰酸腿软,舌淡苔白,脉细弱,均为肾气不足之象。病位在肾气,病性属虚。多见于慢性肾小球疾病。

3. 肾阴虚

【主症】即肾虚+阴虚。临床常见腰酸腿软,头晕耳鸣,口干咽燥,五心烦热,失眠盗汗,梦遗滑精,舌红少苔,脉细数。

【分析】肾阴亏虚,不能生髓、充骨、养脑,故腰酸腿软,头晕耳鸣;肾阴不足,虚热内生,故口干咽燥,五心烦热,失眠盗汗;虚热内扰,故梦遗滑精;舌红少苔,脉细数,均为阴虚内热之象。病位在肾阴,病性属虚。临床多见于高血压肾病、糖尿病肾病以及隐匿性肾炎中以血尿为主要表现者和过敏性紫癜肾炎。

4. 肝肾阴虚

【主症】即肝虚+肾虚+阴虚。临床常见腰酸腿软,头晕耳鸣,视物模糊,口干咽燥,五心烦热,虚烦失眠,舌红少苔或无苔,脉沉细或弦细。

【分析】肝肾同源,肝阴与肾阴互相滋长,盛则同盛,衰则同衰。肾阴不足,则水不涵木,因而肝肾亦亏;肝阴不足,则累及肾阴,以至肾阴亦亏,形成肝肾阴虚。腰酸腿软为肾虚的主要特征;肾阴不足,虚火上扰,故头晕耳鸣,口干咽燥,五心烦热,虚烦失眠;肝阴不足,目失滋养,故视物模糊;舌红少苔或无苔,脉沉细或弦细,均为阴虚内热之象。病位在肝、肾,病性属阴虚。临床上多见于高血压肾病、糖尿病肾病等。

5. 脾肾阳虚

【主症】即脾虚+肾虚+阳虚。临床常见腰酸腿软,神疲乏力,腹胀纳差,形寒肢冷,面浮肢肿,面色苍白,舌淡胖大,或有齿痕,脉沉弱。

【分析】脾肾阳虚,不能温养形体,故面色苍白,形寒肢冷;肾虚不能主骨、生髓,故腰酸腿软,神疲乏力;脾肾阳虚不能运化水液,水湿潴留,故面浮肢肿;舌淡胖大,或有齿痕,脉沉弱,均为阳虚之象。病位在脾、肾,病性属阳虚。临床上多见于各种原发性或继发性肾炎、肾病综合征,以慢性肾衰竭患者最为多见。

6. 气阴两虚

【主症】即肺气虚+肾阴虚;或脾气虚+肾阴虚。临床常见神疲体倦,腰酸腿软,头晕耳鸣,口干咽燥,五心烦热,舌红少苔,脉细数。

【分析】气虚则神疲体倦;肾阴虚故见腰酸腿软,头晕耳鸣,口干咽燥,五心烦热,舌红少苔,脉细数。此型既可表现为肺肾气阴两虚证,又可表现为脾肾气阴两虚证。病位在肺气、肾阴,病性属虚。临床上多见于隐匿性肾炎、慢性肾炎、糖尿病肾病和急性肾衰竭的多尿期。

7. 肝肾阴虚,肝阳上亢

【主症】即肝肾阴虚+肝阳上亢。临床除见肝肾阴虚的腰酸腿软,头晕耳鸣,视物模糊,口干咽燥,五心烦热,虚烦失眠外,尚可出现面红目赤,急躁易怒,头痛且胀等肝阳上亢的症状。舌红少苔或无苔,脉沉细或弦细。

【分析】肾阴亏虚,不能滋养肝木,导致肝阳上亢,出现阴虚火旺之证。病位在肝、肾,病性属阴虚、火旺。临床多见于高血压肾病、慢性肾炎、肾病综合征患者。

8. 阴阳两虚

【主症】即阴虚+阳虚。临床可见形寒肢冷,面色苍白,倦怠乏力,少气懒言,食欲不振,自汗盗汗,午后潮热,五心烦热,形体羸弱,舌质胖嫩,脉细数无力。

【分析】本证多为疾病发展的后期,机体脏腑功能俱败,故出现人体气、血、阴、阳俱衰的表现,患者既怕冷,又怕热,这也是阴阳两虚的特征。病位在阴、阳,病性属虚。临床常见于慢性肾衰竭患者。

二、邪气亢盛证候

凡邪气亢盛有余所产生的证候,属实证,是引发或加重肾病的主要诱因,常见邪气有风、寒、湿、热、血瘀、湿浊等。

1. 风水泛滥

【主症】恶寒发热,喉痒咳嗽,眼睑浮肿,继则四肢及全身皆肿,来势迅速。偏风热者伴咽喉红肿疼痛,舌红,脉浮数。偏风寒者,恶寒重,咳喘,身痛,舌苔薄白,脉浮紧。

【分析】急性肾炎或慢性肾炎急性发作,常表现为风水泛滥的证候,临床上既有外感风寒或风热的表证,又有肺气不宣,不能通调水道,下输膀胱,导致水湿泛滥的证候。病位在肺,病性属风寒(热)、水湿,故称肺失宣降,水湿泛滥证。

2. 湿热蕴结

【主症】上焦湿热表现为身热不扬,午后较甚,咽喉肿痛,或皮肤疮疡,口干不思饮。中焦湿热表现为脘闷纳差,倦怠肢困,口干不欲饮,小便黄赤,舌质红,苔黄腻。下焦湿热表现为小便灼热或涩痛不利,肛门灼热潮湿,脉滑数。

【分析】湿热互结,常身热不扬,午后较甚;湿热蕴盛于上焦,热邪壅肺,故咽喉肿痛;肺与皮毛相合,皮肤疮疡,亦呈上焦湿热的表现;中焦湿热,脾失健运,肝失疏泄,故脘闷纳差,口黏口苦,口干不欲饮;湿热下注膀胱,即下焦湿热,则小便黄赤、灼热或涩痛不利;湿热下注大肠,则肛门部灼热潮湿;舌质红,苔黄腻,脉滑数,皆为湿热之候。病位在上、中、下三焦,病性属湿热。具体有上焦湿热、中焦湿热和下焦湿热之分。

3. 热毒炽盛

【主症】即水湿＋热毒＋血热。临床上可见面部红斑,色泽鲜红,或皮下红斑,发热持续不退,烦躁不安,口渴,口舌生疮衄血,关节疼痛,双下肢浮肿,小便短赤有灼热感,舌质红,苔黄,脉数。

【分析】阴血不足,热毒炽盛,则发热持续不退,口渴;热扰神明,则烦躁不安,口舌生疮;热灼营血,故面部红斑,色泽鲜红;热伤血络,则皮下红斑,衄血;邪热伤气,气血不通,则关节疼痛,双下肢浮肿;热注膀胱,则小便短赤有灼热感,舌质红,苔黄,脉数。病位在阴血,病性属热毒,均为热毒炽盛,伤及阴液,导致阴虚血热。

4. 水瘀交阻

【主症】即水湿＋瘀血。临床上可见尿少浮肿,皮下瘀斑或瘀点,腰痛固定不移或呈刺痛,面色黧黑或晦暗,舌质紫暗或有瘀点、瘀斑,脉沉涩。实验室检查:尿FDP 检测呈阳性,或血液呈高黏状态,或血液呈高凝状态。

【分析】尿少浮肿,经久不愈,瘀血阻滞脉络,不通则痛,故疼痛为血瘀证的常见症状。血瘀引起的疼痛,其特点是疼痛固定不移或呈刺痛;瘀阻经脉,血行障碍,故可见皮下瘀斑或瘀点,舌质紫暗或有瘀点、瘀斑,脉沉涩;瘀阻日久,肌肤失于血的滋养,故面色黧黑或晦暗。病位在血,病性属湿＋瘀,概称水瘀交阻证。尿 FDP检测呈阳性,或血液呈高黏状态,或血液呈高凝状态,均为诊断血瘀证的客观指标。

5. 湿浊内阻

【主症】食少纳呆,恶心或呕吐,面色萎黄,身体困倦或精神萎靡,血尿素氮、肌酐升高。

【分析】肾脏病后期,脾肾衰微尤甚,湿浊之邪不得从尿中排出,蕴结于体内,导致胃失和降,故食少纳呆、恶心或呕吐;脾肾俱衰,故患者身体困倦或精神萎靡。体内代谢产物不得排出,故血尿素氮、肌酐升高。病位在肾、脾、胃,病性属湿浊。统称脾肾衰微、湿浊内阻证。

三、无证可辨类型的辨证方法

临床上常见到一些患者,西医诊断已经明确,但患者一开始或经过一段时间治疗后,临床上没有明显的症状和体征可作为辨证的依据,对此类患者,即通常所说的"无证可辨"的状态,如隐匿性疾病、IgA 肾病、慢性肾炎、高血压肾病早期、糖尿病肾病初期以及经过治疗后病情缓解但未痊愈的患者。其实只要能全面、认真、仔细地进行观察,还是有迹可循的。譬如以下三个方面可为中医辨证提供依据。

1. 观察舌象

舌诊是最敏感的指标,是望诊中的重要内容,也是中医诊断学的一大特色。舌为心之苗,为脾之外候,舌苔则为胃气的反应。在经络循行中,手少阴之别系舌本,足少阴之脉夹舌本,足厥阴之脉络于舌本,足太阴之脉连舌本,散舌下。因此,脏腑经络有病,可以影响舌的变化,所以观察舌象变化可提供很多辨证的素材。同时,舌象是直观的、易于掌握的客观指标,是机体的晴雨表,所以它是辨证的重要依据。根据笔者多年的观察,以下几种舌象的变化与中医证型关系密切。如患者舌质淡红,舌体胖嫩,舌苔白者,多为气虚证;舌质淡红,舌体胖大,舌边有齿痕,舌苔白而滑者,多为阳虚证;若舌质红嫩,舌体瘦瘪,苔白而干或无苔者,多为阴虚证;若舌苔白滑而黏腻,多属痰饮湿浊证;若舌质暗红或紫暗或边有瘀点、瘀斑者,则为血瘀证。舌尖鲜红,为心经有热;舌边青紫,为肝郁气滞;舌中心厚腻,为脾失健运。

2. 体质因素

不同的体质可以表现出不同的证候,但经现代医学检查,发现不了任何疾病(可能目前科学技术尚不能查出)者,姑且将其称为生理性证候。这类人一旦发生疾病,所表现的证候往往与体质因素分不开。详见"生理性证候"一节。

3. 微观辨证

"微观辨证"这一概念是 20 世纪 80 年代沈自尹教授首先提出的,它在中医宏观辨证的基础上,运用现代各种先进科学技术检测、分析患者体内各种病理变化,探寻其与不同中医证型之间的关系,以阐明中医证候产生的内在机制,探讨其在不同证候中的变化规律,使人们对中医证型有一个直观而清晰的认识,使中医辨证更具科学性,并在一定程度上指导临床。

微观辨证可以弥补宏观辨证的不足,特别是对于一些隐匿性疾病和亚健康患者,如隐匿性肾炎、高血压初期、高脂血症、糖尿病早期以及肿瘤初期等,患者常常没有明显的临床症状和体征,即通常所说的"无证可辨"的情况,但运用微观辨证既可以做到早期诊断,又可以作为辨证论治的依据。譬如隐匿性肾炎患者,临床上无任何症状和体征,只是在检查时发现尿中有蛋白。中医认为,蛋白是人体内的精微物质,它的漏出是由于肾气虚弱,精关不固所致,由此可辨证为"肾气虚"。再如,高血压初期,患者虽无症状,但可结合患者体质进行辨证,阴虚体质者可考虑为肾阴虚证,痰湿体质者可考虑为痰湿证。

第三章　肾脏病中医诊治原则和方法

第一节　治　疗　原　则

中医治病的原则简称治则,是在中医基本理论指导下,通过长期医疗实践总结出来的经验,是指导临床治疗疾病的基本原则。治则是建立在辨证的基础上,根据疾病当前的不同证候,确定的不同的治疗原则和方法。

一、预防为主

预防就是采取积极的措施,防止疾病的发生与发展,中医学早在《黄帝内经》中就明确提出了"治未病"的思想,强调"防患于未然"。这种"未雨绸缪"、防重于治的思想,颇具现实意义。笔者预防为主的观念不仅体现在防止疾病的发生与发展上,还在"愈后防复"的巩固调理上。并强调,临床控制(症状体征消失,实验室检查正常)并不代表病理上的完全修复,往往为疾病的复发留下隐患。为此,笔者在《黄帝内经》中"未病先防,既病防变"的基础上,补充了"愈后防复"这一条,以完善中医治未病的观念。

1. 未痛先防

在疾病未发生之前,加强锻炼,增强体质,扶助正气,提高机体的抗病能力,提高机体对外界环境的适应能力,避免致病因素的侵害,以防止疾病的发生。

2. 既病防变

在疾病已经发生之后,要早期诊断,早期治疗,以防止疾病的发展与传变。如对高血压、糖尿病患者,在早期要积极、合理地进行治疗,以防发生肾损害。

3. 愈后防复

疾病痊愈后应进行适当的调理,防止复发,这是张仲景对《黄帝内经》中治未病思想的补充和发展。在《伤寒论》六经病篇之后,设有《辨阴阳易瘥后劳复病脉证并治》,其指出伤寒新愈之后,若起居劳作或饮食不慎,容易发生"劳复""食复"之变。

提醒人们在疾病初愈之后，应该慎起居、节饮食、勿劳作，做好疾病愈后的巩固与调养，方能巩固疗效，防止疾病复发，以收全功，各种肾脏病亦不例外。

二、治病求本

《黄帝内经》中提出的"治病必求其本"，就是要求医生在治疗疾病时，必须要抓住疾病的本质进行治疗，这也是辨证论治的基本原则。因为疾病在发生、发展的过程中，可出现许多错综复杂的临床表现，只要掌握辨证论治的正确方法，通过综合分析，找出疾病的病位和病性，就可以确定治疗原则，施行辨证论治，便可取得好的疗效。例如，在治疗狼疮肾炎时，因其活动期多表现为湿热炽盛证，以清热解毒、凉血散瘀法治疗为主；在亚急性期或轻度活动期多表现为阴虚内热证，治以养阴清热；在缓解期多呈肝肾阴虚证或气阴两虚证时，治以滋补肝肾或益气滋阴。这种根据疾病的病位和病性进行治疗的方法，就是"治病求本"。

三、标本缓急

1. 标本论治

标本的含义是多方面的，从正邪关系来说，正气为本，邪气为标；从疾病的发生来说，病因为本，症状为标；从疾病的新旧来说，旧病为本，新病为标；从疾病的先后来说，先病为本，后病为标；从病变的部位来说，内脏为本，体表为标。以肾脏病来说，脏腑虚损为本（肾、脾、肺、肝、膀胱等），而诱发疾病或导致疾病加重的诸多因素，如风、寒、湿、热、湿热、湿浊、瘀血、肝风等均为标。以继发性肾病来说，如高血压肾病，高血压是本，引发的肾损害是标；糖尿病肾病，糖尿病是本，肾损害是标；慢性肾衰竭中，其原发疾病是本，肾损害的证候为标。中医治病主张在"治病求本"的原则下，采取"急则治其标，缓则治其本"或"标本同治"的方法。

2. 缓急论治

急则治其标，是指在肾脏病发展过程中，由于邪气过盛，出现了紧急、危重的情况，必须先祛除病邪，以免进一步损伤正气，即所谓"邪去则正安"。如在治疗慢性肾小球疾病（慢性肾炎、隐匿性肾炎、肾病综合征）时，只要临床表现有湿热证存在，就必须首先清除湿热，否则湿热不除，尿蛋白始终难消；在治疗慢性肾炎脾肾气虚证时，如患者复感风寒，导致风水相搏，水肿急剧加重，发热、咳嗽、气喘，不得平卧时，首先采用宣肺利水法治疗，待热退水去，病势缓解，才行健脾益肾法治本。这就是急则治其标的方法。

缓则治其本，是在病情平稳，或肾炎缓解期常用的治疗原则。如急性肾炎缓解期或慢性肾炎水肿消退后，根据中医水肿发病"其本在肾""其制在脾"的原则，采用扶正固本、健脾益肾的治疗方法以治其本。

标本同治，是在肾脏病出现标本俱急（往往本为标之因）的情况下采用的治疗原则。如慢性肾炎迁延日久，患者脾肾阳虚，脉络瘀阻，水肿明显，小便量少，则应标本同治，采用温阳利水、活血通络法治疗。

四、扶正祛邪

疾病有虚实之分，邪正盛衰决定着病变的虚实，故临证治疗亦有相应的补泻方法，也就是虚证宜补，实证宜泻。"补虚泻实"实际上是扶正祛邪的具体应用。补虚即扶正，泻实即祛邪。

1. 扶正为主

适用于正气虚为主而邪实不盛的虚性病证。肾脏病患者，大多数由于病程迁延日久，正气虚弱，此时若邪气不盛，常首先使用扶助正气的药物治疗，以提高正气的抗邪能力。因为肾脏病病本在肾，肾虚为主，益肾之法是治疗的根本之法。而阴阳等虚衰的程度决定着益肾的不同侧重面及治法，如补肾气、滋肾阴、温肾阳、填肾精等。在此基础上结合脾、肺、肝、膀胱等脏腑的受累情况加以调理，特别是脾肾同补为常用之法。

2. 祛邪为主

适用于邪实为主而正气未衰的病证。肾脏病始发阶段的特点往往表现为邪气较盛而正气虚弱尚不明显，如急性肾炎、紫癜性肾炎、尿路感染等。故应采取以祛邪治标为主的治法。此外，若在疾病发展过程中因正气虚弱而产生的内源性病邪较强，如各种病理性产物，有湿热、湿浊、水湿、瘀血等，亦应先祛邪，后扶正，邪去则正安。但他同时也强调，祛邪法不可久用，中病即止，应结合扶正之法巩固疗效。

3. 扶正祛邪兼用

适用于正虚邪实病证。在大多数肾脏病的治疗中都会应用此法，但具体应用时须分清正虚邪实的孰轻孰重，以便在治疗上有所侧重。如正虚较重，应扶正为主，兼顾祛邪；邪实较重，则以祛邪为主，兼顾扶正。同时，能够两者兼顾，以达到扶正不留邪、祛邪不伤正的效果。

五、同病异治，异病同治

同病异治、异病同治是中医学的一大特色。同病异治，就是同一种疾病，由于病邪性质不同，人体反应有异，加之疾病发展的阶段不同，其病机和疾病性质也不一致，所以对同一种疾病，通过辨证，可采用不同的治法。如同为慢性肾炎，有以正虚为主，也有以标实为主。正虚中有脾肾阳虚，亦有肝肾阴虚。脾肾阳虚证治宜温肾健脾，而肝肾阴虚证则须滋补肝肾，治法各异。以标实为主者，有湿热蕴结证，亦有瘀血阻络证，前者宜予清热利湿法治疗，后者则须施以活血通络法，治法又各不相同。"一病多方"就是这个意思。

异病同治,是指不同的疾病在发展过程中出现相同性质的证候,往往采取相同的治法进行治疗。如 IgA 肾病、过敏性紫癜肾炎、狼疮肾炎是三种截然不同的疾病,若在疾病发展过程中,凡辨证符合湿热蕴结这种证候,都可以采用清热利湿的清热健肾方进行治疗,即所谓"多病一方"。

事实上,同病异治是因为同病异证,故须异治,采用一病多方;异病同治是因为异病同证,故可同治,而采用多病一方。论治的关键依据在于辨证,由此可见中医辨证论治的重要性。

第二节　治法和方药

治法是在积累相当丰富的临床经验的基础上所总结出来的,但当治法已由经验总结上升为理论之后,便成为指导遣药组方和运用成方的指导原则。所以,有"方从法出,法随证立",然后"方以药成"。下面是笔者惯用治法的遣方择药思想。

一、扶正法

1. 滋阴补肾法

【临床应用】适用于肾阴虚的证候。临床上不论是原发性还是继发性肾炎或肾病,只要辨证属肾阴虚者均可应用。

【处方】养阴健肾汤(笔者经验方)。

【药物组成】生地黄 30 g,知母 15 g,玄参 15 g,牡丹皮 10 g,地骨皮 15 g,女贞子 15 g,墨旱莲 15 g,黄柏 10 g,益母草 30 g,地龙 15 g。

【临证加减】潮热盗汗、五心烦热等阴虚症状明显者,加龟甲 30 g(先煎),鳖甲 30 g(先煎);血压高者,加生石决明 30 g(先煎),磁石 30 g(先煎),钩藤 15 g;血瘀明显者,加桃仁 10 g,红花 10 g,水蛭 6 g(研细粉分 3 次冲服)。

2. 益气滋阴法

【临床应用】适用于肺气虚或脾气虚兼有肾阴虚的证候。常用于慢性肾炎、肾病综合征、隐匿性肾炎、IgA 肾病、狼疮肾炎以气虚＋肾阴虚为主要表现者。

【处方】益气健肾汤(笔者经验方)。

【药物组成】黄芪 30 g,当归 15 g,太子参 15 g,生地黄 20 g,女贞子 15 g,墨旱莲 15 g,益母草 30 g,地榆 15 g,石韦 30 g,金樱子 30 g,地龙 15 g,水蛭 6 g(研细粉分 3 次冲服)。

【临证加减】以气虚为主者,加西洋参 10 g,山药 30 g,穿山龙 30 g;以肾阴虚为主者,加山茱萸 12 g,枸杞子 10 g,牡丹皮 10 g。

3. 补气温阳法

【临床应用】适用于气虚+肾阳虚的病证。常用于慢性肾炎、肾病综合征、隐匿性肾炎以蛋白尿为主,而无明显水肿及肾功能损害者。

【处方】补阳健肾汤 Ⅰ 号方(笔者经验方)。

【药物组成】黄芪 60 g,当归 15 g,党参 15 g,熟地黄 15 g,山茱萸 12 g,锁阳 12 g,巴戟天 10 g,菟丝子 10 g,益母草 15 g,沙苑子 30 g,水蛭 6 g(研细粉分 3 次冲服)。

【临证加减】肾阳虚较重,腰酸冷痛者加附片 15 g(先煎),肉桂 6 g(研细粉分 3 次冲服);血瘀明显者,加桃仁 10 g,红花 10 g。

4. 健脾补肾法

【临床应用】适用于脾气虚+肾气虚的病证。常用于慢性肾炎、肾病综合征、隐匿性肾炎、糖尿病肾病以顽固性蛋白尿为主者。

【处方】保元汤(《景岳全书》)加减。

【药物组成】黄芪 30 g,人参 10 g,肉桂 6 g(研细粉分 3 次冲服),山药 30 g,金樱子 12 g,菟丝子 10 g。

【临证加减】顽固性蛋白尿者,加水蛭 6 g(研细粉分 3 次冲服)。

5. 温补脾肾法

【临床应用】适用于脾肾阳虚的病证。常用于慢性肾炎、肾病综合征、慢性肾衰竭表现为脾阳虚(疲乏无力,食欲不振,脘腹胀满)+肾阳虚(畏寒肢冷,腰酸腿软,水肿等)。

【处方】补阳健肾汤 Ⅱ 号方(笔者经验方)。

【药物组成】黄芪 60 g,附片 15~30 g(先煎),肉桂 6 g(研细粉分 3 次冲服),桂枝 10 g,菟丝子 10 g,女贞子 15 g,沙苑子 30 g,茯苓 30 g,山药 30 g,炒白术 15 g,当归 15 g,益母草 30 g,水蛭 6 g(研细粉分 3 次冲服)。

【临证加减】全身水肿或伴腹水者,加车前子 30 g(包),牛膝 15 g,椒目 10 g;恶心呕吐者,加伏龙肝 60 g(水煎后,用此药水煎其他药),藿香 10 g,紫苏梗 10 g,生姜 10 g。

6. 滋补肝肾法

【临床应用】适用于肝肾阴虚的病证。常用于慢性肾炎、肾病综合征、狼疮肾炎。

【处方】杞菊地黄丸(《医级》)。

【药物组成】枸杞子 10 g,野菊花 10 g,生地黄 20 g,山茱萸 12 g,山药 30 g,牡丹皮 10 g,茯苓 15 g,泽兰 15 g,白芍 12 g。

【临证加减】如阴虚较重,加龟甲 30 g(先煎),鳖甲 30 g(先煎);有阴虚阳亢症状者,按滋阴潜阳法治疗。

7. 滋阴潜阳法

【临床应用】适用于肝肾阴虚、肝阳上亢的病证。常用于慢性肾炎引起的高血压、高血压肾病。

【处方】建瓴汤(《医学衷中参西录》)。

【药物组成】山药 12 g,牛膝 12 g,代赭石 30 g,龙骨 30 g(先煎),牡蛎 30 g(先煎),生地黄 30 g,白芍 15 g,柏子仁 12 g。

【临证加减】心烦舌红者,加丹参 30 g;头痛者,加地龙 15 g;大便干结者,加生大黄 10 g(后下)。

8. 滋阴降火法

【临床应用】适用于阴虚火旺的病证。常用于肝肾阴虚、肝阳上亢的病证。肾病综合征大剂量激素初始治疗阶段。

【处方】滋阴降火汤(笔者经验方)。

【药物组成】生地黄 30 g,玄参 15 g,知母 15 g,龟甲 30 g(先煎)。

9. 补肾固精法

【临床应用】常用于肾病发病过程中出现腰酸腿软,头晕耳鸣,尿蛋白持续不消,或见遗精、滑精、多尿等肾气不固证。

【处方】金锁固精丸(《医方集解》)加减。

【药物组成】沙苑子 15 g,芡实 15 g,莲须 15 g,煅龙骨 30 g(先煎),煅牡蛎 30 g(先煎),龟甲 30 g(先煎)。

【临证加减】腰酸痛,加杜仲 15 g,续断 15 g,以壮腰固肾。

10. 阴阳双补法

【临床应用】适用于慢性肾脏病表现为阴阳两虚者。

【处方】二仙汤(《经验方》)。

【药物组成】仙茅 10 g,淫羊藿 10 g,巴戟天 12 g,当归 10 g,知母 10 g,黄柏 10 g。

11. 益气固卫法

【临床应用】适用于各种肾脏病恢复期,可增强抵抗力,预防感冒和尿路感染。

【处方】玉屏风散(《世医得效方》)。

【药物组成】黄芪 18 g,白术 10 g,防风 10 g。

【临证加减】气虚甚者,加党参 15 g;血虚者,加当归 10 g。

12. 益气健脾法

【临床应用】适用于小儿肾脏病恢复期。

【处方】参苓白术散(《太平惠民和剂局方》)加减。

【药物组成】党参 10 g,白术 10 g,茯苓 10 g,山药 10 g,白扁豆 10 g(炒),莲子肉 6 g,薏苡仁 6 g,桔梗 6 g,甘草 6 g。全方有益气健脾、和胃渗湿之功效,适宜小儿脾胃气虚夹湿之证。

【临证加减】消化不良者,加焦三仙各 10 g。

二、祛邪法

1. 温肾泄浊法

【临床应用】适用于各种肾脏病晚期,表现为脾肾衰微,湿浊内阻。

【处方】温阳健肾汤Ⅱ号方(笔者经验方)＋降氮胶囊(笔者经验方)。

【药物组成】温阳健肾汤Ⅱ号方:黄芪 60 g,附片 30 g(先煎),肉桂 6 g(研细粉分 3 次冲服),菟丝子 10 g,女贞子 15 g,茯苓 30 g,山药 30 g,炒白术 15 g,当归 15 g,益母草 30 g。

降氮胶囊:大黄、红花、水蛭、牡蛎等,每次 4 粒,每日 3 次,若大便稀,每日 2 次为宜。

【临证加减】全身水肿或伴腹水者,加车前子 30 g(包),牛膝 15 g,椒目 10 g;恶心呕吐者,加伏龙肝 60 g(水煎后,用此药水煎其他药),藿香 10 g,紫苏梗 10 g,生姜 10 g。

2. 清热利湿法

【临床应用】适用于各种肾脏病湿热蕴结者。

(1)上焦湿热

【症状要点】身热不扬,午后较甚,咽喉肿痛,或皮肤疮疡,口干不思饮。

【处方】清热健肾汤(笔者经验方)。

【药物组成】白花蛇舌草 30 g,半枝莲 30 g,青风藤 30 g,龙葵 15 g,蝉蜕 10 g,益母草 30 g。

(2)中焦湿热

【症状要点】脘闷纳差,倦怠肢困,口干不欲饮,小便黄赤,舌质红,苔黄腻。

【处方】藿朴夏苓汤(《医原》)。

【药物组成】藿香 10 g,半夏 10 g,茯苓 15 g,生薏苡仁 15 g,杏仁 10 g,豆蔻 6 g,猪苓 15 g,泽泻 15 g,厚朴 10 g,淡豆豉 10 g。

(3)下焦湿热

【临床应用】小便灼热或涩痛不利,肛门灼热潮湿,脉滑数。

【处方】通淋健肾汤(笔者经验方)。

【药物组成】金银花 30 g,龙葵 15 g,石韦 30 g,地榆 30 g,海金沙 15 g,乌药 10 g,益智仁 10 g,滑石 18 g,甘草 6 g。

【临证加减】有恶寒、发热者,加柴胡 10 g,黄芩 10 g,连翘 20 g;如有血尿,加小蓟 30 g,藕节 15 g。

3. 渗湿利水法

【临床应用】适用于各种肾脏病有水肿表现者。

【处方】决水汤(《辨证录》)

【药物组成】车前子 30 g(包煎),茯苓 60 g,王不留行 15 g,肉桂 3 g(研细冲服),赤小豆 30 g。

本法仅为暂时性治疗,不可久用。

4. 疏风宣肺法

【临床应用】适用于各种肾脏病治疗过程中感受风寒或风热外邪者。

(1)风寒证

【处方】麻黄连翘赤小豆汤(《伤寒论》)。

【药物组成】麻黄 6～9 g,连翘 10 g,杏仁 10 g,赤小豆 30 g,生桑白皮 20 g,甘草 6 g,生姜 6 g,大枣 6 枚。

(2)风热证

【处方】银翘散(《温病条辨》)。

【药物组成】金银花 30 g,连翘 15 g,苦桔梗 10 g,荆芥 10 g,淡豆豉 10 g,淡竹叶 6 g,牛蒡子 10 g,薄荷 6 g,生甘草 6 g。

5. 活血化瘀法

【临床应用】适用于各种肾脏病有血瘀证候者。

【处方】益肾汤(山西省中医研究所方)。

【药物组成】当归 15 g,赤芍 12 g,川芎 10 g,桃仁 10 g,红花 10 g,丹参 15 g,益母草 30 g,金银花 30 g,白茅根 30 g,板蓝根 30 g,紫花地丁 30 g。

【临证加减】合并上呼吸道感染者,去桃仁、红花,加连翘 12 g,黄芩 10 g,玄参 10 g,蝉蜕 10 g;血压高者,加地龙 10 g,牛膝 10 g,野菊花 10 g,钩藤 15 g。

6. 清热通淋法

【临床应用】适用于急、慢性肾炎,尿路感染,肾盂肾炎出现下焦湿热证者。

【处方】清热通淋汤(笔者经验方)。

【药物组成】金银花 30 g,石韦 30 g,龙葵 15 g,生地榆 15 g,海金沙 15 g(包煎),乌药 10 g,益智仁 10 g,红景天 15 g。

【临证加减】恶寒发热者,加柴胡 12 g,黄芩 10 g;小腹坠胀者,加川楝子 10 g;尿中有大量白细胞者,加败酱草 30 g,生薏苡仁 20 g。

三、中成药

1. 雷公藤多苷片

具有消炎、细胞免疫及体液免疫的抑制作用。适用于肾病综合征、狼疮肾炎、紫癜性肾炎、类风湿关节炎肾损害等。用法:每日 1～1.5 mg/kg,最大用量每日不超过 90 mg,分 3 次口服,或遵医嘱。雷公藤多苷片的不良反应和毒性比生药雷公藤明显小,安全范围较大,少数患者服后可发生胃肠道反应,但可耐受;若出现白细胞减少、血小板减少,停药后即可恢复正常;也可引起月经紊乱和精子活力降低、精子数目减少等不良反应;哺乳期妇女服用此药应断奶,孕妇忌用。

2. 昆明山海棠

由昆明山海棠乙醇提取物组成。有祛风除湿、疏经活络、清热解毒的功效。适用于慢性肾炎、类风湿关节炎肾损害、狼疮肾炎等。用法:每次 2~3 片,每日 3 次,饭后服。不良反应为胃部不适、纳差、色素沉着、闭经等,但停药数日后,即可消失。

3. 火把花根片

由火把花根水提物组成。有祛风除湿、疏经活络、清热解毒的功效。适用于慢性肾炎、肾病综合征、狼疮肾炎、类风湿关节炎肾损害、脉管炎、硬皮病等疾病。用法:每次用法 3~5 片,每日 3 次,饭后服。1~2 个月为 1 个疗程。可连续服用 2~3 个疗程。不良反应为胃部不适、恶心,饭后服用可减轻症状;有中或重度肾功能损害者、生育期青年男女及儿童慎用。

4. 保肾康

中药川芎的提取物。有活血化瘀的功效。适用于慢性肾衰血瘀证。用法:每次 3~4 片,每日 3 次,口服。

5. 百令胶囊、金水宝胶囊

均为冬虫夏草菌丝所制成。有补益肺肾的功效。适用于慢性肾衰肾阳虚衰者。用法:每次 3~4 片,每日 3 次,口服。

第四章 糖皮质激素和细胞毒性药物在肾脏病中的应用

第一节 糖皮质激素

糖皮质激素(GC)是治疗肾病综合征的首选药物。应用得当,疗效显著,若使用不当,则后患无穷。因此,作为一名肾科医生必须掌握糖皮质激素的临床药理作用、应用指征、使用方法、药物的不良反应及疾病防治方法。

一、糖皮质激素的药理作用

1. 糖皮质激素治疗肾脏病的药理作用和作用机制

糖皮质激素治疗肾脏病主要是应用其抗免疫作用和抗炎作用。糖皮质激素能减轻感染、免疫反应所引起的各种炎症反应。在炎症急性期,可提高血管紧张性,降低毛细血管壁的通透性,减轻充血、细胞浸润、渗出和组织破坏;在炎症后期和慢性炎症时,可抑制成纤维细胞增生和肉芽肿形成,减少组织纤维化。糖皮质激素可通过多个环节抑制机体免疫功能。糖皮质激素可抑制巨噬细胞吞噬、处理抗原和分泌白细胞介素(IL)-1β;抑制 T 细胞增生和 T 细胞依赖性免疫功能,抑制 IL-2、IL-6 等多种细胞因子的表达,抑制 Tc 细胞活化和其细胞毒性作用;大剂量的糖皮质激素可抑制 B 细胞增生和 B 细胞转化为浆细胞的过程,抑制抗体的生成;干扰补体活化;此外,糖皮质激素可使胸腺、淋巴结和脾脏体积缩小、重量减轻,并促使循环中的淋巴细胞再分布至骨髓、肝脏和淋巴结等,使外周血淋巴细胞明显减少。

2. 糖皮质激素消炎、抗免疫作用的分子机制

糖皮质激素的药理作用主要是通过与细胞质内糖皮质激素受体结合,经复杂的信号转导,增加或减少靶基因的表达而完成的。糖皮质激素受体为存在于细胞质中的由 800 个氨基酸残基组成的多肽,与热休克蛋白 90(SHP90)、热休克蛋白 70(SHP70)及亲免蛋白(immunophilin)结合呈非激活状态。糖皮质激素与细胞质中的糖皮质激素受体结合后,促使与糖皮质激素受体结合的 SHP90、SHP70 及亲

免蛋白解离,形成糖皮质激素-糖皮质激素受体复合物而进入细胞核后,结合于DNA 启动子上的糖皮质激素反应元件,调控各种细胞因子的表达,并掩盖转录因子激活蛋白-1(AP-1)的结合位点,减少 AP-1 的诱导作用,同时,与 AP-1 结合并抑制其活性,此外,与核因子 κB(NFκB)结合而阻碍其功能,并促进核因子抑制因子(IκB)的合成,从而抑制 NFκB 活性。

通过上述机制,糖皮质激素有以下作用:① 下调 IL-ip、2、3、5、6、8 和肿瘤坏死因子 α(TNFα)、干扰素 γ(IFNγ)、粒细胞巨噬细胞集落刺激因子(GM-CSF)、细胞间黏附因子-1(ICAM-1)及内皮白细胞黏附因子-1(ELAM-1)的表达,增加 IL-1、IL-3 及 GM-CSF 的 mRNA 降解;② 促进 IL-4、10 和转化生长因子 p(TGFp)产生;③ 下调 IL-2 受体的表达;④ 上调脂皮素-1(lipocortin-1)表达,抑制磷脂酶 A2活性,减少花生四烯酸释放,减少白三烯、前列腺素和血小板活化因子的合成;⑤ 诱导血管紧张素转化酶和中性内肽酶的产生,促进缓激肽的降解;⑥ 诱导血管内皮素的产生,抑制组胺和缓激肽等引起的血管通透性增高。此外,增加血管对儿茶酚胺的敏感性,收缩血管,大剂量使用时稳定溶酶体膜。因此,糖皮质激素具有明确的抗免疫、抗炎症作用。

3.糖皮质激素的体内过程

糖皮质激素口服易吸收;水溶制剂可静脉或肌内注射;混悬液肌内注射吸收缓慢,但疗效持久。吸收入血的糖皮质激素 90% 与血浆蛋白结合,其中的 80% 与糖皮质激素结合球蛋白(CBG)结合,其余的与血浆白蛋白结合。肾病综合征时由于CBG 和白蛋白由尿中丢失而减少,可影响与糖皮质激素的结合。糖皮质激素主要经肝脏转化和代谢。只有 C11β 位为羟基的糖皮质激素(氢化可的松和泼尼松龙)才具有活性,而 C11β 位为酮基的糖皮质激素(可的松和泼尼松)需经肝脏转化为氢化可的松和泼尼松龙才能发挥作用。因此,肝脏功能不全者需使用氢化可的松和泼尼松龙,而不宜使用可的松和泼尼松。糖皮质激素的代谢产物主要由尿中排出。

二、糖皮质激素治疗肾脏病的使用方法

糖皮质激素的药效强弱,取决于糖皮质激素与糖皮质激素受体的结合率和持续时间。只有与糖皮质激素受体结合的糖皮质激素才能发挥药理作用,因此可与全部糖皮质激素受体结合的糖皮质激素的剂量为其最大有效剂量,在此基础上追加用量并不能进一步提高疗效,这是由于血浆糖皮质激素浓度与其受体亲和力之间存在着一定关系。因此,1 g 甲泼尼龙的静脉滴注疗效明显强于 60 mg/d 泼尼松,晨起顿服。同样道理,相同剂量的泼尼松分 3 次口服,其临床疗效也强于晨起顿服,但不良反应也增加。隔日顿服泼尼松的方法(即将每日服用量的 2 倍量,改为隔日顿服),虽然可以减轻药物不良反应,但其疗效也减弱。所以,单纯从糖皮质

激素使用方法与疗效的关系上看,大剂量甲泼尼龙冲击治疗疗效最强,泼尼松每日分次口服的疗效强于每日晨起顿服,隔日口服泼尼松的方法疗效最差。但疗效增强的同时,不良反应也同时增加。因此,在需大剂量、长时间使用糖皮质激素治疗时,应权衡治疗效果与不良反应的比值,选择合适的激素使用方法,而不能片面追求疗效的强弱。一般来说,除急进性肾小球肾炎、狼疮肾炎及肾脏病理上存在明显新月体形成、血管炎性病变和某些病理类型肾小球肾炎选择甲泼尼龙冲击治疗方法外,对于原发性肾病综合征患者激素初始治疗阶段应选用每日清晨顿服的方法,维持治疗阶段同样如此;对于难治性肾病综合征患者,激素初始治疗阶段应选用每日清晨顿服的方法,但维持治疗阶段应选用隔日顿服的方法为好。因为难治性肾病综合征的维持治疗阶段疗程长,为减轻激素的不良反应,应采取隔日顿服。对于肾病综合征,糖皮质激素的主要作用是消炎、抗免疫,而糖皮质激素的糖代谢作用、水盐作用及对下丘脑-垂体-肾上腺皮质轴的抑制作用是激素的最大不良反应。综合各种糖皮质激素药理作用特点,除大剂量甲泼尼龙冲击疗法外,治疗肾病综合征时,应选用泼尼松龙为好,尤其是伴有肝功能不全者尤为适宜,但泼尼松龙价格较贵,一般选用泼尼松即可。

地塞米松虽然具有很强的消炎作用,水盐作用又非常弱,有利于肾病综合征伴水肿的治疗,但其糖代谢作用过强,尤其是对下丘脑-垂体-肾上腺皮质轴的抑制作用太强,因而一般不做常规选用。许多医生认为治疗肾病综合征时地塞米松疗效优于泼尼松,尤其在泼尼松治疗疗效不佳而改用地塞米松治疗后,可获得良好疗效。这是由于地塞米松的有效作用时间为 36～72 小时,而泼尼松仅为 12～36 小时。等效剂量的地塞米松和泼尼松每日顿服时,由于半衰期的差异,地塞米松与泼尼松相比,相当于增加了 1 倍药量,所以出现上述临床现象,并非是地塞米松疗效优于泼尼松。

三、糖皮质激素治疗肾脏病的适应证

除糖尿病肾病等引起的肾病综合征外,其他原因所致的肾病综合征均可尝试应用糖皮质激素治疗。但是由于导致肾病综合征的原发病不同,尤其是病理类型不同,糖皮质激素的临床疗效差别很大,并且糖皮质激素治疗肾病综合征用药剂量较大、时间较长、不良反应较多,因此,应尽可能明确导致肾病综合征的原发病和病理类型,依据不同疾病和不同病理改变的特点,合理选择糖皮质激素治疗方案。

据资料统计,微小病变引起的肾病综合征 95% 的儿童疗效良好,成人虽较儿童差,但完全缓解率仍有 80.4%,并有 10.1% 的病例部分缓解;系膜增生性肾小球肾炎缓解率约为 50.0%,部分缓解率为 27.5%;局灶性节段性肾小球硬化的完全缓解率仅有 19.5%,部分缓解率为 24.3%;膜性肾病的完全缓解率为 24.6%,部分缓解率为 29.3%。由于不同病理类型的肾病综合征采用糖皮质激素治疗的方案和是否合用细胞毒性药物治疗有所不同,所以成人的肾病综合征应实施肾脏病理检查,依据肾脏病理的特点选择合理的治疗方案。

四、糖皮质激素治疗肾病综合征的具体方法

1. 初始治疗阶段

成人泼尼松或泼尼松龙 1 mg/(kg·d),儿童 60 mg/(m²·d),清晨顿服 4～8 周。成人体重应按理想体重计算,我国成人理想体重(kg)=[身高(cm)－150]×0.6+49。儿童体表面积(m²)=体重(kg)×0.035+0.1。但体重 30 kg 以上者,则在 1.1 基础上每增加 5 kg,体表面积增加 0.1 m²,或通过查体重与体表面积折算表得出。为简化计算,2～13 岁儿童肾病综合征患者,初始治疗的剂量为 2～2.5 mg/(kg·d),患儿年龄越小,单位体重的泼尼松用量越大。

正常人体内糖皮质激素呈脉冲式分泌,在正常作息情况下,血浆糖皮质激素浓度在清晨起床前后达高峰期,以后逐渐下降,午夜至凌晨 2～3 点达最低点,以后又通过下丘脑-垂体-肾上腺皮质轴的调节,糖皮质激素浓度逐渐升高,至清晨再次达高峰,形成昼夜节律。在血浆糖皮质激素浓度的高峰期,下丘脑-垂体-肾上腺皮质轴对外源性激素的反馈作用不敏感,此时服用激素,能减少激素对下丘脑-垂体-肾上腺皮质轴的抑制作用,从而减少了不良反应。因此,治疗肾病综合征时糖皮质激素应每日清晨顿服。

2. 减量治疗阶段

初始治疗 4～8 周后,激素开始减量,具体方法为每周减少原剂量的 10%。成人患者一般每周递减 5 mg。当激素减量至小剂量[泼尼松成人 0.5 mg/(kg·d),儿童 1 mg/(kg·d)]时,原发性肾病综合征(微小病变型肾病)可继续减量,但减量速度应减慢,可每 2 周递减原剂量的 10%。激素所剩剂量越小,减量宜越慢,只有这样才能减少肾病综合征的复发;对难治性肾病综合征、狼疮肾炎等激素剂量至小剂量时,将激素的 2 日药量合并隔日清晨顿服,连续服用 6 个月后,再如上述方法进行减量;对糖皮质激素治疗无效的肾病综合征患者,则应继续减量,直至停药,并做肾活检检查以明确病理诊断。

3. 维持治疗阶段

经过激素减量治疗阶段后,即泼尼松成人 0.25 mg/(kg·d),儿童 0.5 mg/(kg·d)时,应根据患者的病情控制情况进行维持治疗。对糖皮质激素治疗敏感、肾病综合征迅速缓解的患者,可每 4 周递减 2.5 mg,直至减完。对难治性肾病综合征、狼疮肾炎等激素剂量至维持剂量时,连续服用 1 年后,再按上述方法进行减量。

五、糖皮质激素配合中药应用的方法

中西医结合能提高糖皮质激素治疗肾病综合征的临床疗效,并可减少激素不良反应的发生。在糖皮质激素治疗肾病综合征的不同阶段,根据辨证论治的原则,配合相应的中药治疗,不仅可减轻激素不良反应,而且能提高肾病综合征患者的缓解率,减少复发。笔者提出的具体治疗方案如下:

1. 大剂量激素初始治疗阶段

由于激素为燥热之品,大剂量长期服用会导致人体阴液亏损,产生阴虚火旺的证候,临床表现为兴奋失眠,潮热盗汗,五心烦热,食欲亢进,口干舌燥,满月脸,多毛痤疮,舌质暗红,脉弦数或细数。此阶段应采用滋阴降火法治疗,常用养阴健肾汤加减,药用:生地黄 30 g,玄参 15 g,牡丹皮 15 g,地骨皮 15 g,女贞子 15 g,墨旱莲 15 g,知母 15 g,黄柏 10 g,益母草 15 g,地龙 15 g,每日 1 剂。此法既能拮抗外源性激素对下丘脑-垂体-肾上腺皮质轴的抑制作用,减轻和减少激素所致的不良反应,又能提高肾病综合征患者对激素的敏感性,提高缓解率,减少复发。

2. 激素减量阶段

此阶段由于激素的减量,可出现不同程度的激素撤减综合征,患者常出现疲乏无力、腰膝酸软、头晕耳鸣、手足心热、口干咽燥、舌红少苔、脉细数等气阴两虚证,治宜益气养阴,活血通络,常用益气健肾汤(笔者经验方)加减,药用:黄芪 30～60 g,太子参 15 g,当归 15 g,生地黄 20 g,女贞子 15 g,墨旱莲 15 g,益母草 15 g,莪术 15 g,石韦 30 g,每日 1 剂。经过激素减量阶段,阴虚火旺证候逐渐缓解,但由于"壮火食气",人体气阴的耗损非常严重,因此这一阶段重在益气养阴,既可防止出现激素撤减综合征,又可巩固疗效。方中重用黄芪,是由于该药具有提高血浆蛋白水平、改善血脂代谢紊乱、降低血液高凝状态、减少蛋白尿和降低 IL-6 的作用。黄芪与当归合用,可补气生血,还可减轻 CTX 对骨髓的抑制作用,增加白细胞。

3. 激素维持治疗阶段

此阶段激素量已接近人体生理剂量,不良反应较少,患者常表现出疲乏无力、腰膝酸痛、少气懒言、食欲欠佳、怕冷甚至畏寒肢冷、舌淡苔白、脉沉细等脾肾气虚(阳虚)证候。证型由气阴两虚证转变为脾肾气(阳)虚证,治疗上应温肾健脾,活血通络,常用补阳健肾汤(笔者经验方)加减,药用:黄芪 30 g,当归 15 g,锁阳 15 g,淫羊藿 15 g,菟丝子 10 g,女贞子 10 g,生山药 15 g,炒苍术 15 g,益母草 15 g,莪术 15 g,每日 1 剂。此法有助于调节机体免疫功能,巩固疗效,防止复发。在应用补阳药时,多选用温而不燥之品,如锁阳、淫羊藿、菟丝子,以防大热大燥之品损耗刚刚恢复的肾阴。

六、应用激素时的注意事项

1. 肾病综合征患者有以下情况之一者，使用激素的疗效往往不佳

（1）持续血肌酐升高，或 SCr＞353.6 μmol/L 者不宜使用激素，因为此时已达氮质血症期，肾脏有严重病变，间质也有纤维化，而激素对这些病变无效。

（2）持续性高血压，或舒张压≥115 mmHg。

（3）选择性蛋白尿的情况差（SPI＜0.2）。

（4）尿 FDP 较高。

（5）有较严重的镜下血尿。

（6）年龄＞45 岁，因为此时患者微小病变型肾病（MCD）和早期系膜增生性肾炎（MsPNS）的发生率较低，而膜性肾病（MN）的发生率较高。

（7）病程超过 6 个月。

2. 肾病综合征患者有以下表现之一者，绝对禁忌使用激素

（1）抗菌药不能控制的细菌感染和真菌感染。

（2）消化道溃疡。

（3）精神病、角膜溃疡、骨质疏松。

（4）充血性心衰、糖尿病、活动性肺结核、孕妇。但对一些病情较重并有使用激素指征的患者，也可在严密监控不良反应情况下使用激素。

第二节　细胞毒性药物

细胞毒性药物是一类通过影响细胞代谢、干扰细胞 DNA 合成、复制及蛋白质合成，抑制淋巴细胞增殖，调节机体免疫状态的药物。细胞毒性药物的应用提高了肾病综合征治疗的缓解率，减少了复发，改善了肾病综合征患者的预后，是目前治疗肾病综合征常用的、不可缺少的药物。

一、环磷酰胺

环磷酰胺（CTX）为烷化剂类抗肿瘤药物，由于其对淋巴细胞增殖有明显的抑制作用，对人体具有较强的免疫抑制作用，故可应用于肾病综合征的治疗。

1. 药理作用和作用机制

CTX 本身无细胞毒性作用，在体内被肝脏微粒体细胞色素 P-450 代谢为 4-羟基环磷酰胺和醛磷酰胺,后者进而代谢为磷酰胺氮芥。4-羟基环磷酰胺和磷酰胺氮芥进入靶细胞核,烷化细胞 DNA,使其发生交叉联结,从而抑制 DNA 的合成和复制,抑制细胞的分裂和增殖。CTX 可选择性地杀伤抗原敏感性小淋巴细胞,阻止其转化为淋巴母细胞,并杀伤骨髓中增殖的前淋巴细胞。CTX 对 B 淋巴细胞的作用强于对 T 淋巴细胞的作用,对 Ts 细胞的作用强于对 Tc 细胞的作用。CTX 能抑制 T 细胞依赖性和非 T 细胞依赖性的体液免疫反应,抑制迟发型变态反应,抑制宿主抗移植物反应和移植物抗宿主反应。CTX 的消炎作用较弱。

2. 体内过程

CTX 口服吸收完全,迅速分布至全身,少量可通过血脑屏障。CTX 本身不与血浆蛋白结合,但其 50% 的代谢产物可与血浆蛋白结合,静脉注射血浆半衰期为 4～6.5 小时,50%～70% 在 48 小时内由肾脏排出。

3. CTX 治疗肾病综合征的适应证

一般来说,凡是对糖皮质激素抵抗、依赖、无效的肾病综合征患者和糖皮质激素治疗缓解后反复发作的肾病综合征患者都适于用 CTX 治疗。就肾脏病理类型而言,反复发作和激素抵抗的微小病变型肾病、伴有肾功能恶化的膜性肾病、激素依赖或激素抵抗的系膜增生性肾小球肾炎、新月体肾小球肾炎,以及狼疮肾炎等,均为 CTX 治疗的适应证。

4. CTX 禁忌证

末梢血白细胞计数少于 4×10^9/L 时应慎用,少于 3×10^9/L 时禁用;合并肝功能减退、妊娠患者禁用;青春期患者剂量不宜过大。

5. CTX 治疗肾病综合征的使用方法

(1) CTX 口服或小剂量连续静脉注射法:成人口服剂量为 1～2 mg/(kg·d),儿童为 2～4 mg/(kg·d),分 2 次口服;连续静脉注射方法是将 200 mg 溶于 20 mL 生理盐水中,隔日或每周 2 次缓慢静脉注射。CTX 的累计总量不应超过 150 mg/kg。

(2) CTX 冲击疗法:CTX 10 mg/(kg·d),加入生理盐水 100 mL 中,静脉滴注,连续 2 天,重症患者每 2 周 1 次,一般患者每月 1 次,累计总量不应超过 150 mg/kg。以后每 3 个月 1 次,直至病情稳定 1 年。对难治性肾病综合征,疗效较口服为好。

6. CTX 不良反应及防治方法

(1) 骨髓抑制:末梢血白细胞在用药后 10～14 天降至最低,21 天后可恢复正常。并可伴有血小板减少,但程度较轻。如末梢血白细胞计数少于 3×10^9/L 应暂停使用,待末梢血白细胞计数恢复至 4×10^9/L 以上后再继续应用。

(2) 恶心、呕吐等消化道症状:大剂量 CTX 冲击治疗时常会出现此症状,可给予患者口服格拉司琼 1.0 mg/次,每日 2 次,或格拉司琼 30 mg 加入 50 mL 生理盐水中静脉注射,或口服中药。

（3）脱发：大部分患者会出现轻度脱发，但停药后可消失。

（4）生殖功能障碍：CTX 应用总剂量达到 150～250 mg/kg 时，可引起精子生成低下，但大多数患者停药后精子生成能力可以恢复。因此一般 CTX 总剂量不应超过 150 mg/kg。

（5）感染：CTX 可引起免疫抑制，增加患者感染机会，因此在使用 CTX 治疗期间，患者不宜广泛接触人群，特别是患有感冒的人群。中药制剂金水宝、贞芪扶正胶囊、玉屏风散，可起到一定的预防作用。

7. 使用 CTX 注意事项

（1）用药 1 周后，每周查外周血白细胞 1 次，若总数 $<3\times10^9$/L 时应停药。

（2）本药不宜在下午 6 点后使用，以免代谢物在膀胱内潴留时间过长，引起出血性膀胱炎。

（3）CTX 有促使血管升压素（抗利尿激素）分泌的作用，使肾不能稀释尿，故使用本药时应定期检测尿比重和血清钠，必要时多喝水。

（4）CTX 剂量 <3 mg/kg，疗程 <90 天，累计量 <150 mg/kg 时，对睾丸产生精子的能力损害性要小得多，纵使发生，也可恢复。

二、环孢素 A

环孢素 A（CsA）是微生物（真菌）代谢产物类药物，目前已可人工合成。CsA 由 11 种氨基酸组成，是一种强效、选择性高的免疫抑制剂。近年来已被广泛用于治疗难治性肾病综合征和其他肾脏疾病。与其他免疫抑制剂相比，CsA 的突出优点在于可选择性地作用于 T 淋巴细胞，并不影响骨髓中的粒系和红系细胞。对部分传统免疫抑制剂治疗抵抗、依赖甚至无效的肾病综合征患者，CsA 仍然有效，CsA 是治疗原发性肾病综合征的二线药物。

1. 药理作用和作用机制

CsA 的作用机制分为免疫介导和非免疫介导两方面。CsA 的免疫抑制作用机制是，CsA 与 T 淋巴细胞膜上的高亲和力受体蛋白结合，并通过被动弥散透过细胞膜，在分子水平上干扰转录因子与 IL-2 助催化剂的结合，抑制 IL-2 mRNA 的转录，进而抑制 IL-2 的生成及其受体的表达，使细胞毒性 T 细胞的聚集作用减弱，从而减少其他细胞因子的产生与聚集，使炎症反应减轻或消失。其非免疫介导的机制为减少肾血流量，降低肾小球滤过压。

2. 环孢素 A 治疗肾病综合征的适应证

主要用于难治性肾病综合征和对糖皮质激素有效而不良反应较大者。对儿童原发性肾病综合征或对糖皮质激素有顾虑者也可作为一线药物。CsA 治疗原发性肾病综合征有一定疗效，但对于治疗前有 SCr 升高者或（和）肾活检有明显间质小管病变者应慎用。对 CsA 过敏者及 1 岁以下儿童禁用。

（1）微小病变型肾病（MCD）：对于难治性 MCD，应用 CsA 常有效，不良反应较少。糖皮质激素依赖者，使用 CsA 后大部分病例可取得完全或部分缓解。而对部分糖皮质激素抵抗者也取得部分或完全缓解。CsA 与泼尼松 0.5 mg/(kg·d) 合用，可显著提高缓解率。对接受 CsA 治疗的 MCD 患者，应定期监测肾功能。长期使用 CsA 治疗（超过 1 年者），必要时可重复肾活检获得有无肾毒性的组织学证据。

（2）局灶节段性肾小球硬化（FSGS）：CsA 可治疗 FSGS 导致的难治性肾病综合征。对糖皮质激素依赖者，使用 CsA 疗效较好；对糖皮质激素抵抗者，单用 CsA 则疗效较差。若与泼尼松 0.5 mg/(kg·d) 合用，可显著提高疗效。

（3）膜性肾病（MN）：MN 是临床上治疗较困难的一组病例，CsA 是 MN 治疗的选择药物之一，可在其他药物无效时使用，也可作为 MN 治疗的初始药物。

（4）IgA 及非 IgA 系膜增生性肾小球肾炎：对于肾活检提示为组织学病变轻微的 IgA 及非 IgA 系膜增生性肾小球肾炎，如果糖皮质激素和 CTX 治疗失败，可使用 CsA 治疗。

（5）狼疮肾炎的治疗：CsA 治疗狼疮肾炎有效，Ⅲ、Ⅳ、Ⅴ型狼疮肾炎患者，CsA 与泼尼松合用可显著减少蛋白尿。其长期疗效及安全性有待严格的临床对照研究和随访。

3. 环孢素 A 的用量和浓度监测

（1）CsA 治疗肾病综合征时，成人起始剂量一般为 4～5 mg/(kg·d)，儿童起始剂量为 150 mg/(m²·d)，最大剂量不超过 200 mg/(m²·d)。治疗前 SCr 已不正常者，若认为需要使用，起始剂量应为 2.5 mg/(kg·d) 或以下。使用 CsA 时，若 SCr 较基础值升高 30%，则应考虑减量，每次调整 0.5～1 mg/(kg·d)。

（2）应综合考虑使用剂量与血药浓度两个参数，以指导剂量调整，成人 5 mg/(kg·d)，儿童 200 mg/(m²·d) 时，即使血药浓度低，增加 CsA 剂量也会增加毒性。CsA 血药浓度在正常范围内并不能排除发生肾毒性的可能。

（3）使用 CsA 时，应调整胆固醇水平在 6.5 mmol/L 以下，胆固醇水平正常时，CsA 用量为 4～5 mg/(kg·d)，胆固醇水平在 7.8 mmol/L 时，则很难达到有效组织浓度。

（4）CsA 治疗肾病综合征时疗程为 3～6 个月，少数患者可用小剂量[≤3 m/(kg·d)]CsA 长期维持。

4. 联合用药

由于单用 CsA 治疗后复发率高，临床常需联合用药。与糖皮质激素或其他免疫抑制药联合使用，可提高 CsA 临床疗效。

（1）与糖皮质激素联合使用：即使是小剂量[泼尼松 0.5 mg/(kg·d)，成人 30 mg/d]也可增加对治疗的敏感性。

（2）与其他免疫抑制药联合使用：使用时要减少其他免疫抑制药的剂量，严密观察不良反应。

（3）与他汀类药物合用：与小剂量他汀类药物合用是安全的，与二氢吡啶类钙离子拮抗药合用，会增加 CsA 浓度。但钙离子拮抗药虽可使 CsA 浓度升高，但不会增加 CsA 的肾毒性，且可减少 CsA 用量。

5. 环孢素 A 的不良反应

（1）肾脏不良反应：CsA 可引起肾小管间质及肾血管的结构和功能改变，导致肾间质纤维化、血管钙化、肾小球硬化等，即使 CsA 血清浓度正常也可发生上述改变，但这种功能性的肾毒性不会引起永久性的肾损害。

（2）肝脏不良反应：CsA 致肝损害的发生率为 5%～10%，多发生在用药 3 个月内。

（3）环孢素相关性高血压：使用 CsA 过程中，有 10%～14% 的患者可发生高血压。原无高血压者，使用 CsA 后血压升高超出正常范围，或是用 CsA 前，原降压药可控制的血压变为不可控制。一般加用降压药或调整降压药剂量后，CsA 导致的高血压可得到控制。

（4）其他不良反应：包括胃肠道不适及腹泻、高尿酸血症及痛风、血糖升高、多毛、齿龈增生、震颤、感染等，有报道指出长期使用有引起肿瘤的风险。

三、霉酚酸酯

霉酚酸酯（MMF）的药理作用与硫唑嘌呤相似，但具有高度的选择性，因而骨髓抑制及肝细胞损伤等不良反应少。其作为免疫抑制药在肾脏疾病中的应用日益广泛。为了更为合理、安全地使用 MMF，全国部分肾脏病专家于 2004 年 12 月 20 日在三亚将《吗替麦考酚酯在肾脏疾病中的应用——专家建议书》进行了第三次修订，会议达成了如下共识：

1. 药理作用

MMF 为嘌呤合成抑制药，口服吸收后在体内水解转化为活性代谢物霉酚酸（MPA），通过非竞争性抑制嘌呤合成途径中次黄嘌呤核苷酸脱氢酶的活性，阻断淋巴细胞内鸟嘌呤核苷酸的合成，使 DNA 合成受阻，从而抑制 T 淋巴细胞和 B 淋巴细胞的增殖反应，抑制 B 细胞抗体形成和细胞毒性 T 细胞的分化。

2. 适应证

（1）狼疮肾炎：MMF 联合糖皮质激素适用于狼疮肾炎有肾脏活动性病变者，如弥漫增殖型狼疮肾炎（Ⅳ型）和其他类型（Ⅲ型和Ⅴ型）中有活动性病变者，其中合并血管病变如血管炎者效果更好。MMF 用于狼疮肾炎缓解期维持治疗，可有效防止疾病复发，长达 3 年，耐受性较好。

（2）原发性小血管炎肾损害：MMF 联合糖皮质激素可以直接用于 ANCA 阳性的小血管炎病变，如局灶节段坏死性肾小球肾炎和免疫沉积型新月体性肾炎；还可用于经环磷酰胺诱导治疗后(如半年左右)缓解期的维持治疗。

(3)难治性肾病综合征:对难治性肾病综合征中微小病变和系膜增生性肾炎表现为激素依赖或激素抵抗者,MMF 联合糖皮质激素有肯定疗效。可用于对环磷酰胺等药物无效或有严重不良反应者。目前观察性研究资料显示,MMF 联合糖皮质激素治疗难治性肾病综合征膜性肾病、局灶节段肾小球硬化症亦有疗效,但对后者不推荐单独使用。

(4)IgA 肾病:① IgA 肾病缓慢进展型(病理活动性病变为主,且程度较重,尿蛋白≥1 g/d,肾功能有损害,出现高血压)及快速进展型(病理较多新月体及重度活动性病变、肾功能急剧恶化),MMF 可能有效,但需要更多的临床 RCT 研究加以证实。② IgA 肾病表现为肾病综合征(病理表现为系膜轻、中度增生为主),MMF 适应证同难治性肾病综合征。③ IgA 肾病表现为单纯性血尿或蛋白尿(病理程度较轻,蛋白尿水平低于 0.5 g/24 h,肾功能正常,无高血压),不推荐使用 MMF。

3.使用方法

成人推荐起始使用剂量为 1.5 g/d(体重≥70 kg 者推荐 2.0 g/d;体重≤50 kg 者推荐 1.0 g/d),每天分 2 次空腹服用。

狼疮肾炎治疗分诱导期治疗和维持期治疗。诱导期应尽可能使患者达到完全缓解。达到缓解后可根据患者具体情况,逐渐减少 MMF 及激素剂量,进入维持期治疗。诱导期起始 MMF 剂量同上。激素起始量一般为 0.8~1.0 mg/(kg·d)。诱导期治疗一般为 6 个月。维持治疗期一般不少于 2 年。1 年后 MMF 维持剂量一般在 0.5~1.5 g/d,而此时激素维持剂量一般不少于 10 mg/d。

原发性肾病综合征治疗亦分起始期与维持期治疗。在达到临床缓解后,可根据患者具体情况,逐渐减少 MMF 及激素剂量,进入维持期治疗。肾病综合征起始期与维持期治疗时间,依据病理类型不同而有所区别。MMF 及激素剂量可参照狼疮肾炎的治疗。

MMF 使用应遵循个体化治疗原则。如无效,可更换成其他免疫抑制药。

4.不良反应

MMF 的不良反应较环磷酰胺和环孢素 A 等其他免疫抑制药为轻,但少数患者仍可有严重不良反应,用药过程中仍应密切观察。

(1)细菌感染:大剂量 MMF 治疗过程中可合并各种细菌感染,如肺炎、淋巴结炎、疖肿和丹毒。加用敏感抗生素可以控制感染者,可不停药,严重者应将 MMF 减量或停药。

(2)胃肠道症状:MMF 的药物代谢过程在肝肠循环,空腹服药可以提高药物利用度。但部分患者空腹服用会出现腹泻、腹胀、腹痛等,多在减量后好转,然后仍可逐渐加至原剂量服用。

(3)骨髓抑制:可有白细胞减少,白细胞计数<3×10⁹/L 时 MMF 应减半量,

待白细胞计数恢复后 MMF 剂量可考虑恢复原量;如白细胞计数$<2\times10^9$/L,则应停药。个别会出现贫血,减量后可恢复,但若较快出现严重贫血症状(如 2 周内下降 2 g/dL),则应及时停药;如血小板下降达 6.0×10^9/L,应及时停药。

(4)病毒感染:可出现各种病毒感染,如疱疹病毒感染,应加用相应抗病毒治疗,严重者将 MMF 减量或停药。

(5)其他:个别患者可能会出现一过性 ALT 升高,如不伴有黄疸,可观察并继续用药,多数可以在 2~4 周恢复正常。

5. 注意事项

用药开始时,应每 2 周监测血常规、肝功能。用药过程中如无不良反应出现,应每月定期检查血常规和肝功能。出现轻度异常时应至少每周检查 1 次,直至恢复正常后再改为每月 1 次。半年内无不良反应可每 3 个月检查 1 次。

MMF 一般需与激素合用,除非有激素禁忌证者可考虑单用 MMF,但单用 MMF 的疗效有待进一步的临床观察。激素合用 MMF 时,其剂量有可能比单用激素稍小或减量稍快。

MMF 不能与硫唑嘌呤合用。但 MMF 停药后继用硫唑嘌呤是可行的(序贯治疗)。

在临床上应避免在缺乏病理诊断或在非难治性肾病综合征时即将 MMF 作为第一线用药倾向。

有肾功能损害时(GFR<25 mL/min),MMF 用量应减少。

四、来氟米特

1. 药理作用

来氟米特(leflunomide)是一种具有抗增殖活性的异噁唑类免疫抑制药,其作用机制主要是抑制二氢乳清酸脱氢酶的活性,从而影响活化淋巴细胞的嘧啶合成。

2. 适应证

目前主要用于治疗类风湿关节炎、狼疮性肾炎等自身免疫性疾病。

3. 用法用量

狼疮肾炎需联合激素治疗。服用来氟米特的前 3 天,剂量为 0.8~1.0 mg/(kg·d),以后维持在 20~40 mg/d;泼尼松的使用剂量为 0.8 mg/(kg·d)(一般在 40~60 mg/d),1 个月后改为 0.5 mg/(kg·d),然后逐渐减量(每 2 周减2.5~5 mg),至维持量 5~10 mg/d,疗程 6 个月。

4. 不良反应

主要有腹泻、瘙痒、可逆性 ALT 和 AST 升高、脱发、白细胞下降等不良反应。

5. 注意事项

来氟米特可引起一过性 ALT 升高和白细胞下降。服药初始阶段应定期检查ALT 和白细胞。有肝脏损害和明确的乙肝或丙肝的患者慎用。

服药期间如果出现白细胞减少,调整减量或中断治疗的原则是:

(1) 白细胞计数大于 $3.0 \times 10^9/L$,继续服药观察。

(2) 白细胞计数在 $(2.0 \sim 3.0) \times 10^9/L$,减半量服药观察,多数患者可以恢复正常。

(3) 白细胞计数低于 $3.0 \times 10^9/L$,中断服药。

(4) 白细胞低于 $2.0 \times 10^9/L$,应停药观察。

年龄小于 18 岁的患者,最好不要使用本品。

五、雷公藤多苷

雷公藤多苷(GTW)具有与激素相似的消炎和免疫抑制作用,而无激素的不良反应。疗效可靠,价格低廉。使用 GTW 治疗原发性肾病综合征国内已有大量报道,可使病情得到缓解,尤其是用双倍剂量的 GTW 片,治疗难治性肾病综合征取得了良好效果。其也可用于治疗狼疮性肾炎,用法是:儿童 $1 \text{ mg}/(\text{kg} \cdot \text{d})$,维持治疗 3 个月以上;成人 $2 \text{ mg}/(\text{kg} \cdot \text{d})$,维持治疗 $4 \sim 8$ 周,以后改为 $1 \text{ mg}/(\text{kg} \cdot \text{d})$,维持治疗 $6 \sim 12$ 个月。在双倍剂量雷公藤多苷治疗期间,应注意肝功能和白细胞的监测。

第五章　肾脏病常见症状的诊治精要

第一节　肾 性 水 肿

　　水肿是指以身体局部或全身浮肿为临床特征的病症。由肾脏疾病引起的水肿称为肾性水肿，它是肾脏病的重要表现之一。其临床特点是先见于组织较松弛的部位，轻者晨起眼睑或颜面部水肿，重者足踝、下肢水肿，严重时波及全身，甚至腹、胸腔大量积液。其发展较为迅速，常伴有其他肾脏病的临床表现，如高血压、蛋白尿、血尿及管型尿等。中医认为水肿的发生多由感受外邪，劳倦内伤，或饮食失调导致肺、脾、肾等脏腑功能失调，三焦气化不利，水液输布失常，引起水液潴留，泛滥于肌肤，发为水肿。

一、肾性水肿的发生机制

　　肾性水肿的发生机制，可能与下列因素有关：
　　1. 肾小球滤过率下降
　　急、慢性肾小球肾炎时，由于炎性渗出物和内皮细胞肿胀、变性、纤维化，使肾小球毛细血管管腔变窄，甚至闭塞，肾小球滤过面积减少，滤过率下降，水、钠潴留而发生水肿。
　　2. 血浆胶体渗透压降低
　　肾病综合征时大量蛋白质从尿中漏出，导致血浆蛋白（以白蛋白为主）减少，由于白蛋白的分子量较球蛋白小，而渗透压和单位容量内的分子数呈正相关，故血管内的渗透压下降，水流入细胞间引起水肿。
　　3. 全身毛细血管通透性增加
　　肾小球肾炎时免疫损伤激活补体可产生过敏物质，导致全身毛细血管通透性增加，水与血浆蛋白渗入组织间隙而引起全身水肿。
　　4. 肾小管重吸收增多
　　肾小球疾病时由于球管平衡失调，肾血流量重新分布，肾内分泌异常，利钠激素生成被抑制,使肾小管重吸收水、钠增多而加剧水肿。

5. 其他因素

肾脏疾病时肾血流量减少,肾素-血管紧张素-醛固酮系统异常,或由于肾脏病导致高血压、贫血、电解质紊乱,引起心功能不全,也可引起或加重水肿。

中医学认为肾有主持和调节人体水液代谢的功能,故《素问·逆调论篇》说:"肾者水脏,主津液。"肾的这一功能主要是靠肾中阳气的作用来实现的。人体水液代谢包括两个方面:一是将从饮食中所化生的津液(指人体正常水液),输送到全身,以发挥补充血液容量和滋养五脏六腑、组织器官的作用;二是把各脏腑组织利用后多余的水分(包括机体的代谢产物)变为汗液和尿液,排出体外。这两种作用,都必须在肾阳所产生的"气化"功能下才能完成。

人体水液代谢是一个比较复杂的过程,是由多脏腑相互协调配合而进行的,与肾、脾、心、肺、肝及三焦、膀胱均有关系,其中与肾、脾、肺的关系最大,三脏之中,又以肾的作用更为重要。因为肾中的阳气具有气化功能,能升清降浊,以调节体内水液的输布和排泄。同时,脾的运化,肺的宣降,三焦的通调,膀胱的开合,无不依赖肾中阳气的温煦作用,才能发挥正常的功能,所以,肾在维持和调节人体水液代谢方面起着主导作用。如果肾中阳气不足,可引起气化失常,升降紊乱,水液代谢障碍而发生水肿。

二、肾性水肿的诊断与鉴别诊断

(一)诊断

肾脏疾病患者若出现可见性水肿,则肾性水肿的诊断即可成立。肾性水肿分为肾炎性水肿和肾病性水肿。

1. 肾炎性水肿

又称非凹陷性水肿,其特点是指压凹陷,指起即复,主要是由于肾小球滤过率降低,水、钠排泄障碍而致。多见于急性肾小球肾炎及其他多种肾小球肾炎,临床多表现为少尿、血尿、高血压和肌酐清除率降低。

2. 肾病性水肿

又称凹陷性水肿,其特点是指压凹陷,指起不复,多见于肾病综合征。

(二)鉴别诊断

肾性水肿应与其他原因引起的水肿相鉴别。

1. 心源性水肿

心源性水肿是右心功能不全的重要体征,水肿是有心脏病史和其他充血性心力衰竭的症状和体征,如心悸、气促、颈静脉怒张、肝大、静脉压增高、肝颈静脉回流征阳性等,最先出现于身体低垂部位。直立位见于足、内踝和胫骨前部,严重者可出现胸腔、腹腔积液。

2. 肝性水肿

肝硬化的水肿主要表现为腹水,临床上还可见其他门脉高压征象,如腹壁静脉怒张、脾大和痔疮等。腹水可引起腹压升高,阻碍下肢静脉回流,加重下肢水肿。实验室检查肝功能明显异常,一般不难鉴别。

3. 营养不良性水肿

见于长期蛋白质摄入量不足以及患有慢性消耗性疾病的患者,结合病史及实验室检查,血浆蛋白与血红蛋白降低,不难做出诊断。

4. 原发性醛固酮增多症

水肿不是主要症状,仅少数患者出现下肢及颜面部轻度水肿,临床特征是中等程度的高血压和低血钾,表现为肌无力、周期性瘫痪、烦渴、多尿,实验室检查血钾、钠、二氧化碳结合力和尿 pH 可资鉴别。

5. 特发性水肿

临床上有时会将特发性水肿误诊为肾性水肿,应予注意。特发性水肿患者浓缩晨尿多次检查,均无蛋白尿,可资鉴别。特发性水肿在临床上并不少见,其诊断要点是:① 绝大多数病例为生育期妇女;② 常伴有神经衰弱症候群;③ 水肿较轻,颜面及下肢均可出现轻度水肿,以下肢较常见,长期站立时更明显。水肿可间歇发生,持续多年;④ 多数体形较肥胖,血压偏低。特发性水肿患者的尿钠排泄量常减少,尿醛固酮定量常增高,血浆肾素活性也常增高。立卧位水试验有助于诊断。

6. 其他原因所致水肿

肾性水肿还需与经前水肿、间脑综合征水肿、药物性水肿、肥胖性水肿、旅行者水肿、高温环境下水肿及下肢静脉曲张引起的下肢水肿等相鉴别。

三、肾性水肿的治疗

肾性水肿的治疗,不论西医还是中医都以治疗原发病为主,对于水肿只作对症性处理。

(一)利尿药的应用

1. 高效利尿药

常用的有呋塞米(速尿),其作用机制主要是抑制髓袢升支的髓质部对钠、氯的重吸收,对升支的皮质部也有作用。其结果是管腔液中钠、氯浓度升高,而髓质间液中钠、氯浓度降低,使渗透压梯度降低,肾小管浓缩功能下降,血管升压素的作用减弱,从而导致水、钠排泄增多。本药的利尿作用强大、迅速而短暂。静脉注射后 2～5 分钟开始利尿,作用持续 2 小时左右。其排钠作用比氢氯噻嗪强数倍。长期反复用药可出现低盐综合征、低氯血症和低钾血症性碱血症。长期用药（7～10日）后，利尿作用消失。成人口服开始用量为 20～40 mg/d，口服吸收迅速但不完全，临床以肌内注射和静脉注射效果为佳。每次 20～40 mg，每日 1～2 次，必要时可每 2 小时追加剂量。肾功能减退者，需加大剂量才有效，可用至 80～200 mg/d，分 2 次加入葡萄糖液内静脉滴注，儿童每次用量为 0.5～1 mg/kg。将其与氢氯噻嗪联合使用，可加强疗效。

2. 中效利尿药

临床常用氢氯噻嗪，其作用机制主要是作用于肾小管髓袢升支的皮质部和远曲小管的前段，抑制其对钠、氯的重吸收，从而起到排钠利尿作用。由于流入远曲小管和集合管内的钠量增加，使钠-钾交换增加，故增加了钾的排泄，长期服用可引起低血钾。其优点为利尿作用比较温和，较少引起机体酸碱平衡失调。本药对肾功能不良者，利尿效果差。成人口服的一般用量为 25～100 mg/d，分 1～3 次服用，为减少不良反应，以间歇用药为好，即隔日用药或每周 1～2 次用药，或连续服药 3～4 天，停药 3～4 天。儿童口服，每日 2 mg/kg，分 2 次给药。

3. 低效利尿药

临床常用螺内酯（安体舒通），与醛固酮有类似的化学结构，两者在远曲小管和集合管的皮质部起竞争作用，从而干扰醛固酮对上述部位钠重吸收的促进作用，促进钠、氯的排出而产生利尿。因钠-钾交换机制受抑，钾的排泄减少，故为保钾利尿药。本药利尿作用弱，且较缓慢。成人口服的一般用量为 20～40 mg，每日 3 次。儿童每日 1～3 mg/kg，分 3 次服用。肾衰竭者，不宜应用。其常与氢氯噻嗪或呋塞米合用，既能增强利尿效果，又可防止低血钾。最适宜用于伴有醛固酮增多的顽固性水肿，如肝硬化和肾病综合征。与此药类似的尚有氨苯蝶啶。

对严重低蛋白血症者，用利尿药利尿后，排除的仅为血浆内的钠和水，因为血浆胶体渗透压低，细胞间液并不能回收至血液内，故不但不能消肿，而且会引起血容量不足，更加重了原先的继发性醛固酮增多症，从而加重了水肿的恶性循环。此种情况下，在使用呋塞米静脉滴注后，应立即注射血容量扩充药，如右旋糖酐-40（低分子右旋糖酐）、各种血浆代用品（如 706 代血浆、白蛋白等）。

（二）中医辨证论治

1. 风水泛滥证

【主症】眼睑及头面先肿，继则波及四肢及全身，发展迅速，发病前常有发热恶风、肢节酸楚、小便不利等症。属风热者，常有咽喉肿痛，舌质红，苔黄，脉浮滑数。属风寒者，伴恶风寒，咳喘，舌苔薄白，脉浮滑或紧。

【分析】风邪外袭，客于肌肤，犯于肺脏，致使肺失宣降，不能通调水道，下输膀胱，水液溢于肌肤，发为水肿。风性轻扬，先犯于上，故水肿从头面部开始。风为阳邪，善行而数变，风水相搏，水肿迅速波及全身。属风热者咽喉疼痛，舌红苔黄，脉浮滑数。属风寒者则见恶寒、咳喘,舌苔薄白,脉浮滑或紧。故病位在肺,病性属风寒或风热＋水湿。

【治法】祛风宣肺利水。

【方药】越婢加术汤加减。麻黄10 g,生石膏30 g,白术15 g,茯苓30 g,泽泻15 g,石韦30 g,益母草30 g,甘草6 g,生姜3片,大枣5枚。水煎2次兑匀,分3次服(下同)。

【加减】风热者,加金银花15 g,连翘15 g,蝉蜕10 g,桔梗10 g,以清热解毒利咽;风寒者,去石膏,加桂枝10 g,荆芥10 g,防风10 g,杏仁12 g,以宣肺祛风散寒;咳嗽气喘者,加炒葶苈子10 g(包),杏仁12 g,炙紫苏子12 g,桔梗10 g,以宣肺化痰,降气利水。

2. 湿毒浸淫证

【主症】眼睑及头面浮肿,迅速延及全身,小便不利,身发疮痍,甚则溃烂,伴发热恶寒,舌质红,苔黄厚,脉浮数或滑数。

【分析】肌肤疮痍未能及时消散,湿毒之邪乘虚而入,内犯脏腑,致肺不能通调水道,脾不能运化水湿,则小便不利,全身浮肿。湿毒之邪多夹风邪,风为阳邪,为百病之长,故浮肿以眼睑、头面为先,继则波及全身,伴发热恶寒之象。舌质红,苔黄厚,脉浮数或滑数,皆为风邪夹湿毒或湿热所致。故病位在肺、脾,病性属湿毒。

【治法】清热解毒,宣肺利水。

【方药】麻黄连翘赤小豆汤合五味消毒饮加减。麻黄10 g,连翘15 g,赤小豆30 g,金银花15 g,野菊花12 g,紫花地丁30 g,蒲公英30 g,石韦30 g,益母草30 g,泽兰叶15 g,生甘草6 g。

【加减】疮痍脓肿严重者,加龙葵15 g,苦参15 g,土茯苓30 g,以加强清热、解毒、利湿之功效;皮肤瘙痒者,加白鲜皮15 g,地肤子12 g,紫草15 g,以清热凉血止痒;小便短赤涩痛者,加滑石30 g(包),生地榆15 g,以清热利湿;大便不通者,加大黄10 g,以泻热通便。

3. 湿热壅盛证

【主症】全身浮肿,皮肤绷紧光亮,胸脘痞闷,烦热口渴,小便短赤,大便秘结,舌质红,苔黄厚腻,脉滑数。

【分析】水湿之邪内犯脏腑,郁而化热,阻滞三焦,致使三焦调节水液的功能失调,湿热之邪蕴于肌肤之间,故见全身浮肿,皮肤绷紧光亮,胸脘痞闷。湿热壅盛则见烦热口渴,不思多饮,小便短赤,大便秘结,舌质红,苔黄厚腻,脉滑数。故病位在三焦,病性属水湿。

【治法】分利湿热,利水消肿。

【方药】疏凿饮子加减。茯苓皮30 g,生姜皮15 g,泽泻15 g,大腹皮30 g,木通12 g,车前草30 g,赤小豆30 g(捣碎),商陆10 g,椒目10 g,桑白皮15 g,滑石30 g(布包)。

【加减】肿势较重,水邪上迫于肺(胸腔积液),症见胸满气喘,不能平卧者,加炒葶苈子 15 g(布包);若腹部胀满(腹水)者,加黑、白丑末 10 g。

4. 脾阳虚弱证

【主症】浮肿反复消长,腰以下肿甚,下肢按之凹陷,脘腹胀闷,小便不利,神疲肢冷,食欲不振,面色萎黄,舌质淡,苔白厚,脉沉弱。

【分析】水湿浸渍,日久不退,伤及脾阳,水湿失去温运,停聚下注,故水肿以腰以下为甚,按之凹陷不起,水肿反复消长。脾阳虚弱,运化无力,湿浊中阻则见脘腹胀闷,食欲不振。阳不化气,水湿不行,则小便短少。脾虚生化之源不足,阳虚不达四肢则面色萎黄,神疲肢冷。舌质淡,苔白厚,脉沉弱,均为脾虚水聚、阳气不振之象。故病位在脾,病性属水湿。

【治法】健脾温阳,利水消肿。

【方药】实脾饮加减。附子 15 g(先煎 1 小时),桂枝 10 g,茯苓 30 g,猪苓 30 g,泽泻 15 g,白术 15 g,大腹皮 15 g,益母草 30 g,炙甘草 6 g,干姜 10 g,大枣 3 枚。

【加减】神疲乏力,少气懒言者,加黄芪 30 g,党参 20 g,健脾益气;腹胀纳差(腹水)者,加椒目 10 g,车前子 15 g(布包),草果 10 g,行气利水;低蛋白血症者加用鲤鱼黑豆汤。

5. 肾阳虚损,水湿泛滥证

【主症】水肿迁延,日久不愈,肢体浮肿,腰以下尤甚,按之凹陷不起,畏寒肢冷,腰膝冷痛,面色苍白或灰滞,心悸、气促,尿少,舌质淡,苔白,脉沉细或沉迟。

【分析】腰膝以下乃肾气所主,肾阳衰微,阳不化气,水失所主而泛滥,故见腰以下肿甚,按之凹陷不起。肾阳衰微,命门火衰,不能温养肢体,故见畏寒肢冷,腰膝冷痛。阳气不能温煦于上,故面色苍白或灰滞。气失所主,上逆心肺,故见心悸、气促。肾阳虚损,膀胱气化不利,则尿少。舌质淡,苔白,脉沉细或沉迟,为阳气虚衰、水湿内盛之象。故病位在肾阳,病性属虚+水湿。

【治法】温补肾阳,利水消肿。

【方药】真武汤加减。附子 15 g(先煎),茯苓 30 g,炒白术 15 g,赤芍 12 g,仙茅 10 g,淫羊藿 10 g,车前子 15 g(布包),猪苓 30 g,桂枝 15 g,生姜 15 g,牛膝 15 g,益母草 30 g,红景天 15 g。

【加减】虚寒过盛者加肉桂 6 g,葫芦巴 15 g,以温补肾阳;水邪凌肺,肾不纳气,出现气喘、汗出、脉虚数者,加炒葶苈子 15 g,大枣 5 枚,以泻肺平喘;心悸,唇绀,脉虚数或结代者,乃水邪上逆,心阳被遏,血脉瘀阻之证,宜重用附子 30 g(先煎 2 小时),加桂枝 10 g,丹参 30 g,红花 10 g,以温阳化瘀通脉;恶心、纳呆,血肌酐升高者,配合附子 12 g,大黄 15 g,牡蛎 30 g,红花 10 g,水煎作保留灌肠,每日 1~2 次,以通腑泻浊。

6. 血瘀水阻证

【主症】全身浮肿,反复发作,迁延不愈,面色晦暗或黧黑,肌肤甲错,舌紫暗或有瘀点、瘀斑,苔白厚,脉沉涩。

【分析】湿毒之邪内犯肝脾,日久不愈,郁而化热,灼伤经隧,而致肝失疏泄,脾失健运,导致气机阻滞,经隧不通,气滞血瘀水停,而见浮肿反复发作,迁延不愈。肌肤甲错,舌紫暗或有瘀点、瘀斑,脉沉涩等均为瘀血内结之象。故病位在肝、脾,病性属滞+瘀。

【治法】理气活血利水。

【方药】四逆散合桃红四物汤加减。柴胡12 g,赤芍30 g,枳壳15 g,桃仁15 g,红花10 g,生地黄30 g,当归15 g,川芎10 g,车前子15 g(布包),大腹皮15 g,益母草30 g,三棱15 g,莪术15 g。

【加减】胸胁胀痛者,加延胡索10 g,佛手片12 g,郁金12 g,理气止痛。水肿明显者,加茯苓皮30 g,薏苡仁30 g,五加皮15 g,车前子15 g(布包),利水消肿。气虚者,加黄芪30 g,党参20 g,炙甘草6 g,健脾补气。

四、临证经验

水肿是肾脏病最常见的临床表现之一,中医将其分为阳水和阴水两大类,由元代著名医学家朱丹溪首先提出,后经历代医家不断地补充和完善,才有现代的内涵。将其归纳总结为:阳水的病因多由风、寒、湿、热等外邪引起,属实证,病位在肺、脾;发病多急骤,病程较短;水肿多由颜面部开始,继则波及全身。其特点是指压凹陷,指起即复,现代医学中的急性肾炎、慢性肾炎急性发作、过敏性紫癜肾炎等多见。阴水多由脾、肾等脏腑功能虚损所致,属虚证,病位在脾、肾;发病多缓慢,病程迁延;水肿多为下肢先肿,然后波及全身,其特点是指压凹陷,指起不复。现代医学中的肾病综合征、狼疮肾炎等多见。但阴水与阳水之间是可以相互转化的,阴水复感外邪,可转化为阳水;阳水日久不愈,可转化为阴水。因此对水肿的诊断,应采取中西医双重诊断,即中医辨证与西医辨病相结合的方法为好。

中医治疗水肿是以辨证为主,即所谓"治病必求于本",其治法一般分为祛邪利水和扶正利水两种。以祛邪为主的利水法有发汗消肿、攻逐消肿、宣肺利水、清热利水、活血利水等;以扶正为主的利水法有益气利水、健脾利水、温阳利水、育阴利水等。在具体应用时,或一法独用,或数法合用,或先攻后补,或攻补兼施,或补而不攻,须视疾病的轻重缓急,灵活运用,不可拘泥于一法。

中西医治疗水肿的疗效各有特色,西药利尿药有噻嗪类、保钾类和袢利尿药,可口服也可注射,起效快,但长期用药易引起电解质紊乱、有效血容量减少等不良反应,连续用药疗效即降低。中药利尿多为复方制剂,功能全面,整体性强,但只限于口服,故起效缓慢,但不引发不良反应。凡有以下几种表现者,应用中药治疗效果较好:① 外感风邪,咳嗽气喘,全身浮肿,以上半身为甚者,采用越婢加术汤加减;② 眼睑及头面浮肿,迅速延及全身,小便不利,身发疮疡,伴发热恶寒者,采用麻黄连翘赤小豆汤合五味消毒饮加减；③ 水肿迁延，日久不愈，肢体浮肿，腰以下尤甚，按之凹陷不起，畏寒肢冷者，采用真武汤加减。在应用上述中药治疗时，同时配合 2~3 味活血化瘀药，必能提高利水的效果。

当水肿严重，特别是有胸腔积液、腹水时，以中药为主，短期内配合应用西药利尿药，以减轻患者的痛苦，还是必要的，但必须掌握好利尿药的剂量和用药时间，以防发生不良反应。

第二节　少尿与无尿

肾脏为生成尿液、排泄代谢产物和调节水、电解质以及酸碱平衡的重要器官。健康成人 24 小时尿量约 1 500 mL，与入水量成正比。如 24 小时尿量少于 400 mL，或每小时尿量持续少于 17 mL（小儿少于 0.8 mL/kg），则称为少尿。若 24 小时尿量少于 100 mL，或在 12 小时内完全无尿者，则称为无尿。少尿与无尿是临床上极为严重的急症，应立即寻找病因，迅速而有效地予以处理。

一、发生机制

人体每日的尿量除与液体的摄入量和丢失量（包括腹泻、呕吐、渗出及从呼吸、皮肤中散失的水分等）有关外，最主要取决于肾小球滤过率（GFR）和肾小管重吸收量，以及两者的比率。对于正常人，原尿从肾小球滤过，99％以上的水分被肾小管重吸收，在原尿量与重吸收量之间，维持着一定的比率关系，称为球-管平衡。通过这种平衡调节机制，使每日尿量保持在正常范围（成人 500~2 500 mL/24 小时），从而维持体内的体液平衡。如果这种平衡机制被某种病理因素所破坏，则会出现少尿与无尿。

（一）影响肾小球滤过率的因素

影响肾小球滤过率的因素有三个：① 肾小球滤过膜的通透性和总的滤过面积；② 有效滤过压；③ 肾血流量。

以上三个因素的异常均可影响肾小球滤过率，从而影响尿的形成，导致少尿。如当肾实质受损时，肾血流动力学发生改变，肾血流量减少，并重新分布。由于肾缺血损害肾小球上皮细胞，使上皮细胞足突肿胀、融合，使肾小球毛细血管通透性降低，肾小球滤过率下降，易出现少尿乃至无尿。又如大出血或严重失水，机体血容量不足，血压显著降低时，肾血流量灌注不足，肾小球毛细血管血压下降，有效滤过压过低,同时继发醛固酮增多,促使水钠潴留,以致出现少尿。

(二)影响肾小管重吸收的因素

1. 肾小管本身的完整性

正常情况下,流经肾小管的水分99%以上被重吸收(其中近端小管约70%,肾小管髓袢的降支和远端小管近端10%~15%,远端小管和集合管10%~15%),尿液的浓缩程度和尿量的多少,主要取决于肾小管(特别是远端和集合管)功能的完整性。若肾小管对水分的重吸收功能受到损害,浓缩功能减退,则尿量增多。

2. 血管升压素和醛固酮的作用

如血管升压素或继发性醛固酮分泌增多,则重吸收水分增多,尿量减少,反之,则尿量增多。

3. 肾小管状态

肾小管阻塞(如尿酸结晶)或肾小管管壁破溃发生管腔内的原尿向管外渗出,使间质水肿,同时肾小管管内压力增加,使肾小球滤过率下降而致少尿。

4. 肾小管中尿液的溶质浓度

当原尿中溶质浓度增高时,渗透压增高,可影响肾小管上皮细胞对水分的重吸收,致使尿量增多。

二、病因和临床分类

少尿与无尿按其病因可分为肾前性、肾性和肾后性三类。

1. 肾前性少尿

肾前性少尿主要见于:① 血容量不足,如腹泻、呕吐及手术后造成的大量脱水、出血、大面积烧伤、大量出汗、重度低蛋白血症等;② 各种原因所致的休克,如出血性、心源性、过敏性和创伤性休克等;③ 大量溶血:如血型不合输血、药物性溶血、蚕豆疹等;④ 心血管病变:心功能不全,心肌梗死,心律失常,偶也可见于双侧肾动脉血栓形成、栓塞或严重狭窄等;⑤ 其他原因:如低血压、重症肝病(如肝萎缩、肝肾病综合征、肝功能衰竭)等。上述这些原因可引起全身有效血容量减少和(或)肾血液灌注量不足,肾小动脉收缩,有效滤过压下降及肾小球滤过率降低,导致少尿。同时,在其发展过程中,可伴有继发性醛固酮和血管升压素分泌增多,以及交感神经兴奋等因素参与,进一步使尿量减少。如果上述因素及时得到纠正,待血容量或肾血液灌注量恢复正常后,尿量可迅速恢复正常,否则可继续发展为肾性少尿。

2. 肾性少尿

各种肾脏疾病均可引起少尿。较常见的有以下几种:

(1)急性肾小球炎症:急性肾小球炎症包括原发性和继发性肾小球疾病、溶血尿毒综合征、血栓性血小板减少性紫癜等。由于肾小球急性炎症,滤过膜受损,肾内小动脉收缩,毛细血管腔变窄、阻塞,肾小球有效滤过面积减少,导致肾小球滤过率(GFR)下降而出现少尿。而急进性肾小球肾炎,其引起少尿的原因主要是由于广泛的肾小球的球囊腔内新月体形成,使 GFR 进行性下降所致。

(2)慢性肾小球肾炎:当其发生慢性肾衰竭时,GFR 极度下降,可出现少尿,此种少尿的特点为低渗性少尿,尿比重低且固定在 1.010 左右。此外,慢性肾小球肾炎急性发作时,由于某种因素致使肾负担加重,或原来的肾小球病变加重,使其原来代偿的肾功能急剧恶化,肾小球滤过率明显下降,而致少尿。

(3)急性肾小管坏死:由于肾缺血(主要是肾皮质)导致肾小球通透性下降,肾小球滤过率明显下降,再加上肾小管上皮细胞缺血或毒素作用而坏死,管壁破溃,使管腔内原尿回漏入肾间质,以及脱落的上皮细胞碎屑或色素管型(如血红蛋白、肌红蛋白)等阻塞管腔,使尿液不能排出。上述因素共同作用,导致少尿乃至无尿。此种少尿的特点为低渗性少尿。

(4)急性肾小管-间质炎症:急性肾小管-间质炎症(包括重症急性肾盂肾炎、肾乳头坏死、急性间质性肾炎)是由于肾间质的炎症等改变,使肾小球的球囊内压升高,有效滤过率下降,GFR 下降,同时,肾小管上皮细胞坏死,出现原尿回漏、管腔阻塞,妨碍原尿排出。

(5)恶性肾硬化:恶性肾硬化时肾小叶动脉和入球小动脉管壁广泛增厚,局灶坏死,肾小球毛细血管内皮细胞增生肿胀,致 GFR 下降,从而产生少尿。此外,双侧肾皮质坏死,肾移植后急性排异反应,以及严重全身感染肾损害等亦可引起少尿。

3. 肾后性少尿

肾后性少尿的原因有:① 肾盂出口及输尿管梗阻,如结石、血块、坏死组织、瘢痕回缩、外部压迫、肾下垂、肾扭转及输尿管炎症、肿瘤等均可引起梗阻而致少尿;② 特发性腹膜后纤维增生症(阻塞性输尿管周围炎):由于腹膜后有广泛纤维增生,包围输尿管,当瘢痕收缩时,可致输尿管扭曲、狭窄甚至阻塞,导致双侧肾盂积液,而致少尿乃至无尿。

三、诊断与鉴别诊断

1. 肾前性少尿

常有较明确的病因和相应的临床症状和体征,如心力衰竭、休克、重症肝病、重度脱水和电解质紊乱等。重度低蛋白血症,则有全身凹陷性水肿和低蛋白血症。尿检查一般无异常,肾功能亦多在正常范围。但如肾前性致病因素未解除,病情进一步发展亦可发展至肾性少尿。肾前性少尿与肾性少尿一般不难鉴别(肾前性少尿的中心静脉压低,尿常规检查一般正常,尿渗透压>600 mOsm/kg·H_2O 为高渗性；而肾性少尿的中心静脉压偏高，尿常规检查有蛋白、红细胞、大量肾小管上皮细胞及管型，尿渗透压 330 ± 50 mOsm/kg·H_2O 为低渗性），如临床上一时难以鉴别，可进行治疗性诊断，即补液利尿试验。具体方法是：用生理盐水 1 份加入 5%～10%葡萄糖液 2 份，按体重 20 mL/kg 静脉滴注。如为肾前性少尿，静脉滴注后1～2 小时即有尿排出。如尿量仍不增多，再静注 20%甘露醇 200～250 mL，呋塞米 80～200 mg，若出现利尿（持续＞40 mL/h）即可确定为肾前性少尿，而肾性少尿时，尿量无明显增加或不增加。

2. 肾性少尿

导致肾性少尿的病因较为复杂，一般可根据详细的病史、临床症状、体征、尿常规检查与常规肾功能试验作出临床诊断。少数需进一步检查，包括放射线检查、肾组织活检等，方可确定原发性肾脏病的性质。急性肾小球肾炎与急进性肾小球肾炎常难以鉴别。一般而言，急性肾小球肾炎的少尿期较短，1～2 周绝大部分病例可痊愈。而急进性肾小球肾炎的少尿持续时间长，病情呈进行性，经数周至数月，即进入尿毒症期，预后差。有时还需进行肾活检才能鉴别。慢性肾小球肾炎急性发作所致少尿，可根据患者过去肾病史、近期内诱发因素或肾病本身恶化，一般不难诊断。各种慢性肾脏病所致的肾衰竭少尿，常常亦有各种肾脏病的临床特征。急性肾小管坏死所致的少尿多有原发病因，如休克、中毒、严重感染、外伤或血管内溶血等，大多不难做出诊断。重症急性肾盂肾炎、肾乳头坏死的少尿，常有高热、尿频、肾区痛、尿白细胞增多，常可见白细胞管型、尿细菌检查阳性，肾乳头坏死者可从尿液中找到坏死乳头组织块。急性间质性肾炎所致少尿可根据病史如药物过敏或中毒、感染史等做出诊断。至于其他原因如系统性红斑狼疮（SLE）、过敏性紫癜、溶血尿毒症综合征、高尿酸血症、血栓性血小板减少性紫癜等所致的肾损害造成的少尿，可根据原发病本身固有的特征进行诊断。

3. 肾后性少尿

如患者本来尿量正常而突然出现少尿，或少尿与多尿交替出现，则应考虑肾后梗阻性少尿。根据伴随的肾绞痛、血尿或肾盂积液等临床表现，一般不难诊断。对诊断困难的病例或需要明确梗阻部位，则应考虑行泌尿系 X 线片、静脉肾盂造影、逆行肾盂造影、B 型超声或 CT、磁共振等检查以协助诊断。

四、治疗

参考本章第一节"肾性水肿"。

第三节 尿路刺激征

临床上将尿频、尿急、尿痛及排尿不尽者,称为尿路刺激征或膀胱刺激征。所谓"尿频"是指在单位时间内排尿次数明显超过正常范围。正常成人平均日间排尿4～6次,夜间睡觉后0～2次。尿频可分为生理性和病理性两种,如饮水过多、精神紧张或气温降低所致的尿频,属生理性;如因泌尿生殖系统病变或其他疾病所致的尿频,则属病理性。病理性尿频常伴尿急、尿痛及排尿不尽。"尿急"是指刚排完尿不久,又急着要排尿,且一有尿意即迫不及待地要排尿甚至尿湿内裤。"尿痛"是指排尿时有疼痛或烧灼的感觉,可出现于会阴部、耻骨上区和尿道内。

一、病因

临床上出现尿路刺激征的原因很多,常见的有以下三大类:

(一)泌尿系统疾病

1. 肾脏疾病
常见的有急性肾炎、早期肾结核、肾盂肾炎、肾积脓等。
2. 膀胱、尿道、生殖系统疾病
(1)炎症:① 感染性:常见于急、慢性尿道炎,尿道憩室炎,龟头炎,阴道炎等。由于这些炎症使膀胱壁受到刺激而产生尿路刺激症状。② 非感染性:见于化学性膀胱炎(如环磷酰胺)、放射性膀胱炎等。

(2)结石:包括膀胱结石、尿道结石及输尿管结石等。

(3)肿瘤:可见于膀胱、尿道肿瘤等。

(4)异物:见于膀胱或尿道内异物。

(5)其他:① 尿道狭窄、膀胱瘘、瘢痕收缩、尿道息肉、针孔包茎、尿成分异常(如浓缩高酸性尿)等;② 尿道邻近器官疾病:常见有结肠、直肠、阑尾的炎症、脓肿、肿瘤等。

(二)精神、神经性疾病

常见癔症、精神紧张及脑、脊髓损伤或病变所引起的神经性膀胱功能障碍等。

(三)全身性疾病

如 Reiter 综合征、Behcet 综合征等。

二、发病机制

尿频的发病机制大致分为肾脏排泄尿量的增加和膀胱容量的减少两类。膀胱容量的减少与下列病理改变有关：① 膀胱炎症时由于膀胱黏膜充血、糜烂或破溃，少量尿即对膀胱形成刺激，引起膀胱收缩。② 膀胱容量被一定量的残余尿所占据，膀胱有效容量减少而致排尿次数增多。③ 由于发生严重炎症后或肿瘤、结核病变浸润，使膀胱壁变硬或挛缩而致膀胱缩窄，或由膀胱占位性病变、膀胱壁外肿块压迫，致使膀胱有效容量减少而出现尿频。另外，炎症、结石、肿瘤亦可刺激膀胱，兴奋尿意中枢而出现反射性尿频。④ 精神紧张、癔症及各种引起膀胱调节功能障碍的周围神经或中枢神经疾病，均可使膀胱排尿功能障碍而致尿频，其原因可能是由于排尿反射功能紊乱，而产生异常感觉或异常尿意。尿急伴有尿痛者多由于膀胱三角区、后尿道等部位产生急性炎症，或膀胱容量显著缩小所致，或因尿液成分的明显改变、脓尿、结石等刺激膀胱，引起收缩而发生。

三、诊断与鉴别诊断

（一）诊断

根据患者的主诉及临床表现不难确定尿路刺激征的诊断。尿频应与多尿相鉴别，尿频者仅有排尿次数增多，每次尿量并不增多，而多尿者除排尿次数增多外，更主要的是每次尿量增多。问诊时应注意发病年龄、性别及尿路局部情况，结合病史、体格检查及实验室检查，一般可作出初步病因诊断。初步诊断后为进一步确诊，可选择性地进行下列特殊检查：肛门直肠指检（了解直肠、前列腺及其他盆腔器官病变）、妇科检查（了解妇科病变及盆腔器官病变）、B超（对膀胱结石、肿瘤、尿潴留等有价值）、腹部平片、膀胱镜检查、膀胱造影、排尿性膀胱造影（对反流性肾病有诊断价值）、肾盂造影及膀胱内压测定、尿流速度测定、膀胱残余尿（对神经性膀胱诊断有价值）等。

（二）病因的鉴别诊断

1. 泌尿系感染

泌尿系感染是尿路刺激征常见的病因之一。上尿路感染即肾盂肾炎，在急性期几乎全部病例均有不同程度的脓尿，且多为镜下脓尿，白细胞常为"＋"，中段尿定量培养阳性，临床表现有发热、寒战、腹痛、腰痛、肾区叩击痛等。慢性肾盂肾炎也常有少量的镜下脓尿，间歇出现。下尿路感染，主要是膀胱炎，膀胱刺激症状明显，以耻骨上腹痛及压痛为主，但无腰痛及肾区叩击痛，较多出现终末期血尿。

2. 急性肾小球肾炎

急性肾小球肾炎初期可有轻微膀胱刺激症状,尿中红细胞、白细胞增多,多伴有水肿及高血压,尿常规以红细胞及管型为主,尿细菌培养为阴性。

3. 尿路结石

膀胱结石常见于男性,发作时除明显的尿频症状外,常伴有腰痛和终末期血尿,较大的膀胱结石在直肠指检时可触及,本病的确诊主要依靠膀胱镜检查、B 超及腹部 X 线平片等。

4. 肾结核

如病变累及膀胱可出现血尿、脓尿及膀胱刺激症状。一般根据有结核病接触史、结核感染中毒症状、结核菌素试验阳性,尿液中找到结核杆菌,以及肾盂造影时可见肾盂、肾盏出现破坏性病变等表现做出诊断。

5. 尿道综合征

非感染性尿道综合征并不少见,多见于女性患者。本病尿频、尿急很明显,或伴有尿痛,排尿困难,酷似膀胱炎,但尿液和膀胱镜检查均无异常发现,尿细菌培养亦阴性。

6. 泌尿系周围器官、组织疾病

邻近膀胱、尿道的器官如阴道、前列腺、直肠或阑尾等的炎症、脓肿、肿瘤等皆可波及泌尿系,引起尿频、尿急、尿痛等症状,临床上根据各自的原发病表现,一般不难做出诊断。

7. 精神、神经性尿频

精神、神经系统异常所致的尿路刺激征主要有精神紧张、神经性膀胱、癔症等。神经性尿频可有尿频、尿急,但无尿痛,尿常规检查正常。临床上如发现尿频与中枢神经系统或盆腔神经损伤有关,则应注意神经性膀胱。

8. 泌尿系肿瘤

膀胱肿瘤所致的尿频多为持续性,呈进行性加剧,伴有明显的尿急、尿痛。肿瘤阻塞膀胱出口可引起尿潴留;老年男性患者还应考虑前列腺肿瘤。

9. 某些全身性疾病

Reiter 综合征、Behcet 综合征等全身性疾病可引起泌尿生殖系统黏膜损害,出现尿路刺激症状,可根据此两种疾病的典型临床表现做出诊断。

10. 其他

如尿频与接受放射线治疗膀胱区的肿瘤有关,则应考虑放射性膀胱炎;如尿频发生于应用化学药品(如环磷酰胺)之后,则应注意有无化学性膀胱炎,停药后可自愈。妊娠早期或分娩前,增大的子宫压迫膀胱可引起尿频,常被误认为泌尿系感染,但尿常规检查正常,也无菌尿,可据此鉴别。

四、中医辨证要点

尿路刺激征属中医学"淋证"范畴,起病多因膀胱湿热所致。以实证居多,迁延日久,亦可表现为虚中夹实之证。初起或急性发作时表现为尿频、尿急、尿痛、尿不尽,多属实证;病情迁延或素体虚羸,因脾肾亏虚所致者,多属虚证。临证区别虚实,尿频以白天为主,点滴难出,小腹窘迫者属实;尿频欲解不解,里急下重,小腹急痛者属实;尿急欲解即解,一解而尽,小腹喜温热者属虚。尿痛如刺,痛引小腹,或尿痛艰涩,排尿痛苦异常者属实;尿痛而不重,遇劳即发者属虚。尿色鲜红如血者属实;尿色清白如水者属虚;尿色泔白凝块者属实;尿色淡黄清长者属虚。尿色黄赤浑浊者属实;尿色淡红不浊者属虚。尿色紫暗,夹有血块者属实;尿色清亮,久置有沉渣者属虚。就病程而言,一般新病属实,久病多虚;但虚证患者常因外感而转为实证,或虚实夹杂之证。

五、治疗

参见下篇相关章节。

第四节　蛋　白　尿

蛋白尿是肾小球疾病常见的临床表现之一,也是导致肾功能进行性减退的重要原因。健康成人 24 小时尿蛋白总量仅为 20～80 mg,常规定性检测为阴性。各种原因导致的尿内蛋白含量增高(超过 150 mg/24 h),称为蛋白尿。尿蛋白检测是肾脏疾病诊断和治疗过程中的常规检测项目。肾小球来源的微量血浆蛋白与肾小管细胞自身分泌的一些蛋白质,如 Tamm-Horsfall 蛋白、分泌型 IgA 等,共同构成尿蛋白的组成成分。蛋白尿是肾小球疾病常见的实验室异常,尿蛋白的多少、蛋白尿中白蛋白的比率常与疾病的严重程度及对药物治疗的反应有关。因此,治疗蛋白尿也是治疗肾脏病的重要环节,绝不容忽视。

中医学中虽无"蛋白"之名,但根据蛋白在人体中的生理作用来看,它与中医学中的"精气"的功能颇相吻合,故应包括在精气的范畴之内。因为精是构成人体的基本物质,也是人体各种功能活动的物质基础,故《素问·金匮真言论篇》说:"夫精者,身之本也。"同时,肾脏是贮藏和约束"精气"的主要脏器,也是调节水液代谢的重要脏器,有分清泌浊的功能,这一功能由"肾与膀胱上口"这一段来完成,故《灵枢·六节藏象论》说:"下焦者,当膀胱上口,主分别清浊。"这些说明肾和输尿管有泌别清浊和约束精气不得外泄的生理功能。在病理状态下,肾藏精气的功能发生异常,贮藏和约束"精"的功能减退,精微物质便可下泄随尿液排出,即出现蛋白尿。

一、尿蛋白的检测方法

(一)尿蛋白的定性检查

1. 快速诊断试纸法

将试纸的一端浸入尿内,如有尿蛋白则试纸变色。本法简便、快速,但敏感性和特异性均较差,可以出现假阳性。只能探测 30 mg/dL 以上的蛋白,浓度低于这一检测水平者,半数以上是阴性或仅为弱阳性。

2. 加热醋酸法

此法的结果敏感性和特异性均高,且操作简便。对尿中所含蛋白可作如下估计:如结果为(±),则含 0.1 g/L,(＋)约为 0.3 g/L,(＋＋)约为 1.0 g/L,(＋＋＋)约为 3.0 g/L,(＋＋＋＋)则在 10.0 g/L 以上。但这一结果易受尿液浓缩或稀释程度的影响。另外,下述情况还可呈假阳性:① 尿标本内混有白带;② 药物影响,如使用过甲苯磺丁脲(甲糖宁)、X 线造影剂、大量青霉素等。

3. 磺柳酸法

与加热法敏感性相同,但特异性不及前者,其优点是简便。发生假阳性反应的原因与加热醋酸法相同。本法较易发现本周蛋白。

(二)尿蛋白的定量试验

留取 24 小时尿作尿蛋白定量试验,有很重要的临床意义:①可以帮助肾脏病的诊断;②追踪患者,观察病情变化;③观察疗效。

常用的尿蛋白定量测定方法是磺柳酸法,它的优点是简便,但如果尿蛋白太少,这种方法就不准确。此时就要采用双缩脲法。临床上收集全 24 小时尿,有时比较麻烦,也容易出现误差。有人提出收集 1 次尿,作"尿蛋白/尿肌酐"的比值测定,不但简便,而且较准确。比值为 0.1 时,则为正常;比值为 1.0 时,相当于 24 小时尿蛋白排出量为 1.0 g;比值为 2.0 时,相当于 24 小时尿蛋白排出量为 2.0 g;以此类推。

(1)大量蛋白尿(＞3.5 g/d),可以肯定患者有肾小球病变,通常是肾病综合征。

(2)轻度蛋白尿(＜1.0 g/d),有下述可能:① 各种原因引起的间质性肾炎;② 肾小动脉硬化性肾脏病;③ 功能性或体位性蛋白尿;④ 无症状性蛋白尿

（亦称隐匿性肾炎）；⑤ 急性肾炎的恢复期；⑥ 各种肾炎的缓解期；⑦ 肾衰竭的晚期。

（3）中等度蛋白尿（1.0～3.5 g/d），多种肾脏病都可出现，不过仍以肾小球疾病较常见。

（三）选择性蛋白尿的测定

肾小球滤过膜对血浆蛋白的滤过具有选择性，有大量蛋白尿的患者，应进行蛋白尿选择性测定，对推断肾小球的病变程度、估计预后和选择用药都有帮助。肾小球滤过膜正常时，只允许分子量小于 4 万的蛋白通过，较大分子量的蛋白只能滤出少量，称为选择性蛋白尿。反之，尿中含有大量的大分子蛋白质时，称为非选择性蛋白尿。测定蛋白尿的选择性可以判断肾小球损害的程度，并可预测对肾上腺皮质激素的疗效。尿蛋白选择性的程度，可由尿蛋白选择性指数测知：

尿蛋白选择性指数（SPI）＝（尿 IgG＋血 IgG）÷（尿转铁蛋白÷血转铁蛋白）

如 SPI＜0.1，为高度选择性蛋白尿，表示尿中仅排出少量大分子量的蛋白，提示肾小球滤膜功能尚好，病变较轻，对皮质激素疗效佳。

如 SPI＞0.2，为非选择性蛋白尿，表示尿中排出大量的大分子量蛋白，提示肾小球滤膜损害较重，病变较重，对激素治疗效果差。

如 SPI 在 0.1～0.2 之间，选择性一般，激素疗效也不会很好。本方法对轻度蛋白尿者，参考价值不大，需做尿蛋白的圆盘电泳。

（四）尿蛋白圆盘电泳检查

此检查方法又称聚丙烯酰胺凝胶电泳，本法的主要目的是检查尿蛋白的组成成分，适用于轻度蛋白尿者，以区分病损在肾小球还是肾小管，有重要的临床意义。

1. 低分子蛋白尿

分子量范围为 1 万～7 万，表示有肾小管-间质的损害，偶也可以是溢出性蛋白尿。

2. 中分子蛋白尿

分子量的范围是 5 万～10 万，主要蛋白带在白蛋白左右，表示有以电荷屏障损伤为主的肾小球疾病。

3. 大分子蛋白尿

分子量的范围是 5 万～100 万，主要蛋白带在白蛋白以上，表示有严重的肾小球疾患，提示肾小球分子屏障的损害。

4. 混合性蛋白尿

尿中含有大、中、小各种分子量的蛋白质，表示肾小球和肾小管都有损害，提示病变较严重。常见于慢性肾衰竭的患者。

（五）特殊尿蛋白测定

1. 白蛋白

常用放射免疫方法测定。尿白蛋白正常值<15 mg/L。肾脏持续性排泌的白蛋白>15 mg/L，称为微量白蛋白尿，常见于糖尿病肾病早期。

2. β_2 微球蛋白

常用放射免疫法或酶联免疫吸附法测定。β_2 微球蛋白是一种相对分子质量为11 800 的小分子蛋白质，它可以自由通过肾小球滤过膜，但几乎全部由近曲小管重吸收，在肾小管病变时，尿中 β_2 微球蛋白排泄量增加。尿中 β_2 微球蛋白升高而血 β_2 微球蛋白正常，预示肾小管损伤。

二、蛋白尿的临床分类

1. 功能性蛋白尿

功能性蛋白尿是指一过性的暂时的蛋白尿，为轻度蛋白尿，常见于高热或剧烈运动后。

2. 体位性蛋白尿

一般在改变体位后数分钟即可出现，可能是由于腰椎前突压迫肾静脉，引起肾静脉循环障碍所致。下述试验有助于鉴别体位性蛋白尿和无症状性蛋白尿：晨 7 时排出尿弃去，以后的尿收集入甲瓶，晚上 8 点开始卧床，10 时在床上排尿，亦收集入甲瓶；10 时以后至次晨 7 点，均在床上排尿，收集入乙瓶。体位性蛋白尿者，甲瓶和乙瓶的尿蛋白量加起来可能超过 150 mg，但不超过 1.0 g，乙瓶尿的蛋白量不应超过 75 mg。

3. 无症状性持续性轻度蛋白尿

尿蛋白持续>150 mg/d（成人），表示有肾脏疾病，不伴有临床症状者，称无症状性蛋白尿。对此应做进一步详细检查。

4. 肾小球性蛋白尿

根据病损的不同程度，可有轻度、中度或重度蛋白尿，如尿蛋白>3.5 g/L，无疑是肾小球性蛋白尿，此时应做蛋白尿选择性测定或圆盘电泳检查，以评估肾小球损伤的程度及有无并发肾小管的损伤。

肾小球性蛋白尿的常见病因是：① 原发性肾小球疾病，如急性肾炎、慢性肾炎、隐匿性肾炎等；② 继发性肾小球疾病，如狼疮肾炎、糖尿病肾病、肾淀粉样变等；③ 遗传性肾炎；④ 功能性蛋白尿和体位性蛋白尿。

5. 肾小管-间质性蛋白尿

肾小管性蛋白尿的蛋白量一般<1 g/d。圆盘电泳检查显示小分子区带增加。在肾小管病损时，因小分子蛋白重吸收障碍，故尿中小分子蛋白异常增多，为蛋白

尿的主要组成部分。尿内溶菌酶和微球蛋白增加,有助于诊断肾小管的病损。

肾小管性蛋白尿的常见病因有:① 慢性肾盂肾炎(反流性肾病);② 不明原因的慢性间质性肾炎;③ 铅、汞等重金属中毒;④ 失钾性肾脏病;⑤ 止痛药肾脏病;⑥ 痛风性肾脏病;⑦ 抗生素引起的肾小管间质性肾炎;⑧ Fanconi 综合征;⑨ 肾髓质囊性病变;⑩ 放射性肾炎等。

6. 凝溶蛋白尿

旧称本周蛋白尿,是由浆细胞或淋巴细胞分泌的免疫球蛋白轻链所形成的一种多肽,分子量小,为小分子量蛋白,可自由通过肾小球滤膜而从尿中排出,故又称轻链蛋白尿。常见于多发性骨髓瘤,偶也可见于巨球蛋白血症。凝溶蛋白尿可伴有肾小管-间质疾病或(和)肾小球疾患,但也可以没有肾脏病变,而仅为溢出性蛋白尿。

7. 淋巴性蛋白尿

由于位于肾盂和输尿管部位的淋巴管破裂,淋巴液进入尿中,如果淋巴液中含有较多脂质,则表现为乳糜尿,临床易于鉴别。如果含脂质较少,则称淋巴尿,因无乳糜样表现,内含大量蛋白和细胞成分,易误诊为肾实质疾患引起的蛋白尿。其鉴别诊断要点为:此蛋白尿的尿沉渣镜检虽有不少红细胞、白细胞,但无管型,尿圆盘电泳所见类似血清,亦有助于鉴别诊断。

8. 混合性蛋白尿

见于肾小球、肾小管均有损害,呈大、中、小分子量蛋白质均含量较多的蛋白尿,可见于增生性及硬化性肾小球肾炎伴有间质性病变,慢性肾盂肾炎继发肾小球病变,以及多发性骨髓瘤伴肾小管损害的同时又累及肾小球,临床上慢性肾衰竭患者,大多属此类型的蛋白尿。

三、蛋白尿的中医治疗

蛋白尿的形成,病因病机比较复杂,是由肺、脾、肾三脏功能失调,不能升清降浊,封藏失职,"精气"下泄所致。导致肺、脾、肾三脏功能失常的病因病机,从中医病因学认识不外乎邪实和正虚两方面。邪实有风邪、水湿、湿热、瘀血等,正虚主要为脏腑、气血、阴阳之亏损。治疗时需审证求因,辨明是以肺、脾、肾脏腑功能虚损为主,还是以风邪、水湿、湿热、血瘀等邪实为主,或为正虚邪实,虚实并见,其治法各异。

1. 祛风利湿法

【临床应用】适用于各种肾炎或肾病,表现有恶寒发热、咳嗽咳痰、痰稀色白、面浮肢肿、小便不利等症。

【方药】荆芥 15 g,防风 15 g,紫苏叶 15 g,青风藤 30 g,茯苓皮 15 g,陈皮 10 g,大腹皮 15 g,桑白皮 15 g,泽兰叶 15 g,益母草 15 g。水煎 2 次兑匀,分 3 次服(下同)。

2．清热利湿法

【临床应用】适用于各种肾炎或肾病，表现有面浮肢肿，咽喉疼痛，或皮肤疖肿，尿短赤或涩痛不利，口干口腻等症。

【方药】白花蛇舌草 30 g，半枝莲 30 g，青风藤 30 g，龙葵 15 g，穿山龙 30 g，蝉蜕 10 g，益母草 15 g。每日 1 剂。

3．益气健脾法

【临床应用】适用于各种肾炎或肾病，表现有面浮肢肿、倦怠乏力、食欲不振、脘腹胀满、脉较弱等症。

【方药】黄芪 30～90 g，党参 15 g，茯苓 15 g，炒白术 15 g，山药 30 g，益母草 15 g，芡实 30 g，金樱子 15 g。每日 1 剂。

4．益气补肾法

【临床应用】适用于各种肾炎或肾病，表现有面浮肢肿、倦怠乏力、形寒肢冷、腰酸腿软、夜尿频多、舌体胖嫩、脉弱等症。

【方药】黄芪 30～90 g，党参 15 g，淫羊藿 15 g，巴戟天 15 g，山药 30 g，益母草 30 g，芡实 30 g，金樱子 15 g。每日 1 剂。

5．益气养阴法

【临床应用】适用于各种肾炎或肾病，表现有倦怠乏力、面浮肢肿、心慌心悸、两颧潮红、头晕耳鸣、腰酸腿软、五心烦热等症。

【方药】黄芪 30～90 g，太子参 15 g，生地黄 15 g，女贞子 15 g，墨旱莲 15 g，牡丹皮 10 g，地骨皮 15 g，当归 15 g，益母草 15 g。每日 1 剂。

6．活血化瘀法

【临床应用】适用于各种肾炎或肾病，表现有面色晦暗、面浮肢肿、肌肤甲错、舌质暗红、有瘀点或瘀斑等症。

【方药】生地黄 15 g，当归 15 g，丹参 20 g，赤芍 15 g，川芎 10 g，桃仁 15 g，红花 10 g，牛膝 15 g，泽兰 15 g，益母草 15 g。每日 1 剂。

7．固肾涩精法

【临床应用】适用于各种肾炎或肾病，长期蛋白尿不消，表现有面浮肢肿、倦怠乏力、形寒肢冷、腰酸腿软、尿少便溏等肾阳虚衰证。

【方药】锁阳 15 g，巴戟天 15 g，芡实 30 g，山药 30 g，白术 15 g，茯苓 15 g，菟丝子 15 g，金樱子 15 g，益母草 15 g。每日 1 剂。

四、中成药治疗

1．火把花根片

【功效】祛风除湿，舒筋活络，清热解毒。

【临床应用】适用于慢性肾炎、肾病综合征、狼疮肾炎等。

【用法】成人每次 3～5 片，每日 3 次，饭后服，1～2 个月为 1 个疗程。可连续服用 2～3 个疗程。儿童慎用。

2. 雷公藤多苷片

【功效】具有消炎、抑制细胞免疫及体液免疫的作用。

【临床应用】适用于肾病综合征、狼疮肾炎、紫癜性肾炎等。

【用法】每日每千克体重 1～1.5 mg，最大剂量每日不超过 90 mg，分 3 次口服，疗程 2～3 个月。

四、临证经验

目前，现代医学对治疗蛋白尿仍感棘手，主要还是针对原发病进行治疗，以使用激素、免疫抑制药治疗为主。激素对部分病例虽较敏感，但完全缓解率也只有 50% 左右。长期大剂量使用不良反应较大。因此，采用中医中药治疗蛋白尿，特别是对激素不敏感类型，尤为必要。

中医治疗蛋白尿的方法很多，有扶正法、扶正祛邪法、祛邪法、固涩法等，须辨证论治。祛邪法为首选方法，其中以清热利湿法和活血化瘀法应用最广，效果最佳。

1. 湿热不除，蛋白难消

有学者曾通过 574 例慢性肾炎和肾病综合征的临床资料，对本证和标证的关系作了分析，发现在 365 例慢性肾炎中有湿热证者 209 例，占 57.26%，209 例肾病综合征中有湿热证者 147 例，占 70.33%，足见湿热证的发生率很高。湿热有上焦湿热，常见于急性咽炎、扁桃体炎、上呼吸道感染及皮肤疔疮疖肿等；中焦湿热多见于急慢性胃肠炎、胆囊炎等；下焦湿热常见于尿路感染、前列腺炎、盆腔炎等。肾脏病患者体内若有感染病灶存在，临床上常有湿热证的表现，治疗必须根据湿热的轻重缓急，采取标本兼治，或急则治标的方法，彻底清除湿热，才能收到好的疗效。否则湿热留恋或湿热未净，过早应用温补之品，就会造成闭门留寇之弊，导致患者长时间蛋白尿难消。

2. 瘀血不去，肾气难复

慢性肾小球疾病中瘀血与水湿常相互结合，导致病变迁延不愈，持续发展。有学者曾通过 184 例急性肾炎、慢性肾炎、肾病综合征和慢性肾衰竭患者的血液流变学测定，并与健康人进行对照观察，结果显示，全部患者均呈高血黏综合征，只是程度轻重不等，以肾病综合征最重，其次为慢性肾炎、慢性肾衰竭、急性肾炎。上海瑞金医院对 158 例肾病综合征、慢性肾炎、慢性肾衰竭患者分别进行了血小板功能、凝血和抗凝血方面的检查，结果显示，三组肾小球疾病均存在血液高凝状态，但程度不同，以肾病综合征最为显著。上述资料足以表明，血瘀在肾小球疾病病程中，自始至终均有存在，只是程度轻重不等，因此，在治疗上一定要加用活血化瘀药物，以改善肾脏微循环,促进纤维组织的吸收,恢复肾脏的生理功能。中医把肾脏的这种功能称为"肾气",所以说"瘀血不去,肾气难复"。临床上常用的活血化瘀药物有:赤芍、当归、川芎、红花、桃仁、丹参、益母草、泽兰叶、水蛭、三七、莪术等,因为这些药物既化瘀又利水,颇符合肾小球疾病之病理,几乎是治疗肾小球疾病处方中的必备之品。另一方面,为了澄清血瘀之源流,消除相关因素,必须兼顾本虚病机,配伍用药。如气虚者,配以黄芪、党参;阳虚者,配以锁阳、巴戟天;阴虚者,配以生地黄、知母、牡丹皮、地骨皮;血虚者,配以当归、鸡血藤。通过活血化瘀,改善肾脏微循环,促进纤维组织的吸收,恢复肾脏的生理功能,尿蛋白可自然减少直至消失。

第五节　血　　尿

正常人的尿液中没有红细胞,在剧烈运动或久立后尿液中可出现一时性红细胞轻度增多。如尿液中经常发现红细胞,尿沉渣镜检,每高倍视野红细胞>3个,12小时尿 Addis 红细胞计数>50万个,或1小时尿红细胞>6万个,称为血尿。凡在显微镜下见红细胞增多,称镜下血尿。而肉眼所见尿呈血色(尿中含血量>1 mL/L),称肉眼血尿。

血尿是最常见的临床表现之一,可见于泌尿系疾病、全身性疾病、尿路邻近组织疾病和其他特发性血尿。其中以各类原发性肾小球疾病、继发性肾小球疾病以及泌尿系统炎症、结石最为多见。成年男子和绝经后女性无症状性血尿,2.2%～12.5%是由恶性肿瘤等疾病引起。因此,对血尿患者首先应检查明出血原因和部位。

中医对血尿的记载和论述,最早见于秦汉时代的《素问》和《金匮要略》,后经历代医家不断充实和发展,不仅对血尿的病因、病机作了阐述,而且在辨证施治上,积累了丰富的经验。如清代唐容川的《血证论》中提出的止血、消瘀、宁血、补血的治血四法,对治疗血尿有着指导意义。

一、血尿的病因

(一)肾小球疾病

对已确诊为肾小球性血尿者,应根据其临床表现,进行有针对性的筛选检查。肾活检可提供组织学的诊断依据,对40岁以下血尿患者尤有价值,因为肾小球疾病最多见于青少年,其次为中年人。

(1)原发性肾小球疾病:常见有急性肾炎、隐匿性肾炎、IgA 肾病、薄基底膜肾病、遗传性肾炎等。

　　（2）继发性肾小球疾病：过敏性紫癜肾炎、狼疮肾炎等。

（二）非肾小球疾病

　　最常见的原因是肾结石（占 26％）和尿路感染性疾病（占 24％），包括肾结核等特殊感染。仅占 2.2％～12.5％镜下血尿患者，最终发现有泌尿系统恶性肿瘤。

　　全尿路 X 线平片是诊断非肾小球性血尿的必要检查步骤，90％的肾结石不透 X 线，对诊断有较大的帮助。

　　对上尿路病变的检查，应首选 IVP（静脉尿路造影），下尿路病变的检查，应选用膀胱镜。超声检查在探查肾细胞癌和肾囊肿方面优于尿路造影。CT 扫描对检出和确定肿块的范围，鉴别肾囊肿和肾肿瘤具有更高的诊断价值。

二、血尿的诊断

　　血尿的诊断首先要鉴别其是肾小球性血尿，还是非肾小球性血尿。肾小球性血尿常见于各种原发性或继发性肾小球肾炎，非肾小球性血尿则常见于肾结石、肾肿瘤等。

（一）检查方法和诊断标准

　　取新鲜清洁中段尿 10 mL，离心沉淀（1 500 转/分钟，连续 5 分钟），取沉渣镜检，如每高倍视野红细胞≥3 个，或 12 小时尿 Addis 计数红细胞＞50 万个，即可诊断血尿。近年来，多主张采用 1 小时尿细胞计数法，细胞不易破坏，更为准确而方便。其方法是：清晨 5 点将尿排去，并饮水 200 mL，准确收集 5～8 点钟 3 小时的尿液，立即离心沉淀计数红细胞，所得数按 1 小时折算，如尿红细胞＞10 万个，即可诊断为血尿。如红细胞介于 3 万～10 万之间，属可疑，此时应结合临床情况考虑。

（二）血尿的定位诊断

　　血尿的量并不能提示病变部位，对血尿患者，特别是无症状性血尿患者，应进行定位诊断检查。

1. 肾小球与非肾小球性血尿的判断

　　尿常规分析血尿伴有较明显的蛋白尿者，常是肾小球性血尿。若肉眼血尿，而其尿蛋白＞1 g/24 h，或定性＞（＋＋），则提示肾小球疾病。但应注意，在重度血尿时，因低渗尿[＜280 mmol/(kg·H_2O)]会使尿中红细胞溶解，血红蛋白逸出而增加尿内蛋白量，易被误诊为尿蛋白，此时可做尿蛋白电泳加以区别。如发现 β-球蛋白增加，则为血液所致。如尿中出现管型，特别是红细胞管型，更是肾小球性血尿的特征。但是尿沉渣中不常出现红细胞管型,用普通显微镜检查,也容易遗漏,如能用位相显微镜检查,则较易发现。

当尿红细胞形态分析肯定为血尿时,用位相显微镜分析尿红细胞形态,是确定肾小球性血尿的主要方法。肾小球性血尿的尿红细胞形态、大小和血红蛋白含量均发生改变,称之为畸形红细胞。而对于非肾小球性血尿,尿中红细胞呈均一正形型,其诊断的特异性和敏感性分别是 92% 和 95%。但畸形红细胞占尿红细胞多大比率,才可以确定为肾小球性血尿,尚有争议。一般认为,如畸形红细胞比率 $\geqslant$ 80%,则可诊断为肾小球性血尿。

近年来有学者采用血细胞自动分析仪做尿红细胞平均容积(MCV)和尿红细胞体积分布曲线(EVDC)的测定来进行定位诊断,如 MCV $\leqslant$ 72 fL,且分布曲线呈小细胞分布,则提示血尿多源于肾小球,其敏感性达 94%,特异性达 96%,这种方法客观、准确。

尿红细胞形态和容积改变的检查,对血尿患者,尤其是无症状性血尿患者的初筛检查是一个重要步骤。如为肾小球性血尿者,就不必再做 IVP、CT 和(或)膀胱镜等有损害性或昂贵的检查,而应进行有关肾小球疾病的检查。

2. 上尿路与下尿路出血的判断

(1)上尿路出血:尿色多呈暗棕色,无膀胱刺激征,有时可见有蠕虫样血块,有时伴肾绞痛。有血块者通常不是肾小球疾病,而是输尿管、肾盂出血或肾肿瘤出血。

(2)下尿路出血:尿三杯试验对诊断下尿路出血很有帮助,第一杯红细胞增多(初段血尿),提示为前尿道出血;第三杯红细胞增多(终末血尿),是膀胱基底部、前列腺、后尿道或精囊出血;三杯均有程度不同的血尿(全程血尿),则为膀胱颈以上的出血。

三、常见肾小球性血尿的诊断与治疗

(一)原发性肾小球疾病

1. 急性肾小球肾炎

【诊断要点】多见于儿童和青少年,临床以起病急,血尿(镜下或肉眼血尿)、蛋白尿、水肿、高血压为特征,有时有短暂的氮质血症。部分病例有急性链球菌感染或其他病原微生物的感染史,多在感染后 1～4 周发病。血清补体 C3 及总补体在起病时下降,8 周内逐渐恢复正常。

【治疗方法】西医主要采取支持疗法和对症治疗。中医治以清热利湿,祛风活血法为主。

【方药】清热健肾汤加减(笔者经验方)。白花蛇舌草 30 g,半枝莲 30 g,青风藤 15 g,益母草 15 g,白茅根 30 g,石韦 15 g,蝉蜕 10 g,小蓟 20 g,藕节 15 g。水煎 2 次兑匀,分 3 次服,每日 1 剂(下同)。

【加减】肉眼血尿者,加地榆 30 g,紫珠草 30 g。疗效可靠,并可减轻患者的经济负担。

2. 隐匿性肾炎(又称无症状性蛋白尿和(或)血尿)

【诊断要点】有轻至中度蛋白尿(<2 g/24 h)和(或)肾小球性血尿,不伴有水肿、高血压和氮质血症。在排除继发性肾小球疾病后,便可诊断为原发性隐匿性肾炎。

【治疗方法】对隐匿性肾炎的血尿,西医尚无有效的治疗方法,中医药治疗有较好的疗效,也是首选的治疗方法。临床可根据其表现进行辨证论治。

(1)阴虚内热证

【临床表现】尿血鲜红,或镜下血尿,五心烦热,口干咽燥,腰酸腿软,舌红苔少,脉细数。

【治则】滋阴清热,凉血止血。

【方药】小蓟饮子加减。小蓟 30 g,生地黄 30 g,牡丹皮 15 g,女贞子 15 g,墨旱莲 15 g,山栀子 10 g,白茅根 30 g,藕节 15 g,地榆炭 15 g。

(2)气阴两虚证

【临床表现】阴虚内热证+气虚证。

【治则】益气养阴止血。

【方药】大补元煎加减。黄芪 30 g,太子参 15 g,生地黄 20 g,女贞子 15 g,墨旱莲 15 g,当归 15 g,牡丹皮 10 g,地骨皮 15 g,白茅根 30 g,小蓟 30 g,藕节 15 g。

【加减】久治不愈,兼有血瘀者,加川芎 10 g,赤芍 15 g,红花 10 g,以化瘀止血。

3. IgA 肾病

【诊断要点】反复发作的肉眼血尿和(或)持续的镜下血尿,可伴有轻度蛋白尿。诊断的确立,有赖于肾活检,免疫荧光显示系膜区有 IgA 沉积。

【治疗方法】目前西医尚无有效疗法。中医治疗方法与急性肾小球肾炎相似,只不过应加重清热解毒、活血化瘀药物的成分和用量。清热解毒药,如龙葵、金银花、黄芩、女贞子、墨旱莲等;活血化瘀药,如当归、牡丹皮、川芎、泽兰、桃仁、红花等,可取得较好的疗效。

4. 薄基底膜肾病

【诊断要点】本病有家族史,故原称为家族性良性血尿。其临床特点是持续性镜下血尿,无水肿、高血压、蛋白尿和肾衰竭。肾活检电镜下,肾小球基底膜变薄(<265 nm)是其病理特征。

【治疗方法】目前西医尚无特殊疗法,中医治疗也在探索阶段,遵照辨证论治原则。

【临床表现】一般以肺肾气阴两虚证为多见。疲乏无力,少气懒言,手足心热,虚烦失眠,潮热盗汗,口干咽燥,舌质红,少苔,脉细数。

【治则】益气养阴止血。

【方药】大补元煎加减。黄芪 30 g,太子参 15 g,生地黄 20 g,女贞子 15 g,墨旱莲 15 g,当归 15 g,牡丹皮 10 g,地骨皮 15 g,白茅根 30 g,小蓟 30 g,藕节 15 g。

5. 遗传性肾炎

【诊断要点】有明显的家族史,以青年男性为多见,约占慢性肾炎综合征的 3%。起病隐匿,儿童时期仅有无症状性轻度蛋白尿和反复发生的血尿,约 60% 患儿可为肉眼血尿,常在激烈运动或上呼吸道感染后加重,肾功能缓进性减退,常伴有耳鸣、眼部异常(圆锥形或球形晶状体病、近视、白内障、视网膜病变)。

【治疗方法】无特殊疗法,只能对症治疗。可试用中医药治疗。

【临床表现】临床以肝肾阴虚型为多见。表现为头晕耳鸣,视力减退,腰酸腿软,咽干口燥,五心烦热,虚烦失眠,舌红少苔,脉沉细或弦细。

【治则】滋补肝肾,活血止血。

【方药】杞菊地黄汤加减。枸杞子 10 g,白菊花 10 g,生地黄 20 g,吴茱萸 10 g,女贞子 10 g,墨旱莲 10 g,茯苓 10 g,牡丹皮 10 g,蒲黄 10 g(布包),白茅根 30 g,茜草 10 g,三七粉 1.5 g(分 3 次冲服)。

(二)继发性肾小球疾病

1. 过敏性紫癜肾炎

【诊断要点】① 最常见于儿童,但任何年龄均可发病;② 斑点状紫癜,常见于臀部和下肢,较常有腹痛(约 2/3 患者)和关节痛(约 1/3 患者);③ 紫癜后 8 周内出现肾损害,可仅表现为血尿,但常伴蛋白尿;较重者可表现为急性肾炎、肾病综合征及急进性肾炎的表现,肾活检有助于本病的诊断;④ 血小板计数正常,50% 患者血清 IgA 升高,血冷球蛋白多为阳性。

【治疗方法】采取中西医结合治疗,不仅能减少激素的不良反应,而且对消除血尿有较好的疗效。除使用标准疗程的激素外,中药可选用清热凉血、活血止血的方药进行治疗,效果较好,决不能使用收涩止血药。

【用药】白花蛇舌草 30 g,半枝莲 15 g,紫草 15 g,益母草 15 g,白茅根 30 g,石韦 15 g,生地黄 15 g,牡丹皮 10 g,小蓟 20 g。水煎 2 次兑匀,分 3 次服,每日 1 剂。

【加减】肉眼血尿者,加藕节 15 g,地榆 15 g,紫珠草 20 g,三七粉 1.5 g(分 3 次冲服)。

2. 狼疮肾炎

【诊断要点】① 蝶形红斑;② 盘状红斑;③ 光敏感;④ 口腔溃疡;⑤ 多发性关节痛;⑥ 浆膜炎[胸膜炎和(或)心包炎];⑦ 肾损害[蛋白尿和(或)血尿];⑧ 神经系统损害(癫痫或精神疾病);⑨ 血液系统异常,如溶血性贫血或白细胞减少(淋巴细胞减少及血小板减少);⑩ 免疫学异常(C3、C4 CHso 低下);⑪ 血清 ANA 阳性。

符合以上 4 项或 4 项以上即可诊断。

【治疗方法】以 CTX 冲击疗法＋激素标准疗程＋中药的三联疗法较为理想,不仅能减少肾衰竭的发生,而且能减少激素的用量,减轻 CTX 和激素的不良反应,提高远期疗效。

四、常见非肾小球性血尿的诊断与治疗

1. 肾结石

【诊断要点】在非肾小球性血尿中,由肾结石引起者约占 26％,有肾绞痛时,常伴有肉眼血尿或镜下血尿。无症状的肾结石,常因其他原因做 X 线腹部平片时可偶然发现。

【治疗方法】可根据结石的性质、部位、大小采取相应的治疗措施。凡结石直径≥0.7 cm,可采取体外震波碎石,治疗肾盂、输尿管上段结石;结石直径≤0.6 cm,患者健康状况良好者,可采取体位排石或(和)中药排石。

【用药】常用排石中药有:大叶金钱草 30～60 g,车前草 30 g,石韦 30 g,海金沙 15 g(布包),冬葵子 15 g,滑石 15 g(布包),甘草 10 g。

2. 腰痛——血尿综合征

【诊断要点】多见于年轻妇女,口服避孕药可能是致病原因。临床表现为反复肉眼血尿(以正常红细胞尿为主),肾区钝痛,无或轻度蛋白尿。实验室检查:血纤维蛋白多肽 A 水平升高,前列环素 I2 刺激因子活力降低,肾动脉造影发现肾内血管终末端狭窄。核素 DMSA 肾扫描,表现为节段性肾缺血。肾活检呈正常肾小球,叶间动脉壁增厚,伴 C3 沉积。

【治疗方法】有些患者在停服避孕药或经抗凝治疗后,症状缓解。

3. 肾血管异常

【诊断要点】肾血管异常是"不明原因血尿"的原因之一,常以血尿为唯一表现,而无其他临床症状,确诊有赖于肾血管造影。其病变主要有肾盂和输尿管静脉曲张,肾内动脉瘤,下腔静脉或肾静脉先天畸形,肾静脉血栓形成等。

左肾静脉受压综合征,又称胡桃夹现象,是儿童血尿中常见的原因,约占33.3％,其原因是左肾静脉走行于腹主动脉和肠系膜上动脉之间,受其压迫,引起血尿。临床在排除肾小球性血尿及其他继发性血尿外,通过彩超检查见到左肾静脉受压、扩张,尿中红细胞形态正常率＞80％,即可做出诊断。

五、临证经验

血尿的诊断一定要按诊断程序进行,不能只见到尿常规检查隐血阳性就诊断为血尿,一定要看尿沉渣镜检,如高倍视野下红细胞≥3 个,或 12 小时尿 Addis 计

数红细胞＞50 万个,或 1 小时尿红细胞＞10 万个,方可诊断为血尿。当肯定为血尿后,用位相显微镜分析尿红细胞形态,确定是肾小球性血尿,还是非肾小球性血尿,对治疗帮助很大。

血尿的病位在肾,多由于热伤脉络或脾肾不固所致。治疗血尿应分清标本虚实,急则治其标,缓则治其本。一般将其分为 6 个证型论治。

1. 上焦湿热,热伤脉络

【治则】疏风清热,凉血止血。

【用药】金银花 30 g,白花蛇舌草 30 g,荆芥 10 g,玄参 10 g,牛蒡子 10 g,山豆根 10 g,白茅根 30 g,茜草根 15 g,地锦草 15 g,紫珠草 30 g,桔梗 10 g,生甘草 6 g,加活血止血胶囊(三七、琥珀各等份研末,每次 1.8 g,每日 3 次,冲服)。

2. 中焦湿热

【治则】清热化湿,凉血止血。

【用药】柴胡 12 g,藿香 10 g,薏苡仁 30 g,白豆蔻 6 g,黄连 10 g,木香 10 g,生地榆 15 g,小蓟 30 g,茜草根 15 g,地锦草 15 g,加活血止血胶囊。

3. 下焦湿热

【治则】清热通淋,凉血止血。

【用药】萹蓄 30 g,瞿麦 30 g,土茯苓 30 g,石韦 30 g,小蓟 30 g,茜草根 15 g,藕节 15 g,地榆 15 g,生甘草 6 g,加止血胶囊。

4. 阴虚内热

【治则】滋阴清热,凉血止血。

【用药】生地黄 30 g,女贞子 15 g,墨旱莲 15 g,牡丹皮 10 g,白茅根 30 g,石韦 30 g,地锦草 15 g,茜草根 15 g,加活血止血胶囊。

5. 气阴两虚

【治则】益气养阴,凉血止血。

【用药】生地黄 30 g,女贞子 15 g,墨旱莲 15 g,牡丹皮 10 g,白茅根 30 g,石韦 30 g,地锦草 15 g,茜草根 15 g,黄芪 30 g,太子参 15 g。

6. 脾肾气虚

【治则】益气健脾止血。

【用药】生地黄 30 g,女贞子 15 g,墨旱莲 15 g,牡丹皮 10 g,白茅根 30 g,石韦 30 g,地锦草 15 g,茜草根 15 g,黄芪 30 g,党参 15 g,枸杞子 10 g,山药 15 g,益智仁 10 g。

对治疗血尿,绝不能见血止血,不能过早地使用收涩性较强的止血药,而应在辨证论治的基础上加用凉血止血药,如大蓟、小蓟、藕节、白茅根、地榆、大黄等,或活血止血药,如蒲黄、茜草、三七等。对病程日久,血尿不止的患者,更应采用活血止血的方法治疗。笔者常采用三七、琥珀各等份,研为极细粉末,装入胶囊,每次 6 粒,每日 3 次,冲服,具有很好的疗效。

第六章　肾小球疾病常见病理类型诊治精要

经皮肾穿刺活体组织病理诊断是当今肾脏病诊断学的一个重要组成部分，是病理学的一个重要分支。经皮肾穿刺技术的开展，在肾脏病学和肾脏病理学的发展方面，起到了极为重要的作用。虽然肾穿刺活体组织检查是一种创伤性检查方法，但随着医学的发展，穿刺针的改进和影像定位的日益精确，禁忌证已越来越少。肾穿刺活体组织检查的普遍开展，可以了解各种不同时期和不同严重程度的肾脏疾病的病理改变，为研究肾脏病的病因、发病机制提供了条件。肾脏疾病的病理学分类与临床分类相结合，为临床医生制定治疗计划提供了依据。目前，医学界广泛采用的肾脏疾病病理学分类方法，仍是 WHO 1982 年制定的肾小球疾病病理学分类标准。

第一节　微小病变型肾病

微小病变型肾病(MCD)是一个病理学诊断名称，可以是原发性，也可以为继发性。从临床和病理形态学特点上看，本病是一个独立的临床病理实体，被命名为微小病变型肾病。

一、病理特征

光镜下肾小球基本正常，或呈微小改变，毛细血管壁薄而精致，近端肾小管上皮细胞内可见玻璃样颗粒沉积，通常无局灶性肾小管萎缩、小管基膜增厚和间质纤维化。电镜下有广泛的肾小球毛细血管上皮细胞足突融合和裂孔闭塞为其特征。免疫荧光检查呈阴性。本病的发病有免疫介导过程参与，尤其是与 T 细胞功能失调有关。

二、临床特征

（1）本病为儿童原发性肾病综合征最常见的病理类型，约占 80%。15 岁以下儿童的发病率为 3~5/10 万人，高发年龄是 3~7 岁，男性患儿多见。

（2）在成人原发性肾病综合征患者中，本病约占 30%，随着年龄的增大而发病率逐渐减少，但老年人发病率又呈增高趋势。

（3）本病常有前驱的上呼吸道病毒感染史，与蛋白尿发生的间隔期很短；有些患者可有过敏性体质，或曾有预防接种史。

（4）常有典型的肾病综合征表现，一般无持续性高血压、血尿及肾功能损害。有大量蛋白尿，尿蛋白具有高度选择性，90% 病例对糖皮质激素治疗敏感，起效快（2 周左右），但复发率也高，可达 60%。成人患者起效较慢（6~20 周），但复发率较低。

对难治性肾病综合征（RNS），包括经常复发（初治后 6 个月内复发 2 次或 1 年内复发 4 次以上）、激素抵抗（激素口服 4~6 周无明显疗效）和激素依赖（激素治疗过程中或激素停药后 14 日内 2 次复发）者，宜采用激素＋环磷酰胺＋中药或激素＋环孢素 A＋中药治疗。

糖皮质激素多应用泼尼松，有肝功能损害者可用泼尼松龙。激素治疗成功的关键是初始用量要足，大剂量诱导用药时间要长，减药速度要慢。对激素依赖和抵抗者，可同时应用免疫抑制剂治疗，常用环磷酰胺、环孢素 A、霉酚酸酯（骁悉）等。

三、中西医结合分阶段一体化治疗

（一）大剂量激素初始治疗阶段

初发病例的初始激素用量一定要用足量，才能诱导其迅速缓解。成人泼尼松的用量为 1 mg/(kg·d)，小儿用量为 1.5~2.0 mg/(kg·d)，年龄越小则用量越大，但每天不超过 80 mg，凌晨 1 次顿服，连服 6~8 周。由于激素为阳刚之品，大剂量长期服用会导致人体阴亏阳亢，产生阴虚火旺的证候，临床表现为兴奋失眠，潮热盗汗，五心烦热，食欲亢进，口干舌燥，满月脸，多毛痤疮，舌质暗红，脉弦数或细数。此阶段应采用滋阴降火法治疗，常用养阴健肾汤（笔者经验方）加减，药用：生地黄 30 g，玄参 15 g，牡丹皮 10 g，地骨皮 15 g，女贞子 15 g，墨旱莲 15 g，知母 15 g，黄柏 10 g，益母草 30 g，地龙 15 g（成人量），每日 1 剂。既能拮抗外源性激素引起的反馈抑制作用，减轻和减少大剂量激素所致的不良反应，又能提高患者对激素的敏感性。

（二）激素减量阶段

大剂量激素连续治疗6～8周后，开始每周递减原剂量的10%，成人每周减量一般为5 mg。如果经8周大剂量激素治疗病情不见好转，甚至恶化，即应按此递减法继续减量，直至停药。如部分缓解（尿蛋白减少，含量<3 g/d，或较治疗前减少一半以上，水肿等症状有所减轻），在减量至小剂量后［成人0.5～0.75 mg/(kg·d)，小儿0.75～1 mg/(kg·d)］，可将2日的药量合为隔日凌晨1次顿服，持续3～6个月，视病情而定。也可加用细胞毒药物，常可提高缓解率，减少复发。细胞毒药物临床常选用环磷酰胺（CTX），其用法是：CTX 0.2 g加入20 mL生理盐水中，静脉注射，隔日1次，或2～3 mg/(kg·d)口服，累积量应小于150 mg/kg。由于此阶段激素的减量，可出现不同程度的激素撤减综合征，合用CTX时可导致血白细胞减少，患者常出现疲乏无力，腰膝酸软，头晕耳鸣，手足心热，口干咽燥，舌红少苔，脉细数等气阴两虚证。治宜益气养阴，活血通络，常用益气健肾汤（笔者经验方）加减，药用：黄芪30～60 g，太子参15 g，当归20 g，生地黄20 g，女贞子15 g，墨旱莲15 g，益母草30 g，白茅根30 g，莪术15 g，每日1剂。通过激素减量阶段，阴虚火旺证候逐渐缓解，但由于"壮火食气"，对人体正气的耗损非常严重，因此这一阶段重在益气养阴，既可防止激素撤减综合征，又可减轻细胞毒药物的不良反应。方中重用黄芪，是由于该药具有提高血浆白蛋白水平，改善血脂代谢紊乱和血液高凝状态，降低蛋白尿和IL-6的作用。黄芪与当归合用，可补气生血，减轻CTX对骨髓的抑制，升高血白细胞。

（三）激素维持治疗阶段

在完成小剂量激素治疗阶段后，每2周递减小剂量激素量的10%至维持量（成人隔日晨服0.4 mg/kg，小儿隔日晨服0.8～1 mg/kg）时，持续服用4～6个月，RNS持续服用12个月。此阶段激素剂量已接近人体生理剂量，不良反应较少，患者常表现疲乏无力，腰酸腿软，食欲不振，怕冷，甚至畏寒肢冷等气虚甚至阳虚证候，证型由气阴两虚证转变为脾肾气（阳）虚证。治疗上应温肾健脾，活血化瘀，常用温阳健肾汤（笔者经验方）加减，药用黄芪60 g，锁阳15 g，淫羊藿15 g，菟丝子10 g，女贞子10 g，益母草30 g，莪术15 g，每日1剂。此法可巩固疗效，防止复发。鉴于本病长期大剂量使用激素，患者阴液受损较重，因此，在应用温阳药时多选用温而不燥之品，如淫羊藿、巴戟天、锁阳、菟丝子、肉苁蓉等，以防大热大燥之品损耗刚刚恢复的肾阴。

肾病综合征患者存在高血黏状态，因此，在三个治疗阶段中，均应加入活血化瘀药，可明显提高疗效。

环孢素A用量为每日4～7 mg/kg，联合小剂量激素治疗，尿蛋白转阴后2周逐渐减量，无论效果如何，一般疗程不超过8周，从减量至停药总疗程不超过6个月。本药对大部分难治性微小病变型肾病患者能诱导其缓解,但不能解决其复发问题。

第二节　系膜增生性肾小球肾炎

系膜增生性肾小球肾炎(MsPGN)是一个病理形态学诊断名称,是一组以光镜下肾小球呈弥漫性系膜细胞增生和(或)系膜基质弥漫增宽,而毛细血管壁正常为特征的肾小球肾炎。MsPGN 可分为原发性和继发性两大类。

原发性肾小球疾病包括:① 突出的 IgA 在系膜区沉积(IgA 肾病);② 突出的 IgM 或 C3 在系膜区沉积;③ Ig 和(或)C3 的其他模式沉积;④ 没有 Ig 或 C3 沉积。

继发性者包括:① 链球菌感染后肾小球肾炎;② 系统性红斑狼疮;③ 过敏性紫癜;④ 类风湿关节炎;⑤ 遗传性肾炎;⑥ 肺出血-肾炎综合征;⑦ Kimura 病;⑧ 糖尿病肾病。

由于 IgA 肾病相对较多,约占原发性 MsPGN 的 50%,故通常把 IgA 肾病单独分出,而将其余的原发性 MsPGN,统称为非 IgA MsPGN,即肾小球系膜区看不到 IgA 沉积的 MsPGN,在我国最为常见,约占原发性肾病综合征的 1/2 左右。

一、病理特征

光镜下的特征是不同程度的弥漫性系膜细胞增生,伴系膜基质增多,早期以系膜细胞增生为主,后期伴系膜基质增多,甚至以系膜基质增多为主。全部肾小球的所有小叶受累程度一致,肾小球毛细血管壁及基底膜正常。当肾小球系膜细胞增生时,间质及肾小管基本正常;当系膜病变进展时,可出现间质炎症细胞浸润及纤维化、肾小管萎缩,肾血管一般正常。

根据系膜细胞增生程度,非 IgA MsPGN 可分为轻、中、重度三级。① 轻度:增生的系膜宽度不超过毛细血管的直径,毛细血管呈开放状,无挤压现象;② 中度:增生的系膜宽度超过毛细血管的直径,毛细血管腔呈现轻重不等的挤压现象;③ 重度:增生的系膜在弥漫性指状分布的基础上,呈团块状聚集,系膜基质明显增多,在团块状增生聚集的部位,毛细血管结构破坏,血管消失。

根据免疫病理检查非 IgA MsPGN 又可分为 4 型:

(1) 以 IgM、C3 在系膜区沉积为主者,称 IgM 肾病。占非 IgA MsPGN 的 21%～29%。

(2) 以 IgG、C3 沉积为主者,占非 IgA MsPGN 的 57%～60%。

（3）只有 C3 沉积，称为单纯性 C3 MsPGN。占非 IgA MsPGN 的 7%～19%。

（4）免疫病理检查阴性，没有任何免疫复合物，称为寡免疫复合物肾病，占非 IgA MsPGN 的 3%～27%。

电镜下可见系膜细胞及基质增生，20%～50%的肾活检标本于系膜区见到电子致密物。

二、临床特征

（1）多发于青少年，男性多于女性。

（2）约 50%患者在前驱上呼吸道感染后急性起病，甚至表现为急性肾炎综合征。

（3）临床表现多样化，有以下 5 种类型：① 无症状性蛋白尿；② 孤立性血尿，70%～90%患者为镜下血尿，约 30%为反复发作的肉眼血尿；③ 蛋白尿合并血尿；④ 肾病综合征，占 24.1%～57.4%；⑤ 慢性肾炎，占 27.3%～35.3%。

（4）免疫学检查：血清 IgA、IgG 不高，IgM 可升高，补体 C3 正常。

三、治疗

（一）治疗原则

（1）积极防治感染灶，去除诱因：对上呼吸道感染等前驱症状应积极治疗；对孤立性或反复发作的肉眼血尿，宜行扁桃体摘除术。

（2）调节免疫反应，减轻肾脏损害：包括使用激素、环磷酰胺、雷公藤多苷等。

（3）抑制系膜细胞增生及抑制系膜基质合成：是治疗非 IgA MsPGN 的重要环节。除上述药物外，可用血管紧张素转换酶抑制剂、肝素等。

（4）对症治疗：包括利尿、降压、抗凝等。

（5）肾功能保护：保护肾功能，延缓肾衰竭进展。

（二）按肾脏病变轻重施治

（1）肾脏病变轻，肾功能正常的肾病综合征患者可按"微小病变型肾病"治疗方案进行。对难治性肾病综合征患者，应采用激素＋环磷酰胺＋中药治疗。

（2）肾脏病变重，肾功能基本正常的肾病综合征患者，应采用激素＋环磷酰胺＋中药治疗。

（3）肾脏病变重，肾功能不正常的肾病综合征患者，不宜使用激素及环磷酰胺，可用 ACEI、抗凝、中药治疗。

四、临证经验

系膜增生性肾小球肾炎在我国发病率较高,其病程迁延,起病隐匿,临床表现错综复杂,治疗应区别对待。对无症状性蛋白尿、孤立性血尿以及慢性肾炎综合征表现者,应以中医辨证论治为主要治法,配合西医对症治疗;若表现为肾病综合征型者,应采取激素＋细胞毒药物＋中药的中西医结合分阶段一体化治疗。在治疗过程中,不论哪种类型,只要患者出现湿热证候(即感染),如扁桃体炎、咽炎、皮肤疖肿等,应予积极采取清热解毒法治疗,彻底清除感染,才能阻断抗原的侵袭,使炎症介质得以清除,蛋白尿和血尿方能消除,即所谓"湿热不除,蛋白难消"。若病程迁延,久病入络,必有瘀血内阻,治疗应在辨证的基础上,加强活血化瘀药物的治疗,才能收到效果,即所谓"瘀血不去,肾气难复"。

中医辨证首先须辨明本虚还是标实,本虚证临床多见气阴两虚、肝肾阴虚和脾肾阳虚证;标实证中最常见的是湿热和血瘀。采用中药治疗一定要辨证准确,用药得当,才能取得好的效果。

第三节　局灶性节段性肾小球硬化

局灶性节段性肾小球硬化(FSGS)是一种临床病理综合征,其特点为非选择性蛋白尿,同时伴局灶性、节段性肾小球硬化和足突的消失。FSGS 引起的肾病综合征常常为糖皮质激素抵抗、持续性非选择性蛋白尿和肾功能进行性减退。引起FSGS 的原发疾病可以是原发性肾小球病变,也可以是继发性疾病。原发性 FSGS可以是在其他病理类型(如微小病变性或系膜增生性肾小球肾炎)的基础上,附加的非特异性病变,也可以是一种独立的疾病(特发性 FSGS)。继发性 FSGS 可继发于多种全身性疾病,如镇痛药肾病、反流性肾病、人类免疫缺陷性病毒相关肾病、恶性肿瘤、增生性或坏死性肾小球肾炎的晚期。

一、病理特征

光镜下的特征是少数肾小球受损,这些肾小球多在较深的部位,即近髓质的皮质部,其余肾小球正常或弥漫性系膜增生。可见病变呈局灶、节段分布,主要表现为受累节段的硬化(系膜基质增多、毛细血管闭塞、球囊粘连等),相应的肾小管萎缩、肾间质纤维化。免疫病理检查显示 IgM 和 C3 在肾小球受累节段呈团块状沉积。电镜下可见局灶性基膜萎陷和上皮细胞表面剥脱,并可见到肾小球上皮细胞足突广泛融合。

二、临床特征

(1) 凡见肾病综合征或单纯性蛋白尿患者伴有近端肾小管功能损害,持续性肾病综合征伴有高血压、镜下血尿、非选择性蛋白尿,对激素不敏感的患者,特别是儿童,应怀疑 FSGS,肾活检有助于诊断。

(2) FSGS 占儿童肾病综合征的 7%~15%,占成人肾病综合征的 15%~20%,成人的发病率较高。

(3) 起病隐匿,临床上以肾病综合征为主要表现,占初发病例的 60%~85%,近 50% 的患者可伴有镜下血尿,约 20% 可见肉眼血尿。常伴有高血压和肾功能减退。

(4) 多数患者可伴有肾性糖尿、氨基酸尿及磷酸盐尿等近曲肾小管功能障碍。

(5) 本病对糖皮质激素及细胞毒药物治疗的反应较差,50%~70% 治疗无效,会逐渐发展至肾衰竭。但约 25% 的轻症病例(受累肾小球较少)或继发于微小病变型肾病者,经治疗仍有可能得到临床缓解。

三、治疗

(一) 糖皮质激素与免疫抑制剂

1. 糖皮质激素

对在微小病变基础上发生的 FSGS,标准剂量的糖皮质激素治疗,仍可收到良好的疗效。对系膜增生明显的儿童 FSGS-NS 病例,根据国际儿童肾脏病研究会(ISKDC)方案治疗,即泼尼松 60 mg/(d·m²)(最大至 80 mg/d)分次口服,连续 4 周,接着减至 40 mg/(d·m²)(最大至 60 mg/d),每周连续 3 日,分次口服,连续 4 周,然后逐渐减量,其完全缓解率在 20%~25%,当延长泼尼松治疗至 6 个月时,完全缓解率可上升至 50%。成人 FSGS-NS 者,泼尼松初始剂量为 1 mg/(kg·d)(最大至 80 mg/d),一般维持 2~3 个月后逐渐减量,减至小剂量 0.5 mg/(kg·d),持续 6~12 个月,其完全缓解率在 30%~40%。

2. 环磷酰胺和环孢素 A

环磷酰胺(CTX)和环孢素 A(CsA),主要用于对激素依赖、抵抗和复发的病例。其与激素联合使用,可提高 FSGS-NS 的缓解率、降低复发率,并可减少激素用量及其不良反应。

CTX 的一般剂量为 2 mg/(kg·d),口服 2~3 个月,或每次 600~1 000 mg,静

脉滴注,每个月 1 次。

运用 CsA 治疗时,一般剂量为 5~6 mg/(kg·d),大部分患者在治疗的 1 个月内起效,但当 CsA 减量或停用时 75％以上的病例会复发。有报道指出,CsA 加小剂量泼尼松治疗 FSGS-NS 26 周后,完全缓解率加部分缓解率达 70％,随访 52 周复发率为 40％,78 周为 60％。该报道提示 CsA 对肾功能有较好保护的作用,应是激素抵抗的 FSGS 的有效治疗药物。但长期应用有明显增加肾小管萎缩及间质纤维化的作用,严重限制其应用。因此,在有肾功能不全及小管间质病变严重的FSGS 患者须慎用。

3. 霉酚酸酯

霉酚酸酯(MMF)是近年来用于治疗原发性 NS 的新型免疫抑制剂。国内有报道,表明激素加 MMF(起始量 1.0~1.5 g/d)治疗难治性原发性 NS,疗程 6 个月,能使大部分病例获得缓解。

(二)血管紧张素转换酶抑制剂和血管紧张素Ⅱ受体拮抗剂

血管紧张素转换酶抑制剂(ACEI)能较好地控制血压,降低肾小球囊内压,减少蛋白尿,延缓肾衰竭的进程。ACEI 与血管紧张素Ⅱ受体拮抗剂(ARB)合用,可增强降低蛋白尿的作用。

(三)其他辅助治疗

低蛋白饮食、降脂、抗凝治疗等。

(四)中西医结合治疗

国内王永钧教授对 30 例 FSGS 患者,根据不同个体采用中西医结合个体化治疗方案,供选择的药物有:泼尼松、雷公藤多苷片、血管紧张素转换酶抑制药、环磷酰胺、非甾体类消炎药、益肾通络方(黄芪、何首乌、金樱子、积雪草、桃仁、大黄)等。以 15 例未按上述正规治疗的患者作对照,治疗观察 33.35±20.67 个月。结果:治疗组完全缓解 16 例(53.33％),显效 8 例(26.67％),有效 5 例(16.67％),无效 1例(3.33％),其中 10 例肾衰竭患者,8 例经治疗后恢复正常。对照组未见完全缓解或显效,仅 7 例有效,两组差异显著,中西医结合个体化治疗明显优于对照组。

第四节　膜 性 肾 病

膜性肾病(MN)是成人原发性肾病综合征最常见的病理类型之一,约占成人肾病综合征的 1/3,属难治性肾病。所谓"膜性"是指以肾小球毛细血管壁弥漫性增厚为特征的病理改变,这是由于肾小球基膜上皮细胞下有弥漫的免疫复合物沉积,加之基膜的反应性变化产生的结果。膜性肾病可以为原发性肾小球疾病,也可以是继发性疾病。原发性膜性肾病中的 75%～80% 为特发性膜性肾病,其余 20%～25% 的膜性肾病是由继发性因素引起的,如感染(包括乙型肝炎病毒、丙型肝炎病毒、疟疾、伤寒和其他感染)、恶性肿瘤(如肺癌、结肠癌、淋巴瘤等)、自身免疫性疾病(如系统性红斑狼疮、类风湿关节炎、干燥综合征等)和药物损伤(如金制剂、青霉胺、非甾体消炎药和卡托普利等)等。

一、病理特征

光镜下,典型的膜性肾病表现为肾小球毛细血管壁弥漫性和均匀性增厚,无明显内皮、系膜或上皮细胞增生。早期,毛细血管腔通畅,银浸渗染色技术可显示有许多"钉突"状嗜银物质,向外突出于管腔。当病损进展时,毛细血管壁进行性增厚,并侵犯到毛细血管腔,此时,许多钉突拉长,连在一起,形成银阳性圈,包围着嗜酸性、PAS 阴性沉积物。晚期,毛细血管壁变厚,PAS 和银染色可出现双轨或虫蚀样改变,并有广泛的间质纤维化和肾小管萎缩。

电镜下,肾小球基膜上皮下有不同程度的电子致密物沉积是其特征,是诊断膜性肾病最重要的方法,它不仅能准确地发现基膜的病变性质、范围及严重程度,而且还可进行病变程度的分期。对原发性膜性肾病和继发性膜性肾病,光镜下不宜区别,但电镜下可做出鉴别。免疫荧光检查所见,特征性改变是 IgG 和 C3 呈均一的细颗粒状分布于毛细血管袢,几乎所有的病例都有这种改变,部分患者还可见 IgM、IgA 或 C4、C1q 沉积。

二、临床特征

(1) 原发性膜性肾病是成人原发性肾病综合征中最常见的病理类型,本病在成人原发性肾病综合征中占 25%～30%,在 50 岁以上者中占 35%～40%。

(2) 本病可发生于任何年龄,80%～90% 的患者诊断时已超过 30 岁,发病率的高峰年龄为 50～60 岁。

(3) 起病隐匿,70%～85% 患者可表现为肾病综合征;25%～30% 的患者表现为无症状性蛋白尿和(或)血尿。

(4) 早期血压、肾功能多正常,晚期出现高血压和氮质血症。

(5) 膜性肾病常呈难治性肾病综合征(RNS),包括经常复发(初治后 6 个月内复发 2 次或 1 年内复发 4 次以上)、激素抵抗(激素口服 4～6 周无明显疗效)和激素依赖(激素治疗过程中或激素停药后 14 日内复发 2 次)三个类型。

（6）本病变常呈缓慢进展，有 20％～35％患者的临床表现可自行缓解。早期膜性肾病（尚未出现钉突）经糖皮质激素及细胞毒性药物治疗后，60％～70％可达临床缓解。但随疾病逐渐进展，病理变化加重，治疗效果很差，尿蛋白难以减少。

（7）本病极易发生血栓栓塞并发症，肾静脉血栓发生率可高达 40％～50％。

三、治疗

原发性膜性肾病约有 30％的病例可自行缓解，但对于 50 岁以上男性患者，大量蛋白尿、高血压和肾功能损害是预后不良的危险因素。无论是长期服用糖皮质激素，还是细胞毒性药物或环孢素 A，效果都很差，而且不良反应亦大，因此，这类药物都不是治疗膜性肾病的理想药物。目前，根据循证医学推荐的膜性肾病治疗方案如下：

（一）轻微的膜性肾病综合征患者

对于临床表现为轻微的膜性肾病综合征患者，可采取限制饮食中蛋白质，给予血管紧张素转换酶抑制剂或血管紧张素受体阻滞药等非特异性治疗。

（二）50 岁以上男性，有大量蛋白尿、高血压和肾功能损害者

对于 50 岁以上男性，有大量蛋白尿、高血压和肾功能损害者，可给予激素联合细胞毒性药物治疗，如 CTX、苯丁酸氮芥或环孢素 A。具体方案如下：

（1）泼尼松可用至 1.5～2 mg/(kg·d)，凌晨 1 次顿服，连服 2 个月。治疗有效后，迅速逐步撤减激素。

（2）CTX 1.5～2.5 mg/(kg·d)，连服 6～12 个月，CTX 治疗期间，如末梢血白细胞计数<$4.5×10^9$/L，不宜使用 CTX 冲击治疗。

（3）第 1、3、5 个月用甲基泼尼松龙 1 g/d 静脉连续滴注 3 天后，改用泼尼松 0.4 mg/(kg·d)，口服 27 天，第 2、4、6 个月用苯丁酸氮芥 0.2 mg/(kg·d)，口服，疗程共计 6 个月。

（4）环孢素 A 4～6 mg/(kg·d)，口服 6～12 个月，并依据环孢素 A 的血浆浓度（100～200 ng/mL）调整剂量，开始治疗时并用泼尼松 1～2 mg/(kg·d)，口服 2 个月。治疗有效后，迅速逐步撤减激素。对于合并肾功能不全的患者，一般不主张使用环孢素 A 治疗，而推荐激素联合 CTX 或苯丁酸氮芥治疗。

（三）合并中、重度肾功能不全的患者

对于合并中、重度肾功能不全的患者，应以保护肾功能为主，给予低蛋白饮食、血管紧张素转换酶抑制剂或血管紧张素受体阻滞药等非特异性治疗，或降脂、抗凝等对症治疗，而不主张免疫抑制剂治疗。宜采用激素＋环磷酰胺＋中药或激素＋

环孢素 A＋中药治疗。

（四）中医治疗

国内,陈以平提出"膜性肾病肾小球基膜上皮细胞下弥漫的免疫复合物沉积,当属中医理论中湿热胶着成瘀"的看法。采用自拟清热膜肾方(党参、白术、当归、益母草、白花蛇舌草、茯苓、苍术等)治疗。肾衰竭者,加川芎、葛根、制大黄;伴水肿者,加用黄芪注射液 40 mL/d,静脉滴注,15 天为 1 个疗程;伴低蛋白血症者,加黑料豆丸(黑料豆、黄芪等),每次 10 g,每日 3 次;伴血瘀者,加活血通脉胶囊,每次 4 粒,每日 3 次。陈氏用此方治疗膜性肾病 170 例,疗程 3～156 个月(平均 18 个月)。结果:单纯采用中药治疗的 70 例,在总有效率、减少蛋白尿排泄和升高血浆白蛋白水平方面,与中药联合激素和(或)免疫抑制剂治疗组相比,均无统计学差异。这说明单纯采用中药治疗,同样可取得显著疗效。

第五节　系膜毛细血管性肾小球肾炎

系膜毛细血管性肾小球肾炎(MCGN),又称膜增生性肾小球肾炎(MPGN)。病理上以肾小球系膜细胞明显增生、系膜基质增多和毛细血管襻肥厚呈双轨样改变为特征,临床上有持续性的低补体血症。MPGN 按其发病原因可分为原发性和继发性两类。这里仅介绍原发性 MPGN。

一、病理特征

1. Ⅰ型 MPGN

光镜下,弥漫性系膜细胞增生和系膜基质增多,导致肾小球毛细血管呈分叶状;增生的系膜细胞和系膜基质扩展、伸展,插入至基膜和内皮细胞之间形成"间位",导致毛细血管壁增厚。用适当的染色可见肾小球基膜呈双轨状征象。10%～20%的病例可见新月体形成。电镜下主要特征是系膜细胞和系膜基质在肾小球毛细血管基膜和内皮细胞之间的伸展和间位。系膜区和内皮下可见电子致密物沉积。免疫荧光检查常见 C3 呈颗粒状,系膜区及毛细血管壁沉积。

2. Ⅱ型 MPGN

光镜下,弥漫性肾小球系膜细胞和系膜基质增生,增生明显时呈分叶状和毛细血管壁增厚。部分病例可有新月体形成。电镜下可见弥漫性肾小球基膜致密层内高度电子致密物沉积。免疫荧光检查可见特征性改变是不伴有免疫球蛋白沉积的

C3 在系膜区和沿毛细血管祥呈粗颗粒状沉积。

3. Ⅲ型 MPGN

病理特征为在具有Ⅰ型的特征改变的基础上，电镜下可见致密物主要沉积于肾小球基膜内和上皮下，而内皮下沉积较少。

二、临床特征

本病可发生于任何年龄，男女无明显差异。65％～70％为Ⅰ型 MPGN，20％～35％为Ⅱ型 MPGN。

本病临床表现有很大的个体差异，20％～30％表现为急性肾炎综合征；约30％表现为无症状性蛋白尿；10％～20％伴有反复发作的肉眼或严重的镜下血尿；50％患者表现为肾病综合征。Ⅱ型 MPGN 以急性肾炎综合征起病较为常见。发病时约50％患者有前驱感染史。几乎所有病例均有蛋白尿、血尿。半数以上患者有肾功能损害、高血压及贫血，病情多缓慢进行性进展。70％的Ⅰ型 MPGN 和几乎全部的Ⅱ型 MPGN 病例，血清 CHso 和 C3 持续降低，对本病的诊断有重要意义。

三、治疗

（一）一般治疗

目前仍缺乏有效的治疗方法。循证医学结果显示，儿童患者对糖皮质激素反应较好，推荐使用泼尼松或泼尼松龙 $40 \ mg/(m^2 \cdot d)$，隔日口服，持续 6～12 个月，无效者停药。糖皮质激素和免疫抑制剂对成人患者无明显效果，不宜应用。成人患者推荐使用潘生丁 225～300 mg/d 口服，并用阿司匹林 $15 \ mg/(kg \cdot d)$，分 3 次口服，华法林 2～4 mg/d 口服；并给予血管紧张素转换酶抑制剂或血管紧张素受体阻滞药、降血脂药物等非特异治疗。

（二）甲基泼尼松龙冲击治疗

甲基泼尼松龙 $30 \ mg/(kg \cdot d)$，最大 1000 mg，连续 3 日静脉注射，对60％的Ⅰ型患者有效，特别是早期治疗可见有完全缓解病例。

（三）中医治疗

1. 气虚瘀阻肾络证

【主症】疲乏无力，面色少华，眩晕，浮肿，尿中蛋白及红细胞均增多，血压偏高，舌质紫暗，苔白厚，脉沉涩。

【治法】益气活血，滋肾通络。

【方药】参芪地黄汤合补阳还五汤加减。黄芪 30 g,生地黄 15 g,山茱萸 12 g,泽兰叶 15 g,当归 15 g,赤芍 15 g,川芎 12 g,地龙 10 g,桃仁 10 g,红花 10 g,益母草 30 g。

【加减】眩晕甚者,加野菊花 10 g,枸杞子 10 g,钩藤 12 g;血尿明显者,加小蓟 30 g,藕节 15 g,白茅根 30 g。

2. 肾虚脉络瘀阻证

【主症】水肿,疲乏无力,腰酸腿软,尿中蛋白及红细胞均增多,肾功能轻度损害,面色暗滞,舌质紫暗,苔白厚,脉沉涩。

【治法】益肾活血解毒。

【方药】左归丸加减。熟地黄 15 g,仙茅 15 g,淫羊藿 15 g,肉苁蓉 12 g,龟甲 15 g(先煎),炮甲片 15 g(先煎),黄芪 30 g,当归 15 g,女贞子 15 g,墨旱莲 15 g,制大黄 10 g,生地榆 30 g,益母草 30 g。

【加减】腰酸腿软者,加杜仲 15 g,怀牛膝 15 g;血尿明显者,加茜草根 15 g,紫珠草 30 g,三七粉 4.5 g(冲服)。

四、临证经验

MPGN 的大多数患者预后差,病情常呈进行性进展,约 50% 患者在 10 年内发展至终末期肾衰竭。中药桃红四物汤加味(当归 50 g,赤芍 30 g,川芎 30 g,生地黄 30 g,桃仁 15 g,红花 15 g,益母草 30 g,莪术 30 g,牛膝 15 g,玉米须 50 g)治疗有一定效果,但缺乏系统观察,可试用治观察。

第六节　新月体性肾炎

新月体性肾炎又称毛细血管外增生性肾小球肾炎,是以肾小球有大量(50% 以上)新月体形成为主要表现的肾小球疾病。临床上以进行性肾衰竭为特征,常在起病后的数周至数月间发展至终末期肾衰竭。

一、发病机制

新月体形成的机制目前尚存在很多争论,而细胞免疫在新月体发生中的作用越来越被人们所重视。新月体形成的触发机制是肾小球基底膜的断裂。抗体的直接作用、补体系统膜攻击成分的激活、活化的巨噬细胞蛋白水解酶活性以及系膜细胞增生挤压等均可使基底膜损伤断裂,使纤维蛋白、巨噬细胞、凝血蛋白、成纤维细胞等向肾小球囊腔移入并沉积。巨噬细胞浸润是新月体形成的关键因素。巨噬细胞通过多种化学趋化物,如纤维蛋白、巨噬细胞趋化蛋白1(MCP-1)、巨噬细胞抑制因子(MIF)、巨噬细胞炎症蛋白1α(MIP-1α)、骨桥接素及多种黏附分子(VCAM-1、ICAM-1、CD44)等,在肾小球定位,一旦定位至鲍曼囊,活化的巨噬细胞会释放多种因子,如组织因子、肿瘤坏死因子(TNF)、转化生长因子(TGF)及血管内皮生长因子(VEGF)等,参与毛细血管的破坏,引起壁层上皮细胞的增生和T淋巴细胞的激活。

　　T淋巴细胞在新月体形成中的主要作用是介导抗体的识别及巨噬细胞趋化。而凝血系统在新月体形成中的作用为纤维蛋白的交联,在去除纤维蛋白后能制止新月体的形成。DNA拓扑异构酶Ⅰ、Ⅱα、细胞周期调节蛋白A和Bcl-2在新月体性肾炎的研究中也日益引起重视。

二、病理特征

　　光镜下的特征是大多数(50%以上)的肾小球毛细血管壁损伤严重,肾小球囊腔内有大量新月体形成,其面积超过肾小球囊腔面积的50%,受累的肾小球超过全部肾小球的50%,才称为新月体性肾炎。病变早期为细胞新月体,后期为纤维新月体,导致肾小球硬化和荒废。肾小管、间质发生退行性改变,可伴有不同程度的肾间质细胞浸润和纤维化。电镜下可见毛细血管基膜断裂,纤维素凝聚于肾小球囊内,可见不同部位的电子致密物沉积。免疫荧光检查可见不同免疫荧光复合物沉积。Couser将其分为三种类型:① Ⅰ型:抗肾小球基膜抗体导致的抗基膜型肾小球肾炎,IgG和C3沿毛细血管壁呈细线状沉积(抗肾抗体型);② Ⅱ型:免疫型复合物肾小球肾炎,IgG、IgA、IgM和C3等呈颗粒状沿系膜区及毛细血管壁沉积(免疫复合物型),此型在我国常见;③ Ⅲ型:肾小球内无免疫复合物沉积(免疫缺失型),多由血管炎引起。

三、临床特征

　　(1) 本病男性多于女性,Ⅰ型多见于青年,Ⅱ型常见于青壮年,Ⅲ型多发生在中老年。小儿新月体性肾炎中以Ⅱ型最常见,发病率在80%左右。

　　(2) 患者大多数表现为急进性肾炎综合征,起病急,蛋白尿、血尿、少尿、浮肿、高血压,贫血,全身乏力,食欲减退。Ⅰ型及Ⅲ型患者常有前驱感染症状。

　　(3) 病情进展快,短期内发展成尿毒症。发病时或发病后即有肾功能减退,血肌酐和尿素氮进行性升高,短期内即见血清肌酐>500 $\mu mol/L$,很快进入尿毒症期。

四、治疗

新月体性肾炎是一种危重的疾病,应尽早诊断,给予及时而合理的治疗。治疗上必须在使用西药治疗的同时,根据病情发展的不同阶段,进行中医辨证论治,能收到相得益彰的效果。

(一)西医治疗

1. 糖皮质激素和细胞毒性药物的应用

(1)抗肾抗体型(Ⅰ型):应用甲基泼尼松龙 $7\sim15$ mg/(kg·d)($0.75\sim1$ g/d)静脉冲击 3 天后,泼尼松按 60、45、30、20、15、10、5 mg/d 的剂量口服 1 周;同时加用环磷酰胺 3 mg/(kg·d)(55 岁以下患者)或 2 mg/(kg·d)(55 岁以上患者),口服 8 周;每日血浆置换血浆 4 L,连续 14 天或直至抗肾小球基膜抗体转阴,但除非患者同时存在肺出血,否则不主张对无尿且 85% 肾小球已有新月体形成的病例进行血浆置换治疗。如果抗肾小球基膜抗体持续阳性,可适当延长上述治疗。

(2)免疫缺失型(Ⅲ型):应用甲基泼尼松龙 $7\sim15$ mg/(kg·d)($0.75\sim1$ g/d)静脉冲击 3 天后,改泼尼松 1 mg/(kg·d)口服,1 个月后逐步减量,共维持治疗 $6\sim12$ 个月;并及早加用环磷酰胺 2 mg/(kg·d),口服或静脉注射,每月 $0.5\sim1.0$ g/m²,逐月增加 0.25 g/m²,直至每月最大量 1 g/m²,共维持 $6\sim12$ 个月,治疗期间根据外周血白细胞计数调整剂量;对于有严重肺出血和经上述治疗无效的病例,可考虑血浆置换治疗;对治疗后缓解的病例,应继续临床随访肾功能和抗中性粒细胞胞浆抗体,如果病情复发,可重复以上治疗。

(3)免疫复合物型(Ⅱ型):其治疗方案与Ⅲ型新月体性肾小球肾炎相同。

2. 抗凝及抗血栓药物的应用

抗凝及抗血栓药物可抑制肾小球内纤维蛋白沉积和新月体形成,或使纤维细胞新月体病变减轻。常用药物有低分子肝素、尿激酶及抗栓酶等。

3. 血浆置换疗法

血浆置换可清除血浆中的抗原、抗体、免疫复合物、补体及纤维蛋白原,尚可去除血浆中的炎症介质、细胞因子和生长因子。因此,本疗法使用后 $1\sim2$ 周,即见症状及肾功能开始好转。每日置换血浆 $2\sim4$ L,隔日 1 次,$3\sim5$ 次为 1 个疗程。血浆置换术必须同时应用激素和细胞毒性药物强化治疗。

4. 抗细胞因子药物的应用

近年来,细胞因子的研究蓬勃发展,部分学者试用白介素-1 受体拮抗剂,发现该药可减轻蛋白尿,改善肾功能,抑制肾小球内细胞增殖,使巨噬细胞明显减少,阻止新月体形成及小管间质病变发生。

5. 血液透析与肾移植

许多患者除肾内纤维化病变之外,尚存在部分活动性病变,早期进行血液透析可为免疫抑制疗法创造条件。对不可逆的肾衰竭,可行肾移植,但移植不宜过早进行,移植前最好先行两侧肾脏切除,因移植肾中本病复发率较高。

（二）中医辨证论治

1. 湿热蕴结,肾络瘀阻证

【主症】发热,头痛,咳嗽,咽痛,咯血,气促,浮肿,恶心,少尿,便秘,舌质暗红,苔黄厚腻,脉细滑带数。多见于新月体性肾小球肾炎早期,急性发作阶段。

【治法】清热解毒,活血化瘀。

【方药】清热健肾汤(笔者经验方)加减。白花蛇舌草 30 g,半枝莲 30 g,青风藤 30 g,益母草 30 g,当归 15 g,赤芍 15 g,泽兰 15 g,石韦 30 g,莪术 15 g,大黄12 g,水蛭粉 4.5 g(冲服)。水煎 2 次兑匀,分 3 次服(下同)。

【加减】肉眼血尿者,加白茅根 30 g,藕节 15 g,侧柏叶 10 g,小蓟 30 g,以凉血止血;浮肿明显者,加车前子 30 g(包),白茅根 30 g,冬瓜皮 30 g,葫芦瓢 15 g,桑白皮15 g,以利尿消肿。

2. 气阴两虚,肾络瘀阻证

【主症】疲乏无力,腰酸腿软,咽干口渴,五心烦热,大便秘结,舌红少津,苔黄,脉濡数。

【治法】补益滋肾,活血化瘀。

【方药】养阴健肾汤(笔者经验方)加减。黄芪 30 g,太子参 15 g,知母 10 g,黄柏 10 g,生地黄 30 g,吴茱萸 15 g,茯苓 15 g,牡丹皮 15 g,女贞子 15 g,墨旱莲15 g,山药 15 g,丹参 30 g,水蛭粉 4.5 g(冲服)。

【加减】浮肿甚者,加薏苡仁 30 g,玉米须 30 g,以健脾利水;血尿重者,加白茅根 30 g,小蓟 30 g,藕节 15 g,大黄炭 10 g,三七粉 4.5 g(冲服),以凉血活血止血。

3. 脾肾两虚,肾络瘀阻证

【主症】精神萎靡,面色晦暗,尿少浮肿,恶心呕吐,口气秽浊,畏寒纳呆,夜尿增多,舌质淡红,苔白厚,脉沉无力。多见于新月体性肾炎晚期。

【治法】温补脾肾,化瘀泄浊。

【方药】温阳健肾汤(笔者经验方)加减。黄芪 30 g,党参 15 g,红景天 15 g,淫羊藿 15 g,肉苁蓉 15 g,菟丝子 15 g,女贞子 15 g,白术 15 g,丹参 30 g,制大黄10 g。

【加减】皮肤瘙痒者,加地肤子 12 g,白鲜皮 15 g,蝉蜕 10 g,苦参 15 g,以祛风止痒;恶心呕吐,口气秽浊者,加姜半夏 10 g,紫苏梗 30 g,生姜 10 g,以降逆止呕;水肿甚,同时伴有心慌、气促、胸闷等心包积液,胸腔积液者,可改用真武汤加减,以温阳利水。

4. 肝肾阴虚,肝阳上亢证

【主症】头晕目眩,口干欲饮,腰酸乏力,手足麻木,甚至神昏,抽搐,舌质暗红,苔薄白,脉弦细。

【治法】平补肝肾,育阴潜阳。

【方药】天麻钩藤饮加减。天麻 12 g,钩藤 15 g(后下),生石决明 30 g(先煎),栀子 10 g,黄芩 12 g,杜仲 12 g,牛膝 30 g,茯神 15 g,益母草 30 g,桃仁 10 g,桑寄生 15 g,夜交藤 20 g,水蛭粉 4.5 g(冲服),羚羊角粉 0.6 g(冲服)。

【加减】神昏者,加石菖蒲 12 g,郁金 15 g,胆南星 10 g,天竺黄 10 g,以化痰开窍;抽搐者,加生龙骨 30 g,生牡蛎 30 g,白芍 12 g,夏枯草 30 g,以镇肝息风。

以上 4 个证型中均应重用活血化瘀药物,如丹参、桃仁、红花、赤芍、益母草、水蛭。

下篇 各 论

第七章　慢性肾小球肾炎

　　慢性肾小球肾炎简称慢性肾炎,是以蛋白尿、血尿、高血压、水肿伴缓慢进展的肾功能减退为临床特点的一组肾小球疾病。由于病理类型、病程以及起病方式的不同,临床表现多样化。大部分病情迁延,进展缓慢,部分患者病变可急性加重和进展,治疗较困难,预后相对较差。

　　慢性肾炎属于中医学的"水肿""尿血""腰痛""眩晕""虚劳"等病范畴。

第一节　发病机制与病因病机

一、西医发病机制

　　大多数慢性肾炎的病因并不十分清楚。大量临床、免疫病理和实验资料仍支持肾小球肾炎的发病与免疫学机制相关这一假说。在链球菌感染后肾炎,肾小球炎症可能是致肾炎的 β 链球菌蛋白引起的;而 IgA 肾病则是由于糖基化 IgA1 免疫球蛋白在系膜区的异常沉积引起的;许多膜增殖性肾炎(MPGN)患者有慢性乙型肝炎病毒感染史。这些病因均是诱导自身抗原耐受的丧失,而并非对病因直接的免疫反应。感染因素以及其后的刺激导致免疫复合物在肾小球内沉积,提示体液免疫反应是肾小球肾炎损伤的主要原因。然而,在肾小球内及肾小球外引起针对靶抗原的有细胞参与的免疫反应则证实单核巨噬细胞在诱发疾病中具有重要作用。有人认为导致肾小球肾炎免疫反应的本质可能是因为一些个体有特殊的基因型。

　　有学者将本病发病分为两期:急性期的免疫反应发生于肾小球内,有较多的组织损伤介质被激活,包括生长因子及补体,产生趋化因子,引起白细胞募集、C5b-9对肾小球细胞的攻击、纤维素沉积甚至新月体形成。炎性介质的刺激使肾炎进入慢性期,随着过多的氧化物及蛋白酶的产生,发生细胞增殖、表型转化、细胞外基质积聚,引起肾小球硬化和永久性肾功能损害。此外,一些非免疫机制也参与肾小球肾炎的慢性进展,如有效滤过面积减少、残余肾小球滤过压升高、肾缺血、各种细胞因子释放以及肾小管中蛋白质成分增高造成的毒性作用,均可加重肾小球硬化和慢性肾间质纤维化。

二、中医病因病机

慢性肾炎临床以水肿、眩晕、蛋白尿、血尿等为主要表现,尽管临床表现不尽相同,但就其疾病演变过程分析,均有其共同的病因病机特点。

脏腑虚损是慢性肾炎的病理基础。常因饮食失调,劳倦太过,伤及脾胃;生育不节,房劳过度,肾精亏耗。临床中脾肾虚弱致病者相当常见,脾虚而后天之本不充,日久及肾,肾虚温煦滋养失职,必脾气匮乏,两者常相互为患,不能截然分开。外邪侵袭是其主要诱发因素。外感之邪伤及脏腑,以致肺、脾、肾三脏功能失调,水液代谢紊乱,如风邪外袭,肺失通调;湿毒浸淫,内归脾肺;水湿浸渍,脾气受困;湿热内盛,三焦壅滞等。大多数患者在病程及治疗中常因外感而使疾病反复或加重。

综上所述,无论是外邪伤及脏腑还是脏腑本身的虚损,均可致肺、脾、肾三脏功能障碍。若肺不通调,脾不转输,肾失开合,则可致膀胱气化无权,三焦水道不通,水液代谢障碍而发生水肿;脾主运化,肾主藏精,若脾失运化,肾失封藏,则精微下注,而成蛋白尿;脾失健运则水湿停聚,郁化为热,湿热伤及肾络,或肾阴不足,虚热内扰,肾络受损则出现血尿;肾阴亏耗,水不涵木,肝阳上亢而出现眩晕。水湿、湿热、瘀血是慢性肾炎的主要病理产物,其阻滞气机可加重水肿、蛋白尿、血尿,并使病情迁延不愈。若病情进一步发展,可见气急喘促不能平卧,甚至尿闭、下血,提示病情危重;久病正气衰竭,浊邪上犯,肝风内动,则预后不良,容易出现脱证。

慢性肾炎病程日久,病机错综复杂,本虚标实,虚实互见,寒热错杂之证,本虚之源在肺脾肾,尤以脾肾虚损为著,标实以水湿、湿热、瘀血、风邪为多。

第二节　病理改变

慢性肾炎可由多种病理类型引起,其共同特点为肾脏双侧性损害。由于长期持续进展和反复发作,导致肾小管和肾间质继发性病变,后期肾皮质菲薄,肾脏体积缩小。慢性肾炎病理变化可分为:① 系膜增生型肾炎:既可为原发,也可为微小病变进展形成,甚至可由毛细血管内增生性肾炎转变而来。根据免疫病理检查有无 IgA 沉积,分为 IgA 或非 IgA 系膜增生性肾炎。② 膜型肾病:光镜下,基底膜

(GBM)弥漫不规则增厚,运用 PAS 染色可观测到 GBM 呈网状和链条状,Masson 染色显示红色蛋白颗粒位于上皮下及 GBM 内。严重时 GBM 明显增厚,肾小球毛细血管襻闭塞,肾小球硬化。③ 局灶性节段性肾小球硬化:病变主要和首先影响近髓质部位肾小球,最终导致广泛硬化,终至固缩肾。④ 系膜毛细血管性肾炎:本组病变共同特点为肾小球基底膜增厚,系膜细胞增生及系膜基质增宽。⑤ 增生硬化型肾小球肾炎:系膜基质明显增多,伴部分肾小球(<50%)全球性硬化。

上述病变持续发展,肾小球毛细血管渐渐破坏,系膜基质和纤维组织增生导致全球纤维化及玻璃样变;肾小球血流受阻,相应肾小管萎缩,间质炎细胞浸润,纤维组织增生。由于在肾缩小的同时,病变轻的部位可代偿性肥大,因此肾脏表面呈细颗粒状。另有一类特发性(非特异性)硬化性慢性肾炎可以发生完全硬化,闭锁的肾小球间存在正常甚至肥大的肾小球。

第三节　临床表现

一、西医临床表现

慢性肾炎可发生于任何年龄,以中青年为主,男性居多。多起病缓慢、隐匿,病史以年计,临床表现多样,蛋白尿、血尿、高血压、水肿为其特征,可有不同程度的肾功能减退,病情时轻时重,渐进性发展为慢性肾衰竭。

(一)水肿

大多数病人有不同程度的水肿,轻者仅表现在面部、眼睑和组织松弛部,重则遍及全身,并可有胸水、腹水。

(二)高血压

大多数病人迟早会出现高血压,可持续性升高,亦可呈间歇性,表现为头胀、头晕、头痛、失眠、记忆力减退。持续性血压增高不仅可加速肾功能恶化,还可使心肌肥厚、心脏增大、心律失常,甚至发生心力衰竭以及脑血管意外等并发症。

(三)尿异常改变

尿异常改变是慢性肾炎患者必有的症状。尿量变化与水肿程度及肾功能状况有关,少尿、无尿致水钠潴留,临床上可出现水肿。尿蛋白含量不等,一般为1~

3 g/d,亦可呈大量蛋白尿(>3.5 g/d)。尿沉渣中常有颗粒管型和透明管型,伴有轻度至中度血尿,偶有肉眼血尿。

(四)肾功能不全

慢性肾炎的肾功能损害主要表现为肾小球滤过率下降,肌酐清除率减低,但由于多数患者就诊时未降到正常值的 50% 以下,因此血清肌酐、尿素氮可在正常范围内,临床不出现氮质血症等肾功能不全的症状。继之,则出现肾小管功能不全,如尿浓缩功能减退。到慢性肾炎的后期,被毁损的肾单位增多,肾小球滤过率下降至正常值的 50% 以下,此时在应急状态下(如外伤、出血、感染、手术或药物损害等),肾脏负担加重,则可发生尿毒症症状。

(五)贫血

慢性肾炎可有轻度至中度以上贫血,多数与肾内促红细胞生成素减少有关,至终末期肾病,则出现严重贫血。

慢性肾炎临床表现多样,个体差异较大,故要特别注意因某一表现突出而造成的误诊。如慢性肾炎高血压突出则易被误诊为原发性高血压,增生性肾炎感染后急性发作时易被误诊为急性肾炎,应予注意。慢性肾炎发展过程中,部分患者常因感染、劳累、使用肾毒性药物等因素呈急性发作或急骤恶化,经及时去除诱因和恰当治疗后病情可有一定程度缓解,但也可能由此进入不可逆的肾衰进程。多数慢性肾炎患者肾功能呈慢性渐进性损害,肾功能损害进展的快慢主要与病理类型相关,也与是否合理治疗和认真保护等因素密切相关。

二、实验室和其他辅助检查

(1)尿液检查:尿常规检查有尿蛋白,镜下血尿及(或)管型尿;尿比重降低,尿红细胞位相示红细胞形态为畸形红细胞为主,畸形率超过 70%。

(2)血常规检查:肾功能损伤常可见贫血表现。

(3)肾功能测定:肾功能不同程度受损,血尿素氮、血肌酐升高,内生肌酐清除率下降。

(4)B超:提示双肾皮髓质分界不清,甚至双肾可缩小。

(5)肾活检病理检查:诊断不明确或有条件时征求患者同意后可行肾穿刺病理活检。

三、常见并发症

病变进展至慢性肾脏病 4~5 期时,常可出现代谢性酸中毒、高钾血症、急性左心衰、上消化道出血等严重并发症。

四、中医主症及常见证候

慢性肾炎临床以水肿、眩晕、蛋白尿、血尿等为主要表现。常见证候如下：

1. 本虚证

常见疲倦乏力，易感冒，腰脊酸痛，舌淡或舌红少苔，脉细。主要包括：

（1）脾肾气虚证：疲倦乏力，浮肿，纳少，脘胀，腰脊酸痛，大便溏，尿频或夜尿多，舌质淡红、有齿痕，苔薄白，脉细。

（2）肺肾气虚证：面浮肢肿，面色萎黄，少气乏力，易感冒，腰脊酸痛，舌质淡，苔白润，有齿印，脉细弱。

（3）脾肾阳虚证：浮肿明显，面色苍白，畏寒肢冷，腰脊酸痛或胫酸腿软，神疲，纳呆或便溏，男子遗精、阳痿、早泄，女子月经失调，舌嫩淡胖，有齿痕，脉沉细或沉迟无力。

（4）肝肾阴虚证：目睛干涩或视物模糊，头晕，耳鸣，五心烦热，口干咽燥，腰脊酸痛，梦遗或月经失调，舌红少苔，脉弦细或细数。

（5）气阴两虚证：面色无华，少气乏力，易感冒，午后低热，或手足心热，口干咽燥或长期咽痛，咽部黯红，舌质偏红，少苔，脉细或弱。

2. 标实证

常见恶风寒、发热等表证，或有身重纳呆、困倦或小便黄赤，舌苔腻，舌质黯或有瘀斑等表现。主要包括：

（1）外感证：恶风寒，头痛，全身关节痛，无汗，舌淡苔薄白，脉浮紧；或恶风，发热，咽痛，汗出，舌红苔薄白，脉浮数。

（2）水湿证：全身浮肿，纳呆，恶心，呕吐，身重困倦，舌淡，苔白腻，脉沉。

（3）湿热证：皮肤疖肿、疮疡等；咽喉肿痛；脘闷纳呆，口干不思饮；小便黄赤，灼热或涩痛不利；舌苔黄腻，脉濡数或滑数。

（4）血瘀证：面色黧黑或晦暗；腰痛固定或呈刺痛；肌肤甲错或肢体麻木；舌色紫黯或有瘀点、瘀斑；脉象细涩；尿纤维蛋白（FDP）含量升高；血液流变学检测显示全血黏度、血浆黏度升高。

第四节　诊断与鉴别诊断

一、诊断要点

（1）有不同程度的蛋白尿、血尿、管型尿、水肿及高血压等表现，病史达 1 年以上。

（2）起病缓慢，病情迁延，时轻时重，肾功能逐步减退，后期可出现贫血、电解质紊乱、血尿素氮、血肌酐升高等情况。

（3）病程中可因呼吸道感染等原因诱发急性发作，出现类似急性肾炎的表现。

（4）除外继发性肾小球肾炎及遗传性肾小球肾炎。

二、鉴别诊断

（一）急性肾炎

慢性肾炎急性发作应与急性肾炎相鉴别。慢性肾炎急性发作多见于成人，多于感染后 2～3 天内出现临床症状，可有肾炎史或曾有较明显的血尿、水肿、高血压等症状，病情多迁延，且常伴有程度不同的贫血、肾功能不全等表现。急性肾炎往往有前驱感染，1～3 周以后才出现血尿、蛋白尿、水肿、高血压等症状，血中补体 C3 降低（8 周内恢复），肾穿刺活体组织检查可作鉴别。

（二）隐匿性肾小球肾炎

主要表现为无症状性血尿和蛋白尿，无水肿、高血压和肾功能减退。

（三）继发性肾小球肾炎

如结缔组织疾病、系统性红斑狼疮、结节性多动脉炎等疾病发生肾脏损伤的概率很高，首先应排除这些疾病引起的继发性肾炎，其临床表现及肾脏的组织学改变均可与慢性肾炎相似，但此类疾病大都同时伴有全身或其他系统疾病的表现，如发热、皮疹、关节痛、肝大、血象改变、血清中免疫球蛋白增高等，肾穿刺活体组织检查可鉴别。过敏性紫癜性肾炎、糖尿病肾病、多发性骨髓瘤肾损害、痛风性肾病、肾淀粉样变、直立性蛋白尿、遗传性肾炎等，各具有其特点。在诊断慢性肾炎时，应考虑到这些病,并结合各自特点予以排除,必要时可借助肾活检予以鉴别。

(四)原发性高血压继发肾损害

慢性肾炎多发生在青壮年,而高血压继发肾损害发生较晚。病史非常重要,是高血压在先,还是蛋白尿在先,对鉴别诊断起主要作用。高血压继发肾脏损害者,尿蛋白量常较少,一般低于 1.5 g/d,以小分子蛋白为主,罕见有持续性血尿和红细胞管型,肾小管功能损害一般早于肾小球,通常伴有高血压心、脑并发症。慢性肾炎患者病史多较长,先有尿的改变,尿蛋白以大、中分子蛋白为主,血压逐渐升高,或尿改变与高血压同时出现,肾穿刺活体组织检查有助于两者的鉴别。

(五)遗传性肾炎

遗传性肾炎(Alport 综合征)常在青少年(多在 10 岁之前)起病,有阳性家族史(多为性连锁显性遗传),同时有眼(如球形晶状体等)、耳(如神经性耳聋)、肾(如血尿、轻中度蛋白尿及进行性肾功能损害)异常。

第五节　治　　疗

由于慢性肾炎临床表现复杂多样,所以治疗应按照不同的阶段进行。发作期以标实为主,治疗以实者泻之为原则;缓解期以本虚为主或虚实夹杂,应着重益气健脾固肾为治,以防复发。对于没有高血压、感染等并发症者,可以单纯用中医药进行治疗,若合并有严重高血压、感染、水肿及并发急、慢性肾衰竭,应予以中西医结合治疗。

一、中医治疗

中医治疗主要以防止或延缓肾功能进行性恶化、改善或缓解临床症状以及防治并发症为主要目的。

(一)辨证施治

慢性肾炎病程长,缠绵不愈,属本虚标实证。本虚以脾肾气虚证、肺肾气虚证、脾肾阳虚证、肝肾阴虚证、气阴两虚证为主;标实以外感证、水湿证、湿热证、血瘀证为主。治疗应遵循"实则泻之、虚则补之"的原则,若出现虚实夹杂证,临床上应标本并治。

1. 本虚证

（1）脾肾气虚

【证候特点】疲倦乏力,浮肿,纳少,脘胀,腰脊酸痛,大便溏,尿频或夜尿多,舌质淡红、有齿痕,苔薄白,脉细。

【治法】健脾补肾。

【推荐方剂】四君子汤合二仙汤加减。

【基本处方】党参 15 g,茯苓 15 g,白术 15 g,仙茅 12 g,淫羊藿 12 g,黄芪 15 g,菟丝子 15 g,黄精 15 g,怀山药 15 g,甘草 5 g。每日 1 剂,水煎服。

【加减法】脾虚湿困,头晕肢重,苔白厚浊者,可加藿香、佩兰等,以芳香化湿健脾;脾虚便溏甚者,可加扁豆、芡实、薏苡仁等,以健脾助运;浮肿明显者,可加泽泻、车前子,以利水消肿。

（2）肺肾气虚

【证候特点】面浮肢肿,面色萎黄,少气乏力,易感冒,腰脊酸痛,舌质淡,苔白润,有齿印,脉细弱。

【治法】益肺补肾。

【推荐方剂】玉屏风散合二仙丸加减。

【基本处方】黄芪 15 g. 白术 15 g,防风 15 g,仙茅 12 g,淫羊藿 12 g,山茱萸 15 g,菟丝子 15 g,茯苓 15 g,怀山药 15 g,甘草 5 g。每日 1 剂,水煎服。

【加减法】下肢浮肿较甚,小便量少,或腹部胀满者,加大腹皮、泽泻、车前草,以利水消肿;服药后小便仍不利,或水肿较为严重者,用上方加葶苈子、二丑,以加强泻水,注意中病即止;大便稀溏者,加干姜、熟附子,以温肾助阳止溏。

（3）脾肾阳虚

【证候特点】浮肿明显,面色㿠白,畏寒肢冷,腰脊酸痛或胫酸腿软,神疲,纳呆或便溏,男子遗精、阳痿、早泄,女子月经失调,舌嫩淡胖,有齿痕,脉沉细或沉迟无力。

【治法】温补脾肾。

【推荐方剂】实脾饮合肾气丸加减。

【基本处方】熟附子 15 g(先煎),干姜 15 g,白术 20 g,茯苓 20 g,草果仁 10 g,山茱萸 15 g,淫羊藿 15 g,肉桂 2 g,熟地 15 g,黄芪 15 g,党参 15 g,炙甘草 5 g。每日 1 剂,水煎服。

【加减法】伴胸水,咳嗽气促不能平卧者,加用葶苈大枣泻肺汤,以泻肺利水,可选葶苈子、泽泻泻水;若有腹水,可用五皮饮加减。

（4）肝肾阴虚

【证候特点】目睛干涩或视物模糊,头晕,耳鸣,五心烦热,口干咽燥,腰脊酸痛,梦遗或月经失调,舌红少苔,脉弦细或细数。

【治法】滋补肝肾。

【推荐方剂】六味地黄汤合二至丸加减。

【基本处方】生地黄 15 g,山药 15 g,山茱萸 10 g,牡丹皮 12 g,泽泻 15 g,茯苓 15 g,女贞子 12 g,旱莲草 12 g,枸杞子 15 g,黄精 15 g,甘草 5 g。每日 1 剂,水煎服。

【加减法】伴肝阳上亢,头痛头晕,视物不清,急躁,夜寐不安者,酌加天麻、钩藤、石决明,以平肝潜阳;男子遗精或滑精,女子白带多者,酌加金樱子、芡实、石韦,认收敛固涩;血尿,小便色红,或尿检红细胞(＋＋)以上者,酌加大蓟、白茅根、仙鹤草,以止血;咽痛者,酌加玄参、知母、黄柏,以清热利咽,大便干结者,加用熟地黄、何首乌,以润肠通便。注意滋补肝肾之品,往往味厚滋腻,助湿伤中,在药物应用上应减轻滋腻之品的用量,或配以淡渗利湿之品,或配以醒脾开胃之品。

（5）气阴两虚

【证候特点】面色无华,少气乏力,易感冒,午后低热,或手足心热,口干咽燥或长期咽痛,咽部黯红,舌质偏红,少苔,脉细或弱。

【治法】益气养阴。

【推荐方剂】参芪地黄汤加减。

【基本处方】太子参 15 g,党参 15 g,生地黄 15 g,山茱萸 10 g,茯苓 15 g,泽泻 15 g,黄芪 15 g,牡丹皮 12 g,枸杞子 15 g,菟丝子 15 g,甘草 5 g,每日 1 剂,水煎服。

【加减法】咽痛日久,咽喉黯红者,可加沙参、麦门冬、桃仁、赤芍,以养阴化瘀;纳呆腹胀者,加砂仁、木香、枳壳,以行气和胃;五心烦热者,可加地骨皮、鳖甲、旱莲草,以滋阴清热。

2. 标实证

（1）外感证

【证候特点】有风寒或风热表证。

【治法】风寒者疏风散寒解表;风热者疏风清热解表。

【推荐方剂】风寒者用麻黄汤;风热者用银翘散。

【基本处方】风寒者:麻黄 6 g,桂枝 10 g,杏仁 10 g,防风 10 g,苏叶 10 g;风热者:金银花 15 g,连翘 10 g,淡竹叶 10 g,薄荷 5 g(后下),板蓝根 15 g,大青叶 15 g,白花蛇舌草 15 g。

【加减法】风寒者:如伴有肢体酸痛,可加用羌活、独活,以祛风散寒兼祛湿,如有头痛,可加川芎活血散风。风热者:如伴有咳痰黄稠,可加用黄芩、知母清肺化痰,出现风热化燥伤津者,可加南沙参、天花粉,以清肺润燥。

（2）水湿证

【证候特点】浮肿,纳呆,恶心,呕吐,身重困倦,舌淡,苔白腻,脉沉。

【治法】利水渗湿。

【推荐方剂】五苓散加减。

【基本处方】白术 15 g,茯苓 15 g,泽泻 15 g,猪苓 15 g,桂枝 5 g,藿香 15 g,陈

皮5 g,甘草 5 g。

（3）湿热证

【证候特点】皮肤疖肿、疮疡等；咽喉肿痛；脘闷纳呆，口干不思饮；小便黄赤、灼热或涩痛不利；舌苔黄腻，脉濡数或滑数。

【治法】清热利湿。

【推荐方剂】五味消毒饮或八正散加减。

【基本处方】白茅根 15 g,车前草 15 g,瞿麦 15 g,白花蛇舌草 15 g,扁蓄 15 g,石韦 15 g,蒲公英 15 g,银花 15 g,连翘 15 g,甘草 5 g。

【加减法】如湿热下注，伤及膀胱，出现尿血，可加大蓟、小蓟、白茅根，以凉血止血；若尿路有结石，可加用金钱草、石韦，以化石通淋。

（4）血瘀证

【证候特点】面色黧黑或晦暗；腰痛固定或呈刺痛；肌肤甲错或肢体麻木；舌色紫黯或有瘀点、瘀斑；脉象细涩。

【治法】活血化瘀。

【推荐方剂】桃红四物汤加减。

【基础处方】桃仁 5 g,红花 5 g,熟地 15 g,川芎 15 g,赤芍 15 g,当归 15 g,丹参10 g,泽兰 15 g,甘草 3 g。

【加减法】病久导致气血两虚，面色不华者，可加黄芪、党参补气以加强活血之效。

慢性肾炎由于病程长，病机复杂，主要病理基础是正虚邪实，两者互为因果，如失治误治，均会延误或加重病情。在治疗过程中应注意以下几个方面：一是扶正为主，重视整体功能调节，着重补肺健脾益肾；二是祛邪解毒贯穿疾病始终。慢性肾炎邪实以风、寒、湿、热、瘀为主，反映了病情加重或恶化的状况，临证之时不可不辨，用药之时必须把扶正和祛邪结合起来，防止单补或纯攻，方能取得较好疗效。临床可根据标本缓急灵活掌握用药。

（二）名医名家特色经验

1. 李济仁蛋白转阴方治疗慢性肾炎

蛋白尿蛋白转阴方组成：黄芪 50 g,潞党参 20 g,炒白术 15 g,茯苓 15 g,川断15 g,金樱子 15 g,诃子肉 15 g,乌梅炭 15 g,川草薢 15 g,石韦 20 g,白茅根 20 g,墨旱莲 15 g,车前草 15 g。主治：慢性肾炎蛋白尿脾肾气虚，湿热内阻证。方中重用黄芪、党参、白术健脾益气；辅以川断、金樱子、诃子肉、乌梅炭补肾壮腰、收敛固涩；川草薢、车前草、茯苓、石韦利湿清热，分清泌浊；白茅根、墨旱莲凉血止血。综合全方共奏健脾补肾，收敛固涩之功。临证加减：水湿浸渍型症见全身浮肿，尤以双下肢为甚，按之凹陷不起，小便不利，腰膝酸软，纳呆腹胀，便溏，脉沉细者，可用蛋白转阴方加淡附片、猪苓等；脾肾阳虚型症见腰部酸痛，倦怠肢软，偶见颜面浮肿，纳谷寡味,极易感冒,大便时稀,口不渴,面色苍白,可用蛋白转阴方加炙麻黄、连翘、杏仁、赤小豆等;风热搏结型可见全身多处散在紫癜,小溲夹血,伴发热恶寒,咽喉疼痛,神疲肢软,舌质红苔薄黄,脉浮数,可用蛋白转阴方加银花、连翘、生地黄、薄荷、紫草、田三七等。

2. 邓铁涛四型论治慢性肾炎

慢性肾炎在发病过程中,早期表现为脾虚湿困,症见面色白或萎黄不华,身重倦怠,身肢浮肿轻重不一。浮肿严重者,可见腹胀大如裹水之状,脘闷纳呆,气短自汗,大便时溏,小便短少,舌淡胖、有齿印,苔薄白或白腻,脉缓弱。脾虚则气血生化之源不足,若血虚明显的患者,可并见头目眩晕、心悸易惊惕、手足发麻、唇甲淡白、脉兼细等症。至中后期,由于先天与后天密切相关,往往因脾虚损及肾,而表现为脾肾阳虚,证见面色白或晦暗,形寒怕冷,四肢欠温,精神萎靡,腰膝酸软,纳呆便溏,或五更泄泻,浮肿显著,以腰以下为甚,或可伴有胸水、腹水,咳逆上气不能平卧,小便短少,少数亦可表现为浮肿不太甚,小便频数而清长,舌淡而黯,苔薄白,脉沉细软弱无力。这一阶段,少数患者可因阳损及阴,或经过治疗,病向好转,但也可由于温阳或利水太过损伤阴液,而表现为肝肾阴亏,证见浮肿不甚,面白颧红,眩晕头痛,心悸耳鸣,腰酸腿软,失眠盗汗,遗精,咽干,舌质嫩、偏红,或边尖红,苔少,脉弦细数。若正气日虚,脾肾衰败,湿郁化浊上蒙心窍,则除见上述脾虚湿阻或脾肾阳虚证外,可并见恶心呕吐、心悸气短,或皮肤瘙痒,或口有尿臭,或呕血便血,或胸闷喘息,烦躁不宁,甚则抽搐惊厥,昏迷不醒,舌苔黄浊或舌光无苔,脉象虚大或沉微细数。对本病的辨证分型,主张分为脾虚湿阻、脾肾阳虚、肝肾阴亏和脾肾衰败浊蒙心窍 4 个证型。而脾虚是本病的共性。治疗过程中应时时注意调补脾气,保持脾气的健运,这是愈病不可忽略的环节。

脾虚湿阻型,较常用的是参苓白术散加减以健脾利湿。基本处方为:党参15 g,白术 12 g,云苓皮 25 g,甘草 4 g,山药 12 g,薏苡仁 15 g,黄芪 20 g,牛膝 12 g,猪苓 15 g,桂枝 12 g。加减法:湿重,而见苔白厚腻者,去山药,加防己 12 g,砂仁8 g;血虚明显者,去猪苓、桂枝,加当归 12 g,枸杞子 12 g,鸡血藤 30 g;血压升高者,重用黄芪 30 g 以上,去桂枝、山药,加生石决明 30 g(先煎)、代赭石 30 g(先煎)以潜虚阳;血尿者(镜下血尿者),去桂枝,选加小叶凤尾草 15 g、淡豆豉 30 g、三七末 3 g(冲服);若治疗后病人症状基本消失,唯尿蛋白长期不除,则改用自拟消蛋白饮:黄芪 15～30 g,龟甲 30 g,山药 15 g,薏苡仁 15 g,玉米须 30 g。本方具有健脾固肾、利湿化浊之功,经临床验证效果较好。

脾肾阳虚型,可用真武汤合五苓散、五皮饮加减化裁。基本处方为:熟附子10～15 g,姜皮 20 g,白芍 12 g,白术 15 g,云苓皮 30 g,肉桂 3 g,大腹皮 12 g,猪苓15 g,泽泻 12 g,党参 20 g,黄芪 20 g。

肝肾阴虚型,则多用杞菊地黄汤加牛膝、车前子等。阴阳两虚者,则用济生肾气丸;血压升高者,则加生牡蛎 30 g,决明子 25 g。

脾肾衰败浊蒙心窍型，除按上述脾虚湿阻或脾肾阳虚辨证用药外，还可用生大黄30g水煎保留灌肠，每日1次，连用数天。

3. 朱良春益气化瘀补肾汤治慢性肾炎肾亏瘀阻证

益气化瘀补肾汤组成：生黄芪30g，淫羊藿20g，石韦15g，熟附子10g，川芎10g，红花10g，全当归10g，川续断10g，牛膝10g。须用益母草90~120g煎汤代水煎药，每日一剂，早晚分服。本方主治慢性肾炎日久，肾气亏虚，络脉瘀滞，气化不行，水湿潴留。方中黄芪甘温，专司益气培本，促进血液循环，且能利水；淫羊藿辛甘性温，功在补肾阳、祛风湿；附子辛热，补阳益火，温中焦，暖下元；石韦甘苦性平，功专利尿通淋，且能消除肾小球之病变；川续断苦温，为活血理气之要药；红花辛温，活血，破瘀生新，且有降压之功；当归甘辛温，补血活血，且有利尿之效；川续断苦温，牛膝苦酸性平，皆为补肝肾之品；益母草苦寒，能活血、利水、消肿，大剂量应用时，有明显的活血利水作用，且能消除尿中之蛋白，屡用奏效。

临证加减：慢性肾炎急性发作，各型慢性肾炎合并上呼吸道感染，出现严重蛋白尿者，去黄芪、红花，加连翘18g、漏芦18g、菝葜18g、地鳖虫9g、鱼腥草30g、白花蛇舌草30g、蝉衣4.5g；各型慢性肾炎以肾功能低下为主者，加炮山甲片7.5g；临床辨证为阳虚者，加肉桂4g、鹿角霜10g、巴戟天10g；肾阴虚者，加生地黄15g、龟甲15g、枸杞子12g、女贞子12g、旱莲草12g；脾虚者，加党参15g、白术15g、山药20g、薏苡仁30g；尿蛋白增高者，加金樱子12g、芡实15g、益智仁12g；浮肿明显并伴高血压者，加水蛭1.5g（研末装入胶囊早晚分吞）以化瘀利水；血压高者，去川芎，加桑寄生30g、广地龙15g；血尿者，加琥珀3g（研末分早晚吞服）、白茅根30g；尿少且短涩者，加蟋蟀18g、沉香4.5g（共研末装入胶囊，每服6粒，1日3次），有较好的利尿之功；血胆固醇高者，加泽泻15g、生山楂20g；尿中颗粒、透明管型多者，加熟地黄20g、山茱萸12g、枸杞子15g；非蛋白氮及肌酐明显升高者，加生地黄10~20g、牡丹皮12g、六月雪30g、扦扦活30g，并配合中药煎液灌肠；浊阴上干而出现呕吐、眩晕等危险症情，服药困难者，改用生大黄10~30g、白花蛇舌草30g、六月雪30g、丹参18g、生牡蛎30g，煎成200mL做保留灌肠，每日2次，并配以"醒脑静"治之。

4. 任继学益肾健中汤治慢性肾炎脾肾阳虚证

益肾建中汤组成：仙茅15g，菟丝子15g，白术15g，鹿角胶15g，砂仁15g，茜草15g，土茯苓20g，爵床50g，黄芪50g。本方主治浮肿，面色苍白欠润泽，畏寒，腰酸冷痛，腹胀，神疲乏力，尿色白或短或多，舌体胖大、淡红，两侧有齿痕，苔薄白，脉沉缓。方以鹿角胶温补肝肾，益精养血；菟丝子、爵床、仙茅壮肾阳，暖腰膝，固肾精；白术健脾燥湿；砂仁理气益胃；茜草止血；黄芪补气利尿；土茯苓解毒利湿。诸药合用，具有温肾健脾、利水消肿之效。

5. 时振声滋肾化瘀清利汤治阴虚湿热

滋肾化瘀清利汤组成：女贞子15g，旱莲草15g，生侧柏15g，马鞭草20g，石韦

15 g,白花舌蛇草 20 g,益母草 30 g,白茅根 30 g。用于治疗 IgA 肾病血尿属阴虚湿热者。方中女贞子、旱莲草滋阴清热,侧柏、益母草凉血止血,马鞭草、石韦、白花舌蛇草、白茅根共奏清热利湿之功。肝肾阴虚、肝阳上亢者,加僵蚕、钩藤、天麻、菊花、枸杞子等;心肾阴虚者,加太子参、麦冬、五味子等;肺肾阴虚者,去白花舌蛇草,加天门冬、麦冬、五味子等;气虚明显者,加党参、黄芪等;风热者,加金银花、菊花或改用银蒲玄麦甘桔汤加淡竹叶、薄荷等;瘀血重者,加泽兰、桃仁、红花、丹参等;湿热者,加滑石、萆薢、石韦等;水湿停留者,加防己、车前子、怀牛膝等;痰热者,加瓜蒌皮、桑白皮等;热毒者,去女贞子,加金银花、蒲公英、紫花地丁等;血尿重者,加马鞭草、生侧柏、大小蓟等。

6. 杨霓芝三芪口服液(原通脉口服液)治慢性肾炎气虚血瘀证

三芪口服液(广东省中医院院内制剂)组成:黄芪、三七等。主治慢性肾小球肾炎气虚血瘀证。用法:每次 10～20 mL,每日 3 次。临床所见,慢性肾炎多因气虚发病,因血瘀而致病情迁延难愈。故方中以黄芪益气为君,取其一方面固卫表以防外感,一方面健脾以利湿;再以三七活血养血为臣。方仅数味,重在益气活血,是标本兼治、防治并重之方剂。

二、西医治疗

(一)治疗原则

慢性肾炎的治疗应以改善临床症状及防止严重并发症为主要目的,目标是延缓肾功能进行性恶化。一般主张采取综合性防治措施。

国内外对慢性肾炎是否应用激素和细胞毒性药物尚无统一看法,结合我们的临床实践经验认为:慢性肾小球肾炎因其临床表现、病理类型、轻重程度不一,故在治疗上是否应用激素和免疫抑制剂等,须根据临床及结合病理类型而制订治疗方案。

临床治疗原则:应予降压、利尿、降脂以及积极治疗并发症。

(二)治疗方法

1. 休息

因劳累可加重高血压、水肿和尿检异常。因此注意休息、避免劳累在疾病的慢性病程中非常重要。

2. 饮食

(1)蛋白质摄入:慢性肾炎患者应根据肾功能减退程度决定蛋白质摄入量。轻度肾功减退者 0.6 g/(kg·d),以优质蛋白(牛奶、蛋、瘦肉等)为主,适当辅以 α-酮酸或必需氨基酸。低蛋白饮食时,可适当增加碳水化合物摄入,以满足机体能量需要,防止负氮平衡。如患者肾功能正常,则可适当放宽蛋白入量,一般不宜超过 1.0 g/(kg·d),以免加重肾小球高滤过等所致的肾小球硬化。对于慢性肾炎、肾功能损害的患者,长期限制蛋白摄入势必导致必需氨基酸的缺乏,因此,补充 α-酮酸是必要的。α-酮酸含有必需氨基酸(赖氨酸、苏氨酸、色氨酸),还含有相应的酮酸(异亮氨酸、亮氨酸、苯丙氨酸、结氨酸及蛋氨酸的酮酸),此外尚含组氨酸和酪氨酸。酮酸以钙盐形式存在,摄入后经过转氨基作用,形成相应的氨基酸,可使机体既获取必需氨基酸,又减少了不必要的氨基,还提供了一定量的钙,对肾性高磷酸盐血症和继发性甲状旁腺功能亢进的治疗起到良好作用。

(2) 盐的摄入:有高血压和水肿的慢性肾炎患者应限制盐的摄入,建议少于 3.0 g/d,特别应注意食物中含盐的调味品,少食盐腌食品及各类咸菜。

(3) 脂肪摄入:高脂血症是促进肾脏病变加重的独立危险因素。慢性肾炎尤其是大量尿蛋白的患者更易出现脂质代谢紊乱,临床表现为高脂血症。因此,应限制脂肪摄入,尤其应限制含有大量饱和脂肪酸的肉类。

3. 积极控制高血压

高血压是加速肾小球硬化、促进肾功能恶化的重要危险因素,积极控制高血压是十分重要的环节。治疗原则:① 力争把血压控制在理想水平:蛋白尿 $\geqslant 1$ g/d 者,血压应控制在 125/75 mmHg 以下;尿蛋白 <1 g/d 者,血压控制可放宽到 130/80mmHg 以下。② 选择能延缓肾功能恶化、具有肾脏保护作用的降压药,如血管紧张素转换酶抑制剂(ACEI)、血管紧张素 Ⅱ 受体拮抗剂(ARB)等。③ 平稳降压,避免血压大幅度波动。

高血压患者应限盐(<3 g/d);有钠水潴留容量依赖性高血压患者可选用噻嗪类利尿剂,如氢氯噻嗪 $12.5\sim50$ mg/d,1 次或分次口服。对肾素依赖性高血压则首选 ACEI,如贝拉普利 $5\sim20$ mg,每日 1 次,或 ARB,如氯沙坦 $50\sim100$ mg,每日 1 次;其次也可选用钙通道阻滞剂,如氨氯地平 5 mg,每日 1 次。此外,β 受体阻滞剂,如阿替洛尔 $12.5\sim25$ mg,每日 2 次;血管扩张剂,如肼屈嗪 $10\sim25$ mg,每日 3 次。顽固性高血压可选用不同类型降压药联合应用。

近年研究证实,ACEI 具有降低血压、减少尿蛋白和延缓肾功能恶化的肾脏保护作用。后两种作用除通过对肾小球血流动力学的特殊调节作用(扩张入球小动脉和出球小动脉,但对出球小动脉扩张作用强于入球小动脉)降低肾小球内高压力、高灌注和高滤过外,还能通过其非血流动力学作用(抑制细胞因子、减少尿蛋白和细胞外基质蓄积)达到减缓肾小球硬化的发展和肾脏保护作用。但肾功能不全患者应用 ACEI 防止高钾血症,血肌酐大于 $350~\mu mol/L$ 的非透析治疗患者则不宜再应用。ARB 的实验研究和已有的临床观察结果显示,它具有与 ACEI 相似的肾脏保护作用。最近有报道认为长效二氢吡啶类钙通道阻滞剂和非二氢吡啶类钙通道阻滞剂,如维拉帕米,具有一定的延缓肾功能恶化的肾脏保护作用,值得进一步验证。

4. 减少尿蛋白

大量研究表明,蛋白尿是慢性肾损害进程中的独立危险因素。大量蛋白尿的危害在于:① 导致肾小管上皮细胞重吸收蛋白过多,细胞溶酶体破裂,释放溶酶体酶和补体而引起组织损伤。② 肾小管上皮细胞摄取过多的白蛋白和脂肪酸,导致脂质合成和释放,引起细胞浸润并释放组织因子造成组织损伤。③ 肾小管本身产生的 Tamm-Horsfall 蛋白与滤液中蛋白相互作用阻塞肾小管。④ 尿液中的补体成分增加,特别是 C5b-9 膜攻击复合物激活近曲小管上皮的补体替代途径。⑤ 肾小管蛋白质产氨增多以及活化的氨基化的 C3 相应产生。⑥ 尿中转铁蛋白释放铁离子,产生游离 OH^- 损伤肾小管。以上因素导致小管上皮分泌内皮素引起间质缺氧,产生致纤维因子。在临床实践中也发现控制蛋白尿可以延缓疾病的进展。

(1) ACEI 和 ARB 的应用:目前,已有不少实验观察到 ACEI(如依拉普利等)和(或)ARB(如氯沙坦等)减少尿蛋白的作用并不依赖于其降压作用,因此,对于非肾病综合征范围内的蛋白尿可使用 ACEI 和(或)ARB 用于减少蛋白尿,使用这类药物治疗蛋白尿和保护肾脏的作用,在一定范围内与剂量相关,往往需要加大剂量,如依拉普利 20～30 mg/d 和(或)氯沙坦 100～150 mg/d,才能发挥较好的降低蛋白尿和肾脏保护作用。

(2) 糖皮质激素和细胞毒药物的应用:慢性肾炎是否应使用糖皮质激素和(或)细胞毒药物,目前国内外尚无一致的看法。由于慢性肾炎为一临床综合征,其临床表现、病理类型有所不同,因此应综合分析后予以考虑。① 有大量蛋白尿伴或不伴肾功能轻度损害者可考虑用糖皮质激素:泼尼松 1 mg/(kg·d),治疗过程中密切观察肾功能和血压,一旦有肾功损害加重应酌情撤减。② 肾功能进行性减退者,不宜继续使用常规的口服糖皮质激素治疗。③根据肾穿刺活检病理结果,若为活动性病变为主(细胞增生、炎症细胞浸润等),伴大量蛋白尿,则应积极治疗,可选择糖皮质激素[泼尼松 1 mg/(kg·d)]及细胞毒药物[环磷酰胺 2 mg/(kg·d)];若肾穿刺病理结果已提示为慢性病变为主(肾小管萎缩,间质纤维化),则不考虑糖皮质激素等免疫抑制剂治疗;倘若病理结果表现为活动性病变与慢性病变并存,临床有可能肾功能已有轻度损害(SCr<256 μmol/L),同时伴有大量蛋白尿,这类病人也可考虑糖皮质激素和细胞毒药物治疗(剂量同上),但必须密切监测肾功改变。

5. 抗凝药和血小板解聚药物

抗凝药和血小板解聚药有一定的稳定肾功能和减轻肾脏病理损伤的作用,但目前尚无使用这类药物的统一方案。常用于:① 有明确高凝状态和一些易于引起高凝的病理类型(如膜性肾病、系膜毛细血管增生性肾炎);② 经糖皮质激素长期治疗效果不佳,肾活检显示为局灶、节段性肾小球硬化型;③ 血浆 FDP 明显增高,D-二聚体呈阳性患者。

常用的抗凝药有口服的华法林,该药早年用于心脏术后预防血栓栓塞症,应用时注意个体化,初始剂量 4～20 mg/d,根据凝血酶原时间以 1 mg 为阶梯调整剂量。药物使用期间应定期检测凝血酶原时间(至少 3～4 周 1 次)防止出血。此外,皮下注射低分子肝素,该药的抗凝活性在于与抗凝血酶Ⅲ的结合后肝素链上的五聚糖抑制凝血酶和凝血因子Ⅹa,结果抗栓效果优于抗凝作用;而且临床应用时,生物利用度较好,出血倾向少,半衰期比普通肝素长 2～4 倍。常用制剂有达肝素钠 5000 U/d,腹壁皮下注射;低分子肝素钠 4000 U/d,皮下注射。常用的血小板解聚药:双嘧达莫,200～300 mg/d,分 3～4 次口服;阿司匹林,50～100 mg/d。尚有西洛他唑,口服 50～200 mg/d,盐酸噻氯匹定,250～500 mg/d。以上药物除具有血小板解聚作用外,还有扩张血管及抗凝作用,有出血倾向者慎用或禁用。

4. 降脂药物的应用

脂质代谢障碍引起的肾损害机制还不完全清楚。有学者研究发现,巨噬细胞、系膜细胞和肾小管细胞可以产生反应性氧自由基,而氧化脂蛋白和氧化低密度脂蛋白可以刺激炎性和致纤维化细胞因子的表达并引起细胞凋亡,导致组织损伤。他汀类药物(β-羟-β-甲基戊二酸单酰辅酶 A 还原酶抑制剂)不仅可以降血脂,更重要的是可以抑制与肾脏纤维化有关分子的活性,可逆性抑制系膜细胞、平滑肌细胞和小管上皮细胞对胰岛素样生长因子(PDGF)的增生反应,抑制单核细胞化学趋化蛋白和黏附因子(VCAM-1,ICAM-1)的产生,减轻肾组织的损伤和纤维化。因此,有高脂血症的患者应积极治疗,常用普伐他汀 10～20 mg/d,辛伐他汀 5～10 mg/d 等药物。在降脂药使用中,应注意避免他汀类药物与贝特类降脂药物(如非诺贝特,300 mg/d)联合使用,以免导致横纹肌溶解等严重副作用。

6. 环氧化酶抑制剂的应用

环氧化酶(COX)在肾脏疾病时升高,通过促进前列腺素增加和激活 RAS 系统加速肾功能恶化。目前有人研究采用 COX 选择性抑制剂 SCS8236,可以显著减轻实验动物的肾小球硬化,但目前在临床的实际运用经验尚需积累。

7. 导致肾损害的其他因素的防治

(1)感染:慢性肾炎病人应尽可能避免上呼吸道及其他部位的感染,对已有的感染则应积极治疗,治疗时应避免使用肾毒性药物及易于诱发肾功能损害的药物,如氨基糖苷类抗生素、磺胺类及非固醇类消炎药。

(2)高尿酸血症:慢性肾炎病人肾功能减退往往伴有高尿酸血症,血尿酸升高易在肾脏形成尿酸盐结晶且 pH 过低也易造成肾脏损害。因此,应严格限制富含嘌呤的食物摄入,必要时给予抑制尿酸合成的药物,如别嘌醇 0.1～0.3 g/d,口服。

三、中西医结合治疗

(一)中西医结合难点

在中西医结合治疗慢性肾炎的实践中,中医药可以显著降低激素及免疫抑制

剂带来的副作用,并且可以在不同程度上提高疗效。但仍存在以下难点:

1. 防治慢性肾炎的发生及复发

慢性肾炎患者由于外感而诱发者占很大的比例,大多数患者在治疗过程中及病情稳定期常常因为外感而使疾病反复,病情加重。因此,外邪侵袭是肾病发生发展的主要致病因素之一。防止外邪侵袭,控制上呼吸道感染是治疗肾病的重要环节。

就中医理论来说,外邪侵袭多以肺经证候表现为主,诸如发热、咽痛、头痛、咳嗽等,有的则迅速出现面目四肢浮肿等症状。"正气存内,邪不可干;邪之所凑,其气必虚",应做到合理膳食、适量运动、戒烟限酒、心理平衡。提倡健康的生活方式,提高机体抗御疾病的能力。

如病症在急性期,临床上要避免高蛋白饮食,水肿或高血压患者应限制食盐摄入量,每日以 2～4 g 为宜。高度水肿者应控制在每日 2 g 以下,咸鱼、各种咸菜均应忌用,待水肿消退后钠盐量再逐步增加。除有显著水肿外,饮水量不应受到限制。注意食品安全,多吃新鲜的瓜果和天然食品。以品种多样、搭配合理、清淡可口为原则。

在病人缓解期应坚持中医药治疗,以益气健脾扶正为主要治疗大法,可有效地减少外感次数;发作期积极控制感染,必要时可采用中西医结合治疗。同时,根据 IgA 肾病的病理类型选择对应的激素及免疫抑制剂,也可有效防止 IgA 肾病的复发。

另外,过度劳累、开夜车、考学压力大等,均可使肾炎病情加重。要有良好的生活习惯,保持有规律的生活。平时要合理安排生活作息制度,适量活动,加强身体锻炼,但应避免过劳。合理营养,增强体质和机体抵抗力。注意个人卫生及环境卫生的清洁,养成良好的生活、卫生习惯,并随时保持心情轻松愉快,强化自我保健意识。

2. 调节免疫反应

体液免疫(主要指循环免疫复合物和原位免疫复合物)在肾炎发病机制中的作用已得到公认,细胞免疫在某些类型肾炎中的作用也得到肯定。近年来众多研究表明,中药在调节免疫功能方面疗效肯定,具有良好的应用前景。许多中药不仅能够调节免疫功能,而且具有双向免疫调节作用。如黄芪、三七均具有双向调节作用,即"高者抑之,低者补之",在慢性肾炎的治疗上是很有现实意义的。

慢性肾炎患者病情稳定期免疫功能常表现为低下,并且因此导致感染而加重病情,临床可选用具有免疫增强作用的中药或方剂,如补气类的人参、黄芪、甘草、四君子汤、补中益气汤、生脉散;补阳类的肉桂、鹿茸、冬虫夏草、杜仲、补骨脂、菟丝子、淫羊藿、仙茅、肉苁蓉、八味地黄丸等。临床可根据辨证情况选择。

慢性肾炎患者急性发作期免疫功能常表现为亢进,此时可选择具有免疫抑制样作用的中药,如苦参、黄芩、穿心莲、蛇床子、山豆根、穿山甲、夏枯草、昆明山海棠片及火把花根片等,可抑制体液及细胞介导的免疫反应,使病变减轻。临床可按辨证与辨病用药的需要结合病人的具体情况加以灵活选用。

另外,可以把具有免疫增强作用的中药与具有免疫抑制作用的中药配合使用,发挥免疫调节作用。例如:当归补血汤和防己黄芪汤,用黄芪提高机体正常的免疫功能,用当归、防己抑制异常的免疫功能;仿此可制成二参汤(人参、苦参)、二黄汤(黄芪、黄芩)等治疗本病。利用人参、黄芪健脾益气,增强机体全身免疫功能,利用苦参、黄芩清局部湿热,抑制局部免疫反应,达到治疗目的。

3. 减少蛋白尿及血尿

蛋白尿的中医病机十分复杂。除和脾肾不固、精微下泄有关外,还和湿热、瘀血、风邪等有着密切的关系,治疗上以辨证论治与辨病相结合,依据现代药理研究选择用药。如气虚兼有蛋白尿者可选用太子参、党参、黄芪、山药等;阳虚兼有蛋白尿者可选用仙茅、淫羊藿、肉桂等;血虚兼有蛋白尿者可选用熟地黄、何首乌等;阴虚兼有蛋白尿者可选用龟甲、黄精、生地黄、女贞子等;兼有湿浊者可选用利湿类药,如石韦、车前子、鹿衔草、赤小豆等;兼有血瘀者可选用活血化瘀类药,如三棱、莪术、桃仁、水蛭等;另外收涩类药,如金樱子、芡实、乌梅、煅龙牡,祛风类药如羌活、防己、浮萍、蝉蜕等亦具有降低蛋白尿的作用。另外,具有 ACEI 类作用的中药一方面除有肯定的降压疗效外,因扩张出球小动脉,能明显降低肾小球内压,尚有肯定的延缓肾功能恶化、降低尿蛋白和减轻肾小球硬化的作用。具有 ACEI 类作用的中药有:补气类如北芪、何首乌、山药、白术、竹节参;补肾类如何首乌、桑椹子、旱莲草、地黄、龙眼肉、补骨脂、怀牛膝等;另外,降香、细辛、菊花、海金沙、泽泻、半夏、天南星、瓜蒌亦有较强的 ACEI 类作用。临床可结合病人的实际情况辨证选用。

患者蛋白尿表现为单纯虚证或实证的较为少见,临证之时可结合病人的实际辨证情况灵活选用。慢性肾炎蛋白尿较顽固,治疗必须长时间服用才能收效,不能急于求成以致半途而废。

西医学认为血尿的产生主要是肾小球基膜系膜损伤后肾小球通透性增强引起的。中医学认为血尿产生的原因较多,要辨证论治,不能单纯止血。治疗原则是标本同治。可采用益气摄血法、清热凉血法、活血止血法三大法。常用治本药物如补气摄血类药物黄芪、党参、太子参、山药;清热凉血类药物栀子、车前草、石韦、珍珠草等;活血止血类药物牡丹皮、紫草、泽兰、琥珀末等。常用治标药物,宜在辨证施治的基础上选用对症的止血药,如白茅根、茜草、仙鹤草、三七、蒲黄、侧柏叶、阿胶、荆芥炭等。

4. 作用靶点不明确、辨证分型不统一、缺乏大规模循证医学证据

近来研究报道,中医在治疗慢性肾炎中具有毒副作用小、辨证论治等优势,如在肾功能正常西医观察阶段或者使用激素和细胞毒性药物时,中医可根据临床病机及证候特点,采取辨证论治,减毒增效,对于缓解患者临床症状、改善预后起到重

要作用。但其有作用靶点不明确、辨证分型不统一、缺乏大规模循证医学证据等不足之处。

西医治疗慢性肾炎有起效快、靶点明确、近期疗效好等优势,但常有毒副作用、缺乏针对性较强的个体化治疗、疗效差异较大仍为其重要不足。中西医结合治疗同样存在作用靶点不明确、辨证分型不统一,以及缺乏大规模循证医学证据等不足,故今后要加强中西医结合方面的研究:完善中医证候与西医病理类型之间的相关性研究,逐步总结与摸索病理类型与证候之间的规律,从而更好地运用于临床;加强中西医结合基础的研究,从中西医两方面阐述本病的发病机制与病理演化特点,以明确疾病的预后指导;开展大规模、多中心、大样本的循证医学临床实践,增加中西医结合治疗本病的循证医学证据积累,为制定具有我国特色的慢性肾炎中西医诊疗指南奠定坚实的基础。

(二) 中西医结合临证思路分析

1. 探索中医证候与肾脏病理的关系

肾脏病理作为诊断 IgA 肾病的金标准,随着中医药现代化研究的不断进展,其作为“微观辨证”的学术观点被引入中医药治疗 IgA 肾病的临床研究中。中医学者试图通过患者宏观症状(自觉症状及体征)的客观表达揭示肾脏病理组织的“微观”改变。可从文献入手,对 IgA 肾病常见证候的分布情况进行统计,进而围绕 IgA 肾病中医证候与肾脏病理相关文献展开分析,逐步总结与形成病理类型与证候之间的规律,则可更好地运用于临床。

有学者对 1994～2014 年间的文章共计 2013 篇进行研究后提示,IgA 肾病常见证候有气阴两虚、肝肾阴虚、脾肾气虚、脾肾阳虚等;证候要素分布:肾、脾、肝、肺、脉络,阴虚、气虚、血瘀、湿热、阳虚。结果提示 IgA 肾病证候分布多样、繁杂,有待于规范化、标准化、统一化;证候要素作为辨证新体系,简化了辨证的复杂性,提高了辨证的灵活性,以其作为辨证的基础,揭示了辨证的规律、实质与特点,一定程度上实现了证候的规范化、标准化。

就文献分析结果可见,从肾脏病理分型、Katafuchi 积分及免疫沉积物,均可见肾脏病理与中医证候具有一定相关性,且随着疾病的发展,证候演变及症状变化的程度与肾脏病理的严重程度呈正相关性,提示肾脏病理诊断及肾脏病理损害程度评价对实施 IgA 肾病中医微观辨证具有一定的参考价值,揭示出可将微观的病理指数纳入到中医辨证体系中。但是,肾脏病理与证候间相关性如何客观表达仍值得探讨。如某一证候的诊断需主症和(或)次症方可成立,若引入肾脏病理,其病理下的演变是否可以作为某一证候诊断成立的“金标准”;同样,对于肾脏病理,当证候演变至某一证候类型时,肾脏病理变化的结果是否可以直观表达。因此,如何客观实现宏观与微观辨证一体化表达,将是今后工作的研究重点。

2. 中西医结合治疗

目前在肾脏病领域,ACEI/ARB 已经被广泛运用以降低尿蛋白的流失。回顾性及非随机对照的临床长期随访显示了激素治疗 IgA 肾病的有益作用。另外，又有免疫抑制剂治疗 IgA 肾病患者的相关报道，但普遍认为免疫抑制剂的疗效有待考证。大量文献报道在中医辨证论治与上述西医结合治疗 IgA 肾病的实践中，中医药可以显著降低激素及免疫抑制剂带来的副作用，并且可以在不同程度上提高疗效。

张新革等人的 Meta 分析显示中西医结合治疗效果优于单纯的西药，但是由于纳入文献中的患者证型药剂的不统一，不能评价具体的中医药方剂针对性疗效；在此研究领域中，还是需要大量的具体方剂针对具体疾病证型的临床进行随机对照试验，来证明具体的中医中药的疗效。

3. 防治慢性肾衰竭

慢性肾炎是一种慢性进展性疾病，其病程长短不等，多数患者最终发展成慢性肾衰竭而需要透析治疗。因此如何延缓慢性肾炎进展具有十分重要的意义。目前由于开展肾穿刺活检术已经比较普遍，所以根据不同的病理类型特点加强对原发病的治疗是延缓肾衰竭的关键。慢性肾炎一旦出现肾衰竭，可在把握适应证的基础上进行肾穿活检术，了解其病理类型，不能轻易放弃对原发病的治疗。据研究，肾功能渐进性发展除了与原发病进展有关外，还主要与高血压、蛋白尿、高蛋白饮食、尿毒症毒素、高脂血症、慢性缺氧、肾小球后缺血及贫血、营养不良等因素有关，在临床上应注意避免或解除这些加重因素，以延缓肾衰竭的进程。国内有学者报道，必需氨基酸和 α-酮酸在极低蛋白饮食治疗慢性肾功能不全中有改善并维持患者营养状况的趋势，并能减少氮质产物的堆积，改善肾功能。

近年来研究提示，中医药在延缓肾衰、保护肾功能方面起着关键的作用。许多报道证明中药可以抑制肾小球系膜细胞和系膜基质增生，改善患者体内高凝状态，清除氧自由基，防止钙超载，减轻肾脏损害等，长期口服中药治疗的患者病情相对稳定也是一个见证。比较肯定的具有保护肾功能作用的中草药有：大黄、冬虫夏草、黄芪、丹参等。在病情稳定期坚持服用健脾益肾之品也可以保护肾功能、延缓肾衰竭。但在使用中药的过程中，应注意避免含有马兜铃酸的中药，防止损伤肾功能。

综上，对于慢性肾小球肾炎，早期诊断，及时治疗，有效地控制其蛋白尿、血尿、水肿、高血压、血脂，是预防慢性肾小球肾炎向尿毒症发展的有力措施。

（三）中西医结合优化选择及经验体会

慢性肾炎病程长，可因各种加剧因素导致病情恶化，临证治疗时，可根据标本缓急进行用药：病情发作时，急则治其标，积极消除可逆因素；病情稳定时，从调整机体免疫功能着手，防治病情复发；或以扶正祛邪，标本兼治为原则。同时，结合中药的现代研究应用于临床也取得了明显的疗效。

1. 急则治其标，消除原发病因及可逆因素

感染因素：慢性肾炎病程发展过程中常因上呼吸道感染、尿路感染等原因诱发

急性发作或使病情恶化。临床可积极采用中医药治疗进行防治感染,如当患者有感冒以及咽痛等外感风热症状时及时使用具有抗链球菌作用的疏风清热或单纯清热的中药,如金银花、连翘、夏枯草、大青叶、黄芩、黄连、鱼腥草等;当患者有急性尿路感染且对西药不敏感时,可选用具有抗大肠杆菌作用的清热利湿中药,如黄连、黄芩、黄柏、苦参、白头翁、秦皮、连翘、马齿苋等;既能补肾又能抗大肠杆菌的中药,如山茱萸、金樱子、川杜仲适宜于长期慢性尿路感染且表现为肾气虚弱的患者。临证之时可结合辨证情况选择用药。必要时可根据药敏选择抗生素,同时需注意避免使用肾损害药物。

控制血压方面:肾小球病变时血压升高由容量负荷过高及肾素分泌增多等原因引起,病变晚期可引起肾内血管硬化,硬化的小动脉可进一步引起肾缺血而加重肾小球损害。钙离子拮抗剂具有降压作用,从而减轻肾脏的负担,保护了肾功能。具有钙离子拮抗作用的中药(由强到弱排列)有:川芎、当归、三棱、桃仁、红花、赤芍、丹参、牡丹皮、淫羊藿、菟丝子等。以上临证时可根据辨证情况选择用药。

另外,研究报道血管紧张素转换酶抑制剂(ACEI)除有肯定的降压疗效外,因扩张出球小动脉,能明显降低肾小球内压,有肯定的延缓肾功能恶化、降低尿蛋白和减轻肾小球硬化的作用。具有 ACEI 类作用的中药有:补气类如北芪、何首乌、山药、白术、竹节参;补肾类如何首乌、桑椹子、旱莲草、地黄、龙眼肉、补骨脂、怀牛膝等;另外,降香、细辛、菊花、海金沙、泽泻、半夏、天南星、瓜蒌亦有较强的 ACEI 类作用。临床可结合病人的实际情况辨证选用。

β受体阻滞剂对肾素依赖性患者有较好的降血压作用。中药淫羊藿既可补肾,又可降低尿素氮,并具有 β受体阻滞剂样作用,一举三得,不失为一味好药。

大多数慢性肾炎迟早会出现高血压,有些病人以高血压为首发症状。处理上需要控制水及钠盐入量,除采用具有上述功能作用的中药外,还可选用具有利尿降压作用的中药,如茯苓、猪苓、泽泻、车前草、绵茵陈、生苡仁等。上述对轻中度高血压有一定疗效,但对于严重高血压,特别是有高血压危象者则应采用中西医结合治疗。

血液流变学因素:慢性肾炎患者多存在高凝状态,可以加重肾脏损害,使病情迁延难愈。中药改善血液流变的特点一为有效,二为毒副作用少,可以长期使用。此类中药有:丹参、三七、蒲黄、桃仁、红花、赤芍、毛冬青、当归等,小剂量水蛭(3~6 g)在治疗中也可起到良好作用。

2. 缓则治其本,促进受损组织的康复

慢性肾炎虽然临床表现特点不全相同,但就其疾病演变过程分析,其与肺、脾、肾功能失调密切相关,尤其肾脏虚损是慢性肾炎的病机关键。盖脾为中州,主运化,升清阳,若脾失健运,水湿内停,泛滥肌肤而为水肿;脾气虚弱,清阳不升,精微下注而成蛋白尿。肾主封藏,受五脏六腑之精而藏之。慢性肾病日久,水液代谢障碍,势必耗伤肾气,肾阳衰微,失于化气利水,则表现为小便不利而水肿。病变脏腑在肺、脾、肾,涉及膀胱及三焦,但以肾为主。

中医补肾治疗可以通过下列环节促进受损组织恢复:① 可以促进氧自由基恢复;② 防止钙超载,减轻肾脏损害;③ 可以促进核糖核酸及需氧核糖核酸合成,促使受损肾小球逆转。如女贞子、枸杞子、菟丝子、补骨脂、熟地黄、山茱萸、冬虫夏草、芡实、黄精、淫羊藿等都具有此类作用,且药性温和,可以长期选用。所以在缓解期,必须重视补益脾肾以达到巩固疗效、扶正祛邪、防止复发和保护肾功能、促进受损组织恢复的目的。

3. 扶正祛邪,标本同治

慢性肾炎病程较久,在病机的表现上,表现为单纯的虚证或实证的比较少见,常常表现为虚中夹实,实中夹虚,虚实互见,寒热错杂。其正虚主要有肺、脾、肾不同,然脾肾虚损是其病机的关键,脾虚是慢性肾炎发病及病机演变的重要环节,肾虚是慢性肾炎演变与转归的必然结果。水湿、热毒、瘀血是导致疾病加重和发展的条件,虚实并见,寒热错杂是其病理特征。故治疗上采用扶正祛邪是其主要的治疗大法。我们在临床治疗时,常选用当归补血汤合桃红四物汤加减,选用黄芪益气健脾,桃仁、赤芍、当归、红花活血化瘀,茯苓、车前草利水消肿,蒲公英、白花蛇舌草清热解毒,女贞子、生地黄滋补肾阴,临证加减,常收到较好的疗效。

4. 具有激素及免疫抑制作用中药的应用

对于慢性肾炎的发病机制,一般都认为变态反应所致的大部分肾小球免疫性炎症损伤是免疫复合物型。由循环内可溶性免疫复合物沉积于肾小球,或由于肾小球原位的抗原(内源性或外源性)与抗体形成而激活补体,引起肾组织损伤。有学者主张,当慢性肾炎出现较多蛋白尿时可选用激素及免疫抑制剂。我们根据经验认为,此类患者可以选择具有激素及免疫抑制样作用的中药,以达到防治慢性肾炎病情复发和进展的目的,如雷公藤制剂、昆明山海棠片及火把花根片等,既有较好的疗效,也未见激素样副作用。剂量的应用随病情变化而调整。同时中药汤药可同时选用具有类似作用的药物,如苦参、黄芩、穿心莲、蛇床子、山豆根、穿山龙、夏枯草、天花粉等,可抑制体液及细胞介导的免疫反应,使病变减轻。

目前医学领域对 IgA 肾病的单纯西药的治疗概况如下:糖皮质激素能有效地减少尿蛋白和保持血清肌酐水平,并且可阻止终末期肾衰竭的进展;环磷酰胺(CTX)、酶酚酸酯(MMF)、硫唑嘌呤和环孢菌素 A 等免疫抑制剂具有保护肾功能、减少尿蛋白的作用,雷公藤在 IgA 肾病中可降低尿蛋白,减少血尿;环磷酰胺与糖皮质激素联合可以有效减缓 IgA 肾病的进展;有研究表明血管紧张素转换酶抑制剂与血管紧张素受体拮抗剂联合使用能更有效地降低尿蛋白和延缓肾功能下降速度,但尚有争议;此外,切除扁桃体可以在某种程度上有效减少血尿的发生;大剂量的鱼油制品可以减少蛋白尿,减缓肾小球滤过滤的下降;血浆置换(PE)也可以短暂缓解疾病状况,但单纯西药治疗 IgA 肾病效果难尽人意,故考虑联合中西医结合治疗疾病。

　　根据第二次全国中医肾病专题学术讨论会通过的《慢性原发性肾小球疾病中医辨证分型试行方案》的分型标准,将 IgA 肾病分为以下四型:肺肾气虚、脾肾阳虚、肝肾阴虚、气阴两虚。标证为邪实之兼夹证,有风邪、风寒、风热、水湿、湿热、血瘀和湿浊。陈美香等人的相关研究发现:肺脾气虚、气阴两虚证病理改变较轻,多属于 Lee 分级的 Ⅰ～Ⅲ级;而肝肾阴虚证病理改变多属于Ⅲ～Ⅳ级;脾肾阳虚证病理变化最重为Ⅳ～Ⅴ级。治疗上以治本和治标相兼原则,治本以补脾益肾为主,治标则以除湿化瘀为主。另外,大多数中医师选择中医辨证处方用药或联合中成药,如雷公藤多苷片、昆明山海棠等。

5. 肾功能不全的防治

　　慢性肾炎的肾功能损害主要表现为肾小球滤过率下降,肌酐清除率减低,但多数患者就诊时未降到正常值的 50% 以下,因此血清肌酐及尿素氮可在正常范围内,临床上不出现氮质血症等肾功能不全的表现。但在应激状态下可发生尿毒症。临床上应积极防止肾衰的发生,延缓肾衰的进展。积极控制血压,避免过度劳累,预防上呼吸道感染。我们对三芪口服液进行临床与动物实验研究,结果表明其可减轻临床症状,改善肾功能,减少尿蛋白定量,调节细胞及体液免疫功能,改善血液流变学及降低血脂,减轻肾小球系膜细胞及系膜基质增生,延缓肾小球硬化进展,达到防治肾衰竭的目的。至于尿毒症期,应采取中医药综合措施治疗或中医药配合透析治疗,具体治疗参见"防治慢性肾衰竭"相关内容。

四、调护(生活、起居、饮食、护理)

　　慢性肾炎患者若无明显水肿、高血压、血尿,蛋白尿不严重,无肾功能不全表现者,可以从事轻微工作或学习,但要避免过劳、受寒,防止呼吸道感染,不使用肾毒性药物。有明显水肿、高血压和持续性血尿、肾功能进行性减退者,均应休息和积极治疗。

(一) 蛋白质摄入

　　如果肾功能正常,蛋白质摄入一般不宜超过 $1.0 \mathrm{~g/(kg \cdot d)}$,以免加重肾小球高滤过等所致的肾小球硬化。对于慢性肾炎伴肾功能不全患者应根据肾功能减退程度控制蛋白摄入量。轻度肾功能减退者 $0.6 \mathrm{~g/(kg \cdot d)}$,以优质蛋白(牛奶、蛋、瘦肉)为主,适当辅以 α-酮酸。低蛋白饮食时,可适当增加碳水化合物摄入,满足机体能量需要。

(二) 盐的摄入

　　有高血压和水肿的患者应限制盐的摄入,建议少于 $3.0 \mathrm{~g/d}$。

（三）脂肪摄入

高脂血症是促进肾脏病变加重的独立危险因素。慢性肾炎尤其是大量蛋白尿患者更易出现脂质代谢紊乱，临床表现为高脂血症。因此，应限制脂肪摄入，尤其应限制含有大量饱和脂肪酸的肉类。

（四）避免加重肾脏损害的因素

感染、低血容量、劳累、妊娠以及肾毒性药物（如氨基糖苷类抗生素、含马兜铃酸中药等）均可能损伤肾脏，导致肾功能恶化，应予以避免。

第八章　急性肾小球肾炎

急性肾小球肾炎简称急性肾炎,是一组急性起病,以血尿、蛋白尿、水肿、高血压及肾小球滤过率一过性降低为主要表现的原发性肾小球疾病,好发于少年儿童,有自愈倾向,多数患者仅需对症治疗,预后好。本病常在感染后发病,故又称急性感染后肾小球肾炎。病原体多为链球菌,少数情况下其他细菌、病毒或寄生虫感染也能致病。下面着重介绍链球菌感染后急性肾小球肾炎。

急性肾炎属于中医学的"水肿""风水""肾风"等病范畴。

第一节　发病机制与病因病机

一、西医发病机制

19世纪人们已观察到急性肾炎与某些链球菌感染相关,但后来证实并非所有的链球菌感染都能导致急性肾炎,仅其中的致肾炎菌株才有此致病作用。现知致肾炎菌株主要存在于乙型溶血性链球菌A组中,以12型为主,包括1、2、3、4、18、25、49、55、57和60型等,偶尔乙型溶血性链球菌C组或G组菌感染也可致病。这些致肾炎菌株引起的前驱感染主要为上呼吸道感染(如咽炎或扁桃体炎),皮肤感染(如脓疱疮,经常由A组49型菌引起)也很常见。导致机体免疫反应的致病抗原是链球菌的哪些成分,至今尚未完全清楚。曾长期认为其是链球菌胞壁的M蛋白,但后来证实此抗原成分主要存在于胞膜或胞体中,如胞膜中的内链素及胞体中的肾炎株伴随蛋白。此外,有报告表明链球菌细胞外成分中的一种阳电荷抗原也可能致病。

这些致病抗原可与其相应抗体在血循环中形成免疫复合物,沉积于肾小球而致病;这些抗原也可先"种植"于肾小球,然后吸引其循环中的游离抗体,在肾小球原位形成免疫复合物进而引起肾小球肾炎。研究发现:内链素能与肾小球基底膜中的某些糖蛋白结合;肾炎株伴随蛋白的结构与链激酶C相似,能与肾小球内链激酶 C 受体结合；而阳电荷抗原成分更能通过电荷反应结合到带阴电荷的肾小球结构中,如此,这些抗原便"种植"至肾小球中,进一步原位形成免疫复合物。肾小球中免疫复合物激活补体,趋化循环中炎症细胞(如单核细胞、中性粒细胞),活化肾小球固有细胞(如系膜细胞),释放多种炎症介质形成炎症。

二、中医病因病机

引起本病的主要原因为风邪外袭、水湿浸渍、湿毒浸淫等。风为百病之长,常与寒热食邪为病。冒雨涉水,坐卧湿地,或肌肤疮疡湿毒未消而内侵,波及内脏而发病。其发病则基于机体内在脾肾气虚,卫气不固,腠理不密,使风、寒、湿、热、疮疡毒邪得以内乘,内外互因,正邪交争,肺、脾、肾三脏功能失调而引发本病。

1. 风邪外袭,肺失通调

风邪外袭,内舍于肺,肺失宣降,通调失司,以致风遏水阻,风水相搏,流溢肌肤,发为水肿。

2. 热毒内归,湿热蕴结

肺主皮毛,脾主肌肉,肌肤湿热疮毒不能及时清除消透,内归于肺,则通调水道失职,内浸于脾,则运化水液失常,均可导致水液运行受阻,溢于肌肤而成水肿。或热毒内收,下焦热盛,灼伤肾络而为尿血。

3. 水湿浸渍,脾气受困

冒雨涉水,久居湿地,水湿内侵,脾为湿困,健运失常,水液内停,泛于肌肤。

4. 脏腑气亏,精微不固

先天禀赋薄弱,或后天失养,体弱多病,肺脾气亏,肾气不足,以致三焦气化无力,水失蒸腾,泛溢肌肤,而成水肿;气虚失摄,可致精微下泄及尿血。

第二节　病　理　改　变

本病的病理类型为毛细血管内增生性肾小球肾炎,极少数重症病人能在毛细血管内增生性肾炎的基础上增加新月体形成。当临床进入恢复期时,光镜下肾小球的渗出及增生病变也逐渐开始被吸收,发病 2～4 周后,肾小球内浸润的中性粒细胞及单核细胞即逐渐被吸收,随之增生的内皮细胞也消失,唯增生的系膜细胞及基质恢复甚慢,要持续 3 年或更长时间才完全正常。电镜下驼峰状大块电子致密物也常在发病后 4～8 周被吸收,留下虫蚀状透亮区。少数急性肾炎病人未能顺利恢复而向慢性肾炎转化,肾小球内浸润的炎症细胞及增生的内皮细胞被吸收后,系膜细胞及基质不再继续被吸收,反而逐渐进一步增生,变成系膜增生性肾小球肾炎,甚至进展至局灶性节段性肾小球硬化。

第三节 临床表现

本病好发于少年儿童,青年次之,较少累及中、老年。疾病一般为散发,但在链球菌感染流行期也可在学校或家庭中局部流行。

本病临床表现轻重差异悬殊。轻者呈亚临床型,无明显症状及体征,仅尿化验异常,易误诊为隐匿性肾炎;重者酷似急进性肾炎,病情急剧进展,短期内出现少(无)尿及急性肾衰竭。下面着重介绍典型临床表现。

一、潜伏期

前驱链球菌感染与急性肾炎发病之间有一段潜伏期,一般为 $7\sim28$ d,平均 $10\sim14$ d。呈上呼吸道感染者潜伏期较短,而皮肤感染时潜伏期较长。病人往往在前驱感染表现已近消退时急性肾炎症状才出现。

潜伏期长短在原发性肾小球肾炎的鉴别诊断上具有重要意义。某些病理呈增生性表现的慢性肾炎(如系膜增生性肾小球肾炎及系膜毛细血管性肾小球肾炎)也能在感染后急性发作,呈现急性肾炎综合征,但其潜伏期往往较短,常为 $3\sim5$ d。IgA 肾病的临床表现有时十分酷似急性肾炎,但其潜伏期更短,常在感染后数小时至 3d 内出现肉眼可见血尿,可以与急性肾炎鉴别。所以,临床医师应准确询问此潜伏期。

二、水肿

多于 75% 的患者病程中出现水肿,且常为疾病最早症状。轻者仅眼睑及面部水肿,晨起时水肿尤明显;病重时水肿可遍及全身,少数出现肾病综合征的患者还可出现腹水及胸水。水肿主要为肾小球滤过率下降,水钠潴留所致,出现肾病综合征与低蛋白血症相关。使用利尿剂后水肿即逐渐消失。

三、高血压

75% 以上患者出现高血压,亦多在病初出现,与水肿程度平行,当病人利尿后,血压亦迅速恢复正常。此高血压系水钠潴留、血容量增高引起,肾素通常正常。急性肾炎时高血压多为轻、中度,但少数病人(尤其儿童病例)亦可出现严重高血压、甚至高血压脑病。

四、少尿及肾功能损害

急性肾炎初期病人尿量常减少,但真正出现少尿(尿量<400 mL/d)者并不多见。少尿时可有一过性氮质血症,严重者还能呈急性肾衰竭,利尿后肾功能将迅速恢复正常。未发生少尿者,肾小球滤过率虽亦可轻度下降,但血肌酐及尿素氮常维持正常。

五、实验室检查

(一) 尿异常

急性肾炎病人一般均有血尿、蛋白尿及管型尿,疾病早期有时尿中白细胞也可增多。

1. 血尿

几乎全部病人都有血尿,没有血尿很难考虑急性肾炎。必须强调,检查有无血尿时一定要用离心后尿沉渣做显微镜检查。非离心尿镜检会遗漏轻度镜下血尿,呈假阴性;而试纸浸条试验又常因尿中非特异因素干扰呈假阳性。本病肉眼血尿发生率高,约50%,且常为疾病的第一症状。在碱性尿中,肉眼血尿呈红棕色微混浊,而在酸性尿中由于红细胞被溶解而呈酱油色,均不应有凝血块(尿中出现凝血块即应考虑非肾小球源血尿)。肉眼血尿常在数天至两周内转为镜下血尿。

用相差显微镜观察尿红细胞形态,或做尿红细胞容积分布曲线检查均能证实此血尿为肾小球源血尿。相差显微镜检查呈变形红细胞血尿(红细胞大小不等,呈三种或三种以上形态),红细胞容积分布曲线呈非对称曲线,峰值红细胞容积偏小。一般而言,镜下血尿时应首选尿沉渣相差显微镜检查,结果更准确;而肉眼血尿时应首选尿红细胞容积分布曲线检查,结果更好。若两者均做,诊断准确性将更高。

2. 蛋白尿

几乎全部病人均有蛋白尿,一般不重,定量通常少于 3.5 g/d。国外文献记载约20%病人可出现大量蛋白尿(>3.5 g/d),甚至引起肾病综合征。对我国成人急性肾炎而言,此百分比可能过高。

3. 白细胞尿及管型尿

在疾病早期尿中白细胞可能增多,尿沉渣涂片染色检查可发现其中主要为中性粒细胞,而尿细菌培养为阴性,证实此并非泌尿系感染。偶有肾小管上皮细胞。

尿中常见颗粒管型及红细胞管型,偶有白细胞管型。

（二）血清补体测定

急性肾炎发病初期血清补体 C3 及总补体 CH50 常明显降低（C3 常降至正常值的一半以下）,并于起病 8 周内渐恢复正常。这一变化在急性肾炎诊断及鉴别诊断上意义很大,但它们的降低程度与疾病严重程度及预后并不相关。

有学者报道,急性肾炎早期伴随血清 C3 及 CH50 降低,部分病人血清 C1q 及 C4 亦下降,而部分病人血清备解素减少及 C3 肾炎因子（C3NeF）呈阳性。这些发现在理论上具有一定意义,提示急性肾炎时补体既可能通过经典途径,又可能通过旁路途径激活致病,但在临床诊断及治疗上并无实用意义,临床上很少做这类补体检验。

（三）病原学检查

为确定其前驱感染是否由链球菌引起,早期可做病灶（咽部或皮肤感染灶）细菌培养,后期可查血清中针对链球菌抗原的特异抗体。临床上常检查抗链球菌溶血素"O"抗体（ASO）,它能于链球感染后 3 周滴度上升,3～5 周达高峰,直至 6 个月或更长时间才恢复正常。另外,也可查血清抗链激酶抗体及抗脱氧核糖核酸酶 B 抗体等,但临床上较少应用。

上述病原学检查均有一定局限性,临床具体运用时应予注意。急性肾炎发病前有潜伏期,发病时前驱感染常已近消退,且多数病人已用抗生素治疗,故病灶细菌培养易呈假阴性。另外,若链球菌致肾炎菌株不分泌溶血素"O",或能分泌溶血素"O"的细菌在感染早期即被抗生素及时杀灭,血清 ASO 滴度亦可不增高。脓疱病患者 ASO 滴度亦常正常。

（四）其他

血色素正常或呈轻度贫血,此贫血主要为水钠潴留、血液稀释造成,故为正细胞正色素性贫血。急性肾炎不会导致中度以上贫血,若出现则应考虑其他类型肾炎（如急进性肾炎、慢性肾炎肾功能不全或继发性肾小球疾病如狼疮性肾炎）。血沉常增快,但无特异性。出现肾病综合征时血浆白蛋白降低、血脂增高。

五、并发症

（一）急性肾衰竭

少数重症急性肾炎病例由于肾小球内皮及系膜细胞高度弥漫增生,毛细血管腔严重受压闭塞,临床即可出现少尿及急性肾衰竭。此时酷似急进性肾炎,但其转归与急进性肾炎十分不同,透析渡过危重期后,尿量能自行逐渐增加,肾功能逐渐恢复正常。不过若无透析等治疗,病人亦可在急性肾衰竭极期因严重水、电解质及酸碱平衡紊乱死亡。

此外,个别急性肾炎病人还可在毛细血管内增生性肾小球肾炎的基础上继发新月体形成,此时病理及临床均难与新月体肾小球肾炎Ⅱ型导致的急进性肾炎鉴别,应该按急进性肾炎处理。

（二）心力衰竭

主要因水钠潴留、血容量急骤增加引起,出现少尿时尤易发生。高血压虽亦可能起一定作用,但不是主要因素。中老年患者较容易出现心力衰竭,与他们原本存在潜在的心脏病(如冠状动脉粥样硬化)相关。患者心脏扩大,出现奔马律及左、右心衰竭体征。

（三）脑病

儿童患者较多见。表现为头痛、呕吐、嗜睡,甚至神志不清、惊厥及癫痫发作。从前认为此脑病系由高血压引起,血压急剧升高,脑血管痉挛致脑缺血及水肿。但临床观察发现高血压严重程度及脑病轻重有时并不平行,故高血压并非唯一致病因素。水钠潴留也可能引起脑水肿参与发病。

近年来由于重视限盐限水,并已有强有力的利尿、降压药物和透析措施,故心力衰竭和脑病的发生率已显著下降,各严重并发症的病死率也都明显降低。

第四节　诊断与鉴别诊断

一、诊断要点

链球菌感染(咽部或皮肤感染)后 1～4 周(常在 10～14 d)急性起病,呈急性肾炎综合征表现(血尿、蛋白尿、水肿、高血压及肾小球滤过率下降,血尿几乎全部病人皆有),血清补体 C3(及 CH50)降低,即可临床诊断链球菌感染后急性肾小球肾炎。如病情按急性肾炎转归逐渐好转(起病后 2～4 周开始利尿,8 周内血清补体 C3 及 CH50 恢复正常,尿化验逐渐恢复正常),则进一步证实临床诊断正确,这类典型病例无需做肾穿刺活检。

若临床表现欠典型,确诊困难,或已初诊急性肾炎,但病情未按急性肾炎转归逐渐恢复,都应做肾穿刺病理检查,只有病理诊断为毛细血管内增生性肾小球肾炎才与临床急性肾炎诊断相符。

二、鉴别诊断

（一）隐匿性肾炎

轻型（亚临床型）急性肾炎应与之鉴别。急性肾炎病人病期初血清补体 C3 降低，肾活检病理呈毛细血管内增生性肾炎改变，这两点是与隐匿性肾炎相鉴别的关键。

（二）急进性肾炎

重型急性肾炎应与之鉴别。重型急性肾炎病人由于肾小球内皮及系膜细胞高度弥漫增生，毛细血管腔严重受压闭塞，可出现少尿及急性肾衰竭，而由新月体肾小球肾炎 Ⅱ 型引起的急进性肾炎病人病初期血清补体 C3 亦可降低，此时，在临床上实无法将二者鉴别。应及时做肾穿刺病理检查，二者病理表现不同，前者为毛细血管内增生性肾炎，后者为新月体肾炎，是唯一鉴别点。由于此二病在治疗方案和疾病预后上迥然不同，及时鉴别确定诊断极为重要。

（三）IgA 肾病

某些 IgA 肾病起病时可呈急性肾炎综合征表现，此时需与急性肾炎鉴别。发病潜伏期长短及免疫血清学化验是临床鉴别关键。IgA 肾病潜伏期短，感染后数小时至 3 d 出现肉眼血尿，部分病人血清 IgA 增高；而急性肾炎发病潜伏期长，约 10～14 d，病初血清补体 C3 下降，均可兹鉴别。临床鉴别困难时应做肾穿刺病理及免疫病理检查。

（四）慢性肾炎急性发作

某些病理表现为增生性病变的慢性肾炎（如系膜毛细血管性肾炎、系膜增生性肾炎），感染后发病时可呈急性肾炎综合征表现，亦需与急性肾炎鉴别。这些慢性肾炎发病潜伏期也较短，常为 3～5 d，血清补体 C3 或正常（如系膜增生性肾炎），或持续降低（如大部分系膜毛细血管性肾炎），均可帮助临床鉴别。鉴别困难时，应做肾穿刺病理检查，它们的病理表现与急性肾炎迥异。

（五）继发性肾小球肾炎

急性肾炎还应与某些可呈急性肾炎综合征表现的继发性肾小球肾炎相鉴别，如狼疮性肾炎、原发性小血管炎肾损害及过敏性紫癜肾炎等。鉴别要点是看有无诊断系统性疾病的临床及实验室证据，肾穿刺活检对鉴别也有一定帮助。

第五节　治　　疗

一、中医治疗

1. 水湿浸渍证

【主症】颜面及全身浮肿,身重困倦,胸闷纳呆,头昏恶心,尿少,舌质淡红,舌体胖大,有齿印,苔白腻,脉沉缓。此型主要见于急性肾炎水肿期。

【治法】健脾化湿,通阳利水。

【方药】五苓散合五皮饮加减。茯苓30 g,猪苓30 g,泽泻15 g,白术15 g,桂枝10 g,大腹皮10 g,生姜皮6 g,益母草30 g,玉米须30 g。水煎2次兑匀,分3次服(下同)。

【加减】肿甚且胸满气喘者,加麻黄10 g,杏仁10 g,葶苈子10 g(包);腹水者,加椒目10 g,全葫芦10 g;头昏恶心者,加姜半夏10 g,陈皮10 g,石菖蒲10 g。

2. 湿热内蕴证

【主症】全身浮肿,尿少色赤,口苦口黏,腹胀便秘,舌质暗红,苔黄腻,脉滑数。此型主见于急性肾炎水肿消退期。

【治法】清热利湿,活血利水。

【方药】清热健肾汤(笔者经验方)加减。白花蛇舌草30 g,半枝莲15 g,白茅根30 g,石韦30 g,泽兰15 g,车前草30 g,青风藤15 g,益母草15 g,蝉蜕10 g,莪术15 g。

【加减】上焦湿热,如咽喉红肿疼痛,或扁桃体红肿,加金银花30 g,玄参10 g,僵蚕10 g,马勃10 g;皮肤疖肿者,加紫花地丁30 g,蒲公英30 g;中焦湿热,如脘腹胀满,加炒白术15 g,厚朴10 g,广木香10 g;下焦湿热,如尿频、尿急、尿痛,加土茯苓30 g,地榆30 g。

3. 肺卫不固证

【主症】此型多见于急性肾炎恢复期,平时无明显肾系症状,只是易于感冒,尿检有少量蛋白和(或)反复镜下血尿,感冒后尿检异常加重,舌质淡红,苔薄白,脉弱。

【治法】益气固表,清除余热。

【方药】补中益气汤加减。黄芪30 g,党参15 g,当归10 g,白术15 g,柴胡10 g,防风10 g,山药30 g,芡实15 g,地榆15 g,白花蛇舌草30 g。

【加减】血尿者,加小蓟30 g,紫珠草30 g,生藕节15 g;阴虚者,加女贞子15 g,旱莲草15 g。

二、西医治疗

本病有自愈倾向,因此以对症治疗为主,其中重点是防治水钠潴留,控制升高的血容量,以减轻水肿及高血压。对重症病人还要积极防治并发症,以减少病死率。

(一)常规治疗

1. 一般治疗

应根据如下原则掌握病人的休息及饮食:

(1)休息:疾病初期应卧床休息,至肉眼血尿消失、水肿消失、血压恢复正常,一般需 2~3 周,然后逐步增加活动。长期卧床无必要,并不改善长期预后。

(2)饮食:有水肿及高血压时,应予低盐饮食(食盐少于 3 g/d)。出现少尿又未做透析的病人,应控制摄入量(按尿量加不显性失水量减内生水量计算),并限制钾摄入量。

无氮质血症的患者不必限蛋白质摄入量,仍为 1 g/(kg·d);有氮质血症患者应限蛋白质摄入量至 0.6 g/(kg·d),并选用高质量蛋白(富含必需氨基酸的动物蛋白,尤其是蛋及奶),可减轻氮质血症,而又保证所需营养。若病人已开始透析,则不再限蛋白质摄入量,反而应补足透析丢失量。

2. 对症治疗

包括利尿消肿、降高血压及矫正高钾血症等治疗。

(1)利尿消肿:水肿明显时应予利尿剂。可首先试用噻嗪类利尿药,如氢氯噻嗪 25~50 mg,每日 3 次口服。若该药无效,则换襻利尿剂,如呋塞米 20~40 mg,每日 3 次口服,或 40~100 mg 静脉注射;或布美他尼 0.5~1.0 mg,每日 3 次口服,或 1~2 mg 静脉注射。襻利尿剂为强效利尿药,常能获较好利尿效果,如果利尿效果不佳,还可以在短时间内增加用药剂量,但此时有可能引起一过性耳聋及眩晕,应予注意。噻嗪类利尿药及襻利尿剂均增加尿钾排泄,有利于控制高钾血症,但血钾正常者显著利尿后,却又需预防低血钾。渗透性利尿药(如甘露醇)因能增加血容量,加重心、脑并发症应忌用。贮钾利尿药(如氨苯蝶啶、阿米洛利及螺旋内脂)一般不用,以免致成或加重高钾血症。至于肾动脉血管解痉药,如多巴胺以＜3 μg/(kg·min)静脉滴注,对急性肾炎利尿有无效果,尚待验证。利尿效果不佳时,可配合襻利尿剂试用。

(2)降低高血压:上述利尿药若有效,病人出现利尿使水钠潴留减轻后,高血压往往也恢复正常,很少再需要其他降压药。若单纯利尿治疗血压仍控制不满意,可配合应用血管扩张药(如肼屈嗪 10~20 mg,每日 3 次口服;或双肼屈嗪 12.5~25 mg,每日 3 次口服),α_1 受体阻断剂(如哌唑嗪 0.5~2.0 mg,每日 3 次口服;或乌拉地尔 30～60 mg,每日 2 次口服。此类药宜逐渐加量,以免出现体位性低血压等副作用),或钙通道阻滞剂(如氨氯地平 5～10 mg,每日 1 次口服;需较快降压时可服硝苯地平 10 mg,每日 3 次)。由于这类患者血浆肾素活性常降低,因此用 β 受体阻滞剂(如普萘洛尔、美托洛尔)或血管紧张素转换酶抑制剂(如卡托普利、依那普利)常难获得良好的降压效果,而后一类药在少尿时还易引起高钾血症,故一般不采用。

（3）纠正高钾血症:急性肾炎时由于尿量减少、肾功能减退,故较易出现高钾血症。首先应预防其发生,限制饮食中钾的摄入量,禁用贮钾利尿药及血管紧张素转换酶抑制剂。高钾血症一旦发生,则应采取下列措施积极治疗:① 襻利尿剂静脉注射,以利尿排钾;② 口服离子交换树脂(用铝型、钠型或钙型离子交换树脂,10～20 g,装于胶囊中或加到 25％山梨醇溶液 100 mL 里,饭前服用,每日 2 次),使钾从肠道随粪便排出;③ 高张葡萄糖加胰岛素静脉滴注(25％葡萄糖 100 或 200 mL 加胰岛素 6 或 12 单位静滴),使血钾转移至细胞内;④ 高渗碳酸氢钠静脉滴注或静注(5％碳酸氢钠 200 mL 静滴,严重高钾血症时可先静注 60 mL,再静脉滴注),以迅速纠正酸中毒,使钾进入胞内;⑤ 静脉注射钙剂(如 10％葡萄糖酸钙 20 mL 静注),以拮抗高血钾心肌毒性。若口服钠型离子交换树脂,或应用上述③、④治疗措施,均会加重机体水钠潴留,增加血容量,此应注意。严重高钾血症的最有效治疗措施是透析(用低钾透析液做血液透析或腹膜透析)。

3. 感染灶治疗

急性肾炎发作时,若咽部或皮肤链球菌感染未痊愈,则多数医师主张给病人注射青霉素,治疗 2 周左右,以清除体内残存的致病抗原。青霉素过敏时,可换用其他无肾毒性的细菌敏感抗菌药物,至于急性肾炎发作时,前驱感染已完全消退,还要不要常规注射青霉素,看法不一。

对病程已 3～6 个月,尿化验尚有异常且考虑与扁桃体病灶有关者,在肾炎病情稳定的情况下(无水肿及高血压,肾功能正常,尿蛋白少于＋,尿沉渣红细胞少于 10 个/高倍视野),可行扁桃体摘除术,术前、术后 2 周均需注射青霉素。

（二）并发症治疗

1. 急性肾衰竭

急性肾炎导致急性肾衰竭时,出现下列情况之一即应开始透析治疗:① 少尿或无尿 2 d;② 血肌酐升达 442 μmol/L(5 mg/dL),血尿素氮升达 21 mmol/L(60 mg/dL);③ 血钾高于 6.5 mmol/L;④ 高血容量,出现肺水肿或脑病先兆;⑤ 严重代谢性酸中毒,CO_2CP 低于 13 mmol/L 且难以矫正;⑥ 尿毒症症状极重。可采用血液透析或腹膜透析。

只要肾活检病理检查未发现该毛细血管内增生性肾小球肾炎已并发广泛新月体形成,病人预后往往都良好,依靠透析度过急性期后,即能出现利尿,肾功能逐渐恢复,病情显著好转。这类病人不应该用类固醇激素及细胞毒性药物治疗。若病理检查显示此毛细血管内增生性肾小球肾炎已并发广泛的大新月体,则应按急进性肾炎处理,给予各种强化治疗。

2. 心力衰竭

由于急性肾炎时出现的心力衰竭主要由水钠潴留、高血容量引起,高血压亦起一定作用,故主要治疗措施应为利尿、降压及减轻前后负荷。应予强效的襻利尿剂利尿,可配合用酚妥拉明(从 0.1 mg/min 开始静脉滴注,每 10～15 min 增加 0.1 mg/min,直至起效或出现低血压副作用,最大剂量为 1～2 mg/min)或硝普钠(从 15 μg/min 开始避光静脉滴注,每 5 min 增加 5 μg/min,直至起效或出现低血压副作用,最大剂量为 150 μg/min),以减轻前后负荷及降低高血压。心力衰竭并非由心肌收缩力下降引起,若未合并器质性心脏病,则无必要用洋地黄类强心药。

如果利尿剂效果不好,上述药物疗效不佳,则可用血液滤过、连续动静脉血液滤过(CAVH)或腹膜透析进行脱水治疗,这常可迅速获得明显疗效。

3. 脑病

应积极降低高血压。除多用硝普钠静脉滴注外,近来还常选用柳胺苄心定静脉注射(首剂 20 mg 缓慢静注,可每隔 10～20 min 注射一次,至疗效满意或累积量达 200 mg 为止)或静脉滴注治疗(200 mg 加入 200 mL 5%葡萄糖液中静滴),该药兼有 α 及 β 受体阻滞剂作用,降压效果好,主要副作用为眩晕及体位性低血压。还可选用乌拉地尔,病重者先静脉注射(首剂 12.5～25 mg,用 10 mL 生理盐水稀释后缓慢静注,必要时 10～15 min 后再重复一次),然后静脉滴注维持[50～100 mg 溶于 250 mL 15%葡萄糖溶液中,以 2～4 μg/(kg·min)速度静滴]。乌拉地尔为 α_1 受体阻滞剂,静脉用药时降压迅速,效果良好,副作用轻(仅轻头晕、恶心,少尿见体位性低血压)。

配合上述药物,应静脉注射襻利尿剂,以减轻水钠潴留,帮助降血压,改善脑水肿。有惊厥及抽搐时,还应给予镇静药,并予吸氧。镇静药常用安定 10～20 mg 静脉注射,或苯巴比妥钠 0.1～0.2 g 肌肉注射,或 10%水合氯醛 10～15 mL 保留灌肠,另外,还可用 25%硫酸镁肌肉注射,或以 5%葡萄糖 20 mL 稀释后缓慢静脉注射,硫酸镁亦有降血压作用,注射时应监测血压,肾功能不全病人勿过频用药,以免发生高镁血症。

急性肾炎病人,即使已发生上述并发症,也不应该用类固醇激素及细胞毒药物(病理检查证实并发新月体形成者例外)。该类药抑制抗体形成后,有可能使抗原过剩病情迁延,并可继发感染加重疾病。

三、中西医结合治疗

急性肾炎患者素体肺气虚弱,卫表不固,易感外邪。风邪上受,首先犯肺,肺之宣通和肃降功能失调,不能通调水道,下输膀胱,风水相搏,风遏水泛而成水湿浸渍之证。水湿内阻,郁而化热,产生湿热之证。所以肺卫不固、水湿浸渍、湿热内蕴是急性肾炎常见的中医证型。水湿浸渍证多见于急性肾炎水肿期;湿热内蕴证主见于急性肾炎水肿消退期;肺卫不固证多见于急性肾炎恢复期。患者初诊时表现为肺失宣降,水湿浸渍,采取宣肺利水法治疗,水肿很快消散,印证了中医"肺为水之上源"的理论。水肿消退后,表现为湿热内蕴,脉络瘀阻,采用清热解毒,祛风利湿,活血通络法治疗,尿蛋白明显减少,所以有学者说:"湿热不除,蛋白难消。"恢复期采取益气固表法治疗,达到扶正固表,提高免疫功能的效果。

急性肾炎以链球菌感染后发生者最为多见,但病毒(水痘病毒、腮腺炎病毒、柯萨奇病毒、某些流感病毒等)感染后出现的急性肾炎也不少见,一般临床症状较轻,治疗与链球菌感染后肾炎相同,只不过选用清热解毒药时,以抗病毒药物为主(如板蓝根)。对有扁桃体病灶明显的患者,可行扁桃体切除术,但手术宜在肾炎病情稳定,无临床症状和体征,尿检基本正常后进行为宜。

第九章 急进性肾小球肾炎

急进性肾小球肾炎(RPGN)简称急进性肾炎,是一组临床表现为急性肾炎综合征、肾功能急剧减退、早期出现少尿或无尿的肾小球疾病,若无有效治疗,患者将于几周至几个月(一般不超过半年)进入终末期肾衰竭。该病病理类型为新月体性肾小球肾炎。

急进性肾炎可分成四类:① 与感染疾病(如感染性心内膜炎)相关的急进性肾炎;② 与系统性疾病(如系统性红斑狼疮)相关的急进性肾炎;③ 与药物(如利福平等)相关的急进性肾炎;④ 属于原发性肾小球疾病的急进性肾炎。后者又能分为两类:一类从疾病起始即有广泛新月体形成,被称为原发性急进性肾炎;另一类是在其他类型原发性肾小球疾病(如毛细血管内增生性肾小球肾炎)基础上重加新月体形成。下面着重介绍原发性急进性肾炎。

第一节 发病机制与病因病机

一、西医发病机制及分型

原发性急进性肾炎可根据免疫病理表现分成三型,它们的病因及发病机理各不相同。Ⅰ型为抗肾小球基底膜抗体型,该抗体与肾小球基底膜抗原结合后激活补体致病。现已知基底膜中此抗原决定簇的定位,它存在于胶原Ⅳ链羧基端的球形非胶原糖蛋白 NC1 区中,分子量 $25\sim27$ kD。针对此抗原决定簇的自身免疫是如何引起的尚未清楚。Ⅱ型为免疫复合物型,循环免疫复合物沉积或原位免疫复合物形成于肾小球,激活补体而致病。致病抗原欠清,由于该型患者常有前驱上呼吸道感染,提示病原体(病毒或细菌)可能与此相关,但是仍可能存在有其他环境的或自体的致病抗原。Ⅲ型的病因及发病机制以前不清楚,故被称作"特发性急进性肾炎"。后发现 $75\%\sim90\%$ 的该型患者血中抗中性白细胞胞浆自身抗体(ANCA)呈阳性,提示其疾病实质为原发性小血管炎。以前以为 ANCA 仅能作为小血管炎的标志,并无致病作用,但现在证实 ANCA 也参与小血管炎致病。但是,血中 AN-CA 阴性的少数Ⅲ型病人,疾病致病机制仍不清。

另外,近几年有作者在部分(少于 30%)Ⅰ型病人血中也同时发现了 ANCA,且病人兼有Ⅰ型及Ⅲ型临床及病理特点,提示这部分病人可能为抗肾小球基底膜肾炎与肾脏小血管炎并存致病。

基于病人循环中 ANCA 的发现,现有学者将原发性急进性肾炎重新分为五型:Ⅰ型为抗肾小球基底膜抗体型(抗肾小球基底膜抗体阳性,ANCA 呈阴性);Ⅱ型为免疫复合物型(两种抗体均呈阴性);Ⅲ型为肾脏小血管炎(ANCA 呈阳性,抗肾小球基底膜抗体呈阴性);Ⅳ型为混合性(即Ⅰ型与Ⅲ型的混合,两种抗体均呈阳性);Ⅴ型为寡免疫沉积物型(两种抗体均呈阴性,致病机制仍不清)。此五型分型法,是将原Ⅰ型分作为Ⅰ型及Ⅳ型,原Ⅲ型分成Ⅲ型及Ⅴ型。

原发性小血管炎同系统性红斑狼疮一样,现代均被认作风湿病类疾病,所以,逻辑上其肾损害应同狼疮性肾炎一样归属继发性肾病范畴。可是正如上述,不少专著现已将原发性小血管炎导致的新月体肾炎划归到了原发性急进性肾炎中,是否合理,甚值商榷。

本书在以下叙述中不拟采用此新分型法,仍按原来三型做讨论,但会加进新分型法的实质内容。

二、中医病因病机

认为本病多因风热毒邪外袭,首先犯肺,导致肺失宣降,水道通调失常,以致水液内停,风水相搏,泛溢肌表,发为水肿。继而风热之邪化为热毒,热毒与湿相合,湿毒内蕴,弥漫三焦,困阻脾胃,损伤肾脏,导致肺、脾、肾、三焦功能失调,水液代谢紊乱加剧,出现三焦水道壅塞,脾胃升降逆乱,肾关开合失常等一系列病理变化。

第二节　病　理　改　变

本病的病理表现为新月体性肾小球肾炎,除了新月体性肾小球肾炎的共有特征外,其各型还有各自特点。光镜下Ⅱ型常伴明显的肾小球内皮及系膜细胞增生,Ⅲ型 ANCA 阳性者常伴肾小球纤维素样坏死,而Ⅰ型无上述特点。电镜下除前述Ⅱ型常见、而Ⅰ及Ⅲ型无电子致密物外,Ⅰ型尚常见肾小球基底膜断裂,Ⅱ及Ⅲ型却不常见。当然,这三型最大的区别在免疫病理表现,即Ⅰ型 IgG 及 C3 呈线样于肾小球毛细血管壁上沉积,Ⅱ型 IgG 及 C3 呈颗粒样于系膜区及毛细血管壁沉积,

Ⅲ型无或仅见极微量免疫沉积物。

对急进性肾炎病人进行肾活检时，病人往往已出现急性肾衰竭，故肾穿刺的危险性显著增加。为避免出现严重出血并发症，术前应按急性肾衰竭肾穿刺的特殊要求进行准备；穿刺宜在 B 超引导下（静脉肾盂造影常不显影易定位失败）用 16G 或 18G 细针进行，避免多次取材；穿刺毕最好 3 d 后再恢复血液透析，若必须早透则应选用无肝素或低分子肝素透析方案。如果严格遵照上述原则，可避免开放肾活检。

第三节　临床表现

Ⅰ型好发于青年，Ⅱ型好发于青、中年，Ⅲ型好发于中、老年，男性病人居多。在原发性急进性肾炎中各型病人所占比例，西方国家以Ⅲ型为主，占 50%～70%，而Ⅰ型及Ⅱ型仅占 10%～20%；中国似乎以Ⅱ型为主，占绝大多数，Ⅲ型远比Ⅱ型少，而Ⅰ型最少见。

有前驱感染者起病较急，否则呈隐袭起病，但疾病至一定阶段终将急骤发展。临床呈现急性肾炎综合征，病人出现血尿（为肾小球源血尿）、蛋白尿、水肿、高血压（多为轻度高血压）及肾功能损害。但与急性肾炎不同，此肾功能损害并非一过性，而是进行性急剧发展，多在几周或几月内（一般不超过半年）出现少尿或无尿，进入终末期肾衰竭，并伴随发生中度贫血。部分Ⅱ、Ⅲ型病人可因大量蛋白尿而导致肾病综合征，Ⅰ型少见。

ANCA 呈阳性的Ⅲ型患者及合并阳性 ANCA 的Ⅰ型患者，有时还能出现血管炎的某些非特异表现，如发热、消瘦、关节疼、肌肉痛及腹疼等。

实验室检查Ⅰ型患者可于血中或肾组织洗脱液中发现抗肾小球基底膜抗体。现多用间接免疫荧光方法检查，此方法特异性高，但敏感性较低，如能用放免方法或酶联免疫吸附法（ELISA）测定，则特异性及敏感性均高。Ⅱ型患者循环免疫复合物有时增多而血清补体 C3 及 CH50 降低。由血管炎引起的Ⅲ型患者，或合并血管炎的Ⅰ型患者血中 ANCA 呈阳性。ANCA 常用间接免疫荧光法及 ELISA 法检测。间接免疫荧光法检查时，在乙醇固定的白细胞涂片上阳性结果能呈两型，即 P-ANCA（ANCA 环核分布，抗原主要为髓过氧化物酶）及 C-ANCA（ANCA 于胞浆内均匀分布，抗原主要为蛋白酶 3），间接免疫荧光检查法敏感性及特异性均欠高，现很少单独应用；ELISA 法敏感性及特异性均远比间接免疫荧光法高，若用中性粒细胞胞浆特异抗原（如髓过氧化物酶、蛋白酶等）包被试验板进行试验，还能准确测出 ANCA 的致敏抗原，对 ANCA 进行分类。

ANCA 的相应抗原除髓过氧化物酶及蛋白酶 3 外,还有多种成分,P-ANCA 的相应抗原尤如此;阳性 ANCA 除主要见于原发性小血管炎(主要指显微型多血管炎及韦格内肉芽肿)外,还可见于继发性血管炎(如红斑狼疮或类风湿关节炎血管炎)及非血管炎疾病(如溃疡性结肠炎、克罗恩病、原发性胆汁性肝硬化及自身免疫性肝炎等),后两种情况的 ANCA 多为 P-ANCA,在评价 ANCA 试验结果时,要予注意。

急进性肾炎,尤其是已出现急性肾衰竭者,双肾体积常增大,可通过 B 型超声检查或腹部 X 线平片检查发现。

第四节　诊断与鉴别诊断

急性肾炎综合征伴肾功能急剧恶化时,无论是否已达到少尿性急性肾衰竭,均应疑及本病并尽量早做肾活检,若证实 50% 以上肾小球有大新月体形成,则诊断可成立。临床诊断中需鉴别下列疾病。

一、非肾小球损害导致的急性少尿或无尿性肾衰竭

1. 急性肾小管坏死

常有明确的发病原因,如中毒(药物、生物毒等)、休克、横纹肌溶解、异型输血。病变主要在肾小管,因此常表现为低比重尿(<1.010),肾小管受损后重吸收钠障碍,临床表现为低血钠、高尿钠,尿液中可发现大量肾小管上皮细胞。

2. 急性间质性肾炎

常有药物过敏史,急性肾功衰竭同时伴发热皮疹嗜酸性粒细胞增高,尿中常可查见嗜酸性粒细胞。

3. 急性肾静脉血栓

凡导致血液浓缩、血小板黏附性增加的患者,如膜性肾病、巨球蛋白血症,均可发生此病,患者严重腰背痛、腹痛,血尿伴肾功能急剧恶化,肾脏影像学检查可发现患侧肾脏明显增大,彩色多普勒血管超声和肾静脉造影有助于鉴别。

4. 肾动脉栓塞

发生于老年人更多见,有肾外动脉硬化的临床表现及肾动脉损伤史。

5. 血栓性微血管病

包括溶血性尿毒症综合征和血栓性血小板减少性紫癜,以及恶性高血压等,在急性肾功能损害的同时,伴微血管病性溶血,且导致贫血,外周血可查见破碎的头

盔状红细胞,同时血小板减少。

6. 肾动脉粥样斑块栓塞

见于老年人高脂血症动脉粥样硬化患者,呈急性肾衰伴血尿,低补体血症及嗜酸性粒细胞增多。

7. 肾髓质坏死(肾乳头坏死)

常见于糖尿病患者或长期服用止痛药后发生的泌尿系感染,患者常先有高热、腰痛、脓尿等肾盂肾炎表现,然后出现少尿、无尿及肾衰竭。患者尿液中常常有脱落的肾组织。

8. 肾皮质坏死

高龄孕妇合并胎盘早剥者,或各种严重脱水或感染后的患者,易发生肾皮质外层 2/3 的小动脉反射性收缩,病史及肾活检有助于鉴别。

9. 尿路梗阻性肾功衰竭

常见于肾盂或输尿管双侧性结石,或一侧肾无功能、对侧结石梗阻;或呈膀胱、前列腺、腹膜后肿瘤压迫。表现为平时正常的尿量骤然出现减少或无尿,伴有明显腰痛或肾绞痛,超声波检查有肾盂积水,X 线平片可见结石或肾影增大,放射性核素肾图为梗阻图形,膀胱镜及逆行肾盂造影常见梗阻处病损征象。

二、继发性 RPGN

1. 狼疮性肾炎

临床常有全身多系统损害,实验室检查有抗核抗体等多种自身抗体呈阳性,活动期血清 IgG 增高,dsDNA 增高,补体 C3 下降;病理可呈新月体型肾炎,严重弥漫性增生伴血管病变,有时发现"白金耳样"改变及苏木素小体,严重时有纤维素血栓与明显的肾小管间质炎症,免疫荧光检查呈"满堂亮"(full-house)。

2. 紫癜性肾炎

临床有皮肤、关节、胃肠道、肾脏受累的过敏性紫癜表现,有时血清学检测可发现 IgA 增高;病理损害较重时呈局灶节段性肾小球坏死,毛细血管腔内小血栓形成伴纤维素沉着,表现为小新月体者并不少见,严重者常伴肾小管萎缩,间质炎细胞浸润,甚至间质纤维化;免疫病理有 IgA 及 C3 颗粒样沉积。

3. 肺出血肾炎综合征

2/3 的患者肺出血在肾炎之前,咯血伴咳嗽、发热,多数病人有贫血,X 线异常;肾病损中血尿为主要表现,严重者有肉眼血尿和红细胞管型,多数病人肾功损害重,血清学检查抗 GBM 抗体呈阳性。

4. IgA 肾病

肉眼血尿发生率很高,血尿于上呼吸道感染后数小时至数天内出现,部分患者血清 IgA 增高,免疫病理以 IgA 及 C3 沉积为主。

另尚有少数膜性肾病、系膜毛细血管性肾炎、冷球蛋白血症、Alport 综合征以及淋巴瘤、霍奇金病发生 RPGN 的报道。

三、急性肾小球肾炎

急性肾小球肾炎个别严重病例亦可出现新月体，临床表现有进行性肾功损害，但是该病应具备急性肾炎典型的临床表现和化验检查，肾功损害具有可逆性，临床鉴别困难的患者，宜及时进行肾活检。

第五节　治　　疗

一、中医治疗

中医治疗本病应重点放在祛除"毒、瘀、浊"3 个方面。

1. 清热解毒

选用白花蛇舌草 30 g，半枝莲 30 g，龙葵 15 g，金银花 30 g，地榆 20 g 等。

2. 活血化瘀

选用丹参 30 g，赤芍 15 g，川芎 15 g，红花 15 g，水蛭 4.5 g（研细冲服）。

3. 泄浊

芳香化浊常用藿香 15 g，佩兰 15 g，白豆蔻 15 g，紫苏梗 15 g；渗湿泄浊常用茯苓 30 g，泽泻 30 g，金沙藤 30 g，车前草 30 g；通腑降浊常用大黄 15 g，芒硝 10 g 或用降氮胶囊（笔者经验方），每次 4 粒，每日 3 次，冲服。待病情平稳后，气虚加黄芪、太子参、黄精；阴虚者加女贞子、墨旱莲、龟板、鳖甲；阳虚者加仙茅、淫羊藿、巴戟天；血虚者加制何首乌、当归、鸡血藤。

二、西医治疗

本病发展过程快，病情迅速恶化，若未能及时认识诊断并给予正确的治疗将贻误病时，对病人肾脏功能的恢复和生命危险造成极大威胁。近年来随肾穿刺活检的广泛开展，加之对本病的治疗有了较大的进展，本病的治疗和预后均有明显提高。治疗方案首先是迅速控制急性免疫炎症反应，随后针对免疫病变特点采取长期维持治疗和其他相关治疗。

（一）急性期治疗

1. 甲泼尼龙(MP)冲击治疗方案

在极短时间内采用大于通常口服剂量 20 倍的大剂量糖皮质激素静脉滴入，充分发挥其抗炎及免疫抑制效应。糖皮质激素与其在细胞浆中的受体结合进入细胞核：① 与 DNA 启动子上的糖皮质激素反应元件结合，调控各种细胞因子的表达；② 与激活蛋白-1(AP-1)结合并抑制其活性；③ 与核因子(NF-κB)结合，抑制其活性，因而可抑制炎细胞向病变组织游走聚积并抑制炎性介质释放；④ 通过非基因调节，直接诱导淋巴细胞凋亡，减少抗体形成，降低补体水平。该方案作用快速、强大，可在数小时内使病情得以改善，由于静脉大剂量 MP 的半衰期仅 60～90 min，因此，可以最大限度地发挥疗效，而副作用又相对较少。

对于 RPGN 肾活检细胞增生明显，炎症活跃的急性期患者，MP 冲击治疗越早，疗效越好。MP 冲击可以用于三种类型的 RPGN，其疗效以Ⅲ型最好，Ⅱ型次之，Ⅰ型最差。发病早期及时使用该方案，有效率可达 85%。用法：MP 每次 10～15 mg/kg，一般 0.5～1.0 g，加入 5% 葡萄糖溶液 300 mL，静脉缓慢点滴，时间不应少于 1 h，每日 1 次(或隔日 1 次)，3～4 次为 1 个疗程，间隔 3～4 d 后，可再用 1～2 个疗程，一般不超过 3 个疗程。然后改为口服泼尼松，每日 1 mg/kg，口服 8 周逐渐减量，以每日 0.2 mg/kg 维持，整个疗程 2～3 年。该冲击疗法较单纯口服泼尼松及细胞毒性药物疗效明显提高，对Ⅱ、Ⅲ型患者，70% 可以脱离透析维持正常肾功能，疗效可维持 2 年以上。

MP 冲击治疗常见的副作用是继发感染和钠、水潴留，精神异常以及可逆性记忆障碍、面红、高血糖、感染(败血症等)、消化道出血或穿孔、严重高血压、充血性心力衰竭等。因此治疗时务必严格掌握适应证，其禁忌证是：① 抗菌药物不能控制的细菌感染和真菌感染；② 未能控制的高血压；③ 活动性消化性溃疡；④ 新近胃肠吻合术；⑤ 精神病；⑥ 产褥期；⑦ 角膜溃疡。

2. 环磷酰胺(CTX)及其冲击疗法

对于重症 RPGN，当其肾功能迅速恶化，应考虑同时使用细胞毒性制剂，如CTX，特别是针对Ⅰ型和Ⅲ型患者，早期实施可减少不可逆的瘢痕的发生。近年来对重症 RPGN，多在 MP 冲击同时采用 CTX 静脉点滴，0.5～1.0 g/m^2 体表面积，每月 1 次，共 6 个月；也有主张急重症初期采用 CTX 冲击，每 2 周 1 次，每次 8～12 mg/kg，病情减轻时改为每月 1 次，每次 0.5～1.0 g/m^2，认为该方案更有利于及时缓解病情提高疗效。对上述 MP 加 CTX 的疗法，有人称为双冲击疗法，认为对 RPGN Ⅲ型采用双冲击疗法有明显益处。

CTX 能稳定肾功能、减少激素的副作用，但剂量必须随肾功能损害程度和外周细胞计数进行调整。根据美国国立卫生研究院(NIH)提出的标准，CTX 冲击治疗后白细胞计数 ≤1 500×10^9/L，下次冲击剂量宜下调 25%，若白细胞计数 ≥

$4\,000\times10^9$/L 则表明剂量应上调 10%。我国较多学者采用白细胞计数≤$3\,000\times$ 10^9/L 则暂停冲击,1 周后白细胞计数≥$3\,000\times10^9$/L 再冲击也为时未晚。CTX 的副作用为感染、肝功能损害、骨髓抑制、脱发、出血性膀胱炎、性腺抑制、恶性肿瘤发生率增加,少数人有胃肠道反应。

CTX 的疗程为 6～12 个月,若 6 个月已缓解,则可以考虑停用,若 6 个月未缓解者,则延至 12 个月,必要时可改为口服硫唑嘌呤 2 mg/(kg·d)。

3. 血浆置换疗法(PP)

对本病 Ⅰ 型有较好疗效,特别当疾病早期尚未发展为少尿性肾衰竭,血肌酐含量<530 μmol/L(<6 mg/dL)时进行该治疗,可以去除循环中的抗原、抗体、免疫复合物及炎症介质,还可以促进单核吞噬细胞系统吞噬功能改善,维持机体内环境稳定。对 Ⅰ 型患者的标准治疗包括严格的 PP 疗法和糖皮质激素及 CTX 治疗,85% 的患者获得存活,但其中 40% 最终将发展为终末期肾病。但是,如果单用 PP 治疗,则生存率不足 50%,其中 90% 进入终末期肾衰竭。然而 RPGN 的 Ⅱ 型和 Ⅲ 型即使不采用 PP 疗法,不需透析患者 10 年存活率也可达 48%,采用 PP 疗法并不能改善这两型患者的远期预后。

血浆置换需每天放出患者大量抗凝全血,用离心分离或大孔径纤维膜超滤,将其中血浆与血细胞分离,去除血浆(每次 2～4 L,每日或隔日 1 次)并补充等量健康人的新鲜血浆或其他代用品,直至循环中抗 GBM 抗体呈阴性。对于肺出血的患者,由于血栓等因素,宜在每次置换的最后采用冰冻血浆,与此同时用泼尼松 1 mg/(kg·d),环磷酰胺 2～3 mg/(kg·d)或硫唑嘌呤 2 mg/(kg·d)。50 岁及以上患者免疫抑制剂剂量应减少;对于肾活检发现活动性新月体肾炎的患者;免疫抑制剂应连续治疗至少 4 周;经 4～8 周治疗肾功能无一点恢复,且又无肺出血的患者,免疫抑制剂应停用。

4. 免疫吸附(IA)疗法

IA 是近 15 年发展起来的一种新技术,用于传统方法治疗欠佳的一些疾病。该疗法将抗原、抗体及某些具有特定物理化学亲和力的物质作为配基与载体结合,制成吸附柱,利用其特异性吸附性能,选择性或特异性地清除患者血液中的内源性致病因子,达到净化血液、缓解病情的目的。

有人认为对 RPGN 中抗 GBM 型采用传统 PP 治疗或大剂量激素联合 CTX 治疗者,终末期肾衰的发生率没有明显降低,采用 IA 能有效降低血清中抗 GBM 抗体水平,迅速缓解肺出血。

国内采用蛋白 A(一种金黄色葡萄球菌菌株细胞壁的蛋白成分)制成吸附柱。蛋白 A 可与血浆中致病性抗体,特别是 IgG 型抗体结合,然后洗脱并清除抗体。方法:使用血泵及枸橼酸联合低分子肝素抗凝,体外循环下全血以 100 mL/min 的速度流经血浆分离器,分离出的血浆再以 30～50 mL/min 的速度流经蛋白 A 吸附柱进行吸附,10 min 后用酸性洗脱液(pH 为 2.2)进行洗脱,再用缓冲液(pH

为7.0)冲洗至吸附柱内 pH 恢复到 7.0 时开始下一循环,每次 10～15 个循环,每次治疗再生血浆 3000～7500 mL,隔日 1 次,1 个疗程共 10 次。总再生血浆 30～601 L,每次吸附治疗前后均应检测血清抗-GBM 抗体水平。治疗中应注意 IA 吸附剂量要足,以便迅速彻底清除血清中抗-GBM 抗体,并应同时联用免疫抑制剂抑制血清抗体产生,防止疾病复发,一般采用 IA 前或同时给予甲泼尼龙(MP)静脉滴注(0.5 g/d,3～6 d)后改为口服泼尼松[1 mg/(kg·d)],泼尼松的减量与 MP 冲击治疗相同,也有在 IA 结束后用霉酚酸酯 1.0 g,每日 2 次。

5. 麦考酚吗乙酯(MMF)的应用

MMF 可以通过抑制细胞鸟嘌呤核酸的生物合成而阻断核酸合成,并选择性抑制 T、B 淋巴细胞的增生,阻止细胞因子释放和抗体生成的同时通过诱导淋巴细胞凋亡增加其免疫抑制作用;特别是 MMF 对血管内皮细胞的增殖、黏附、转分化及炎性介质释放有广泛影响,通过抑制 NF-κB 活性,抑制转化因子-β(TGF-β)产生,减少肌成纤维细胞浸润和胶原沉积,延缓肾组织的慢性纤维化进程。因而,人们对 MMF 治疗Ⅲ型 RPGN 的前景看好,特别对某些肾功能已有损害,病程出现慢性化改变但仍有疾病活动征象的患者,MMF 是一较好的选择。由于 MMF 的抗炎强度远不如 MP,因此仍主张先采用 MP 和 CTX 冲击治疗,诱导缓解后再给予 MMF 治疗。方案是 MP 0.5～1.0 g/d,共 3 d(如前面所述)加或不加 CTX,继而以 MMF 1.5～2.0 g/d 口服,达到临床缓解后 MMF 减至 1.0 g/d,持续半年后减为 0.75 g/d 维持,总疗程 1.5～2 年。MMF 的副作用主要有:① 感染,可有带状疱疹和肺部感染;② 胃肠道反应,如腹痛、腹胀、腹泻、呕吐、食欲下降,一般出现在治疗初期;③ 骨髓抑制,可有白细胞减少,贫血和血小板减少;④ 偶有出现一过性谷丙转氨酶升高,如不伴黄疸,可观察并继续用药,ALT 升高 2 倍以上或伴胆红素升高应及时停药。

6. 四联疗法

澳大利亚 Kincaid-Smith 采用该法治疗 RPGN 患者后认为有一定疗效。方法:① 肝素钠,5 000～20 000 U/d 加入 5% 葡萄糖液 200～500 mL 静脉点滴,观察凝血时间延长 1 倍以上或尿 FDP 下降作为药量调节指标,5～10 d 为 1 个疗程,然后改为口服抗凝药等;② 血小板解聚药,双嘧达莫、磺吡酮等;③ 环磷酰胺或硫唑嘌呤(方法同前述);④ 泼尼松 60～100 mg,隔日 1 次,或 MP 静脉滴注。

7. 普乐可复(FK 506)的应用

有人观察 FK 506 对重症 SLE 伴小新月体的患者可以较快控制活动病变,减轻肾脏损害。FK 506 对异常的体液免疫有强力抑制作用,通过抑制 Thz 细胞产生 IL-10,抑制由 B 细胞诱导产生的大量自身抗体,同时直接抑制活化的 T 细胞,下调 IL-2 和 IL-7,有利于肾脏活动病变的缓解。特别是对于那些经历 MP 和 CTX 冲击治疗未获完全缓解的患者,有人采用 FK 506 联合中小剂量的泼尼松,对疾病的完全缓解有一定作用。由于 FK 506 的药物疗效、副作用均与血药浓度密切相关,个体间血药浓度差异较大,而合适的浓度对产生最好疗效和最小副作用至关重要,因此有人借鉴肾移植的经验,将 FK 506 的起始剂量设为 0.1 mg/(kg·d),血药谷浓度维持在 4～10 μg/L,治疗 6 个月。此方法的副作用:① 可逆性的血肌酐升高;② 血糖升高;③ 感染。由于 FK 506 有类似环孢素 A 的副作用,且目前仅用于小新月体的患者,对 RPGN 尚缺乏经验,因而需更多的积累和验证。

以上各种疗法目前均缺乏严格的多中心前瞻性对照研究,因此对不同疗法尚难做出确切评价。

(二)复发与加重的治疗

RPGN 中的 I 型和 III 型可于完全缓解后的数月至数年内又复发,对于这类患者,可以重复以上方案治疗获得再度缓解。病情的复发与加重与感染有关,因此应努力防治感染。

(三)慢性期的治疗

临床医生必须面对的重大问题是 RPGN 活动期病变虽然可能得以控制,却不能阻止病变向慢性化(肾小球硬化、小管萎缩、间质纤维化)发展。

对于本病是否已进入慢性期,不能凭病程的长短进行判断,因为患者可以在数周内进行性地发展为终末期;更不能凭临床的少尿和肾功状况加以判断,因为临床表现与病理改变并不完全一致。疾病进展为慢性期的关键是,肾活检证实肾脏组织学的改变以慢性化的指标为主。对于已呈慢性期病变的患者应进行以下治疗:

(1)停止对免疫性炎症的抑制治疗,除了部分 III 型患者在已发生部分慢性病变时仍可继续试用强化治疗且可能取得一定疗效外,其余患者在此阶段仍继续长期大量使用免疫抑制药物是有害的。此时,应注意降低肾小球滤过压,尽可能保护残存功能。

(2)血液透析(HD)应尽可能早地实施,当急性期血肌酐含量≥503 μmol/L(≥6 mg/dL)时,进行免疫炎症的抑制治疗时就应同时应用,当进入慢性期,肾功能已无法恢复时,则必须长期依赖透析治疗。

(3)肾移植 RPGN 患者已属慢性期,长期采用 HD 替代的患者应考虑做肾移植。I 型患者肾移植的复发率达 10%～30%,因此,移植前必须监测血清抗 GBM 抗体滴度,当抗体滴度正常后继续用药数月,直至病情稳定后半年再行肾移植,可使其复发率降至 10% 以下,对于 III 型患者,同样需监测 ANCA 水平后,再决定停药及移植时机。

三、中西医结合治疗

急进性肾炎的临床表现酷似重症急性肾炎,易于误诊,因此一定要严密观察病情,尽早做出诊断,方能及早正确用药。若能恰当地使用甲基泼尼松龙冲击治疗,可抑制新月体毁坏肾小球(其破坏过程仅需1～2周时间),以挽救患者的生命。若患者在新月体破坏大部分肾小球之前,便给予正确的治疗,有效率可达80%。

急进性肾炎是一种免疫损伤性弥漫增生性新月体性肾炎,进展迅速,病情重,预后差,若不及时治疗,就可以在短期内发展至终末期肾衰竭。因此,在治疗上一定要采取中西药有机结合、多途径给药、多种治疗手段的综合治疗,以期达到中西药在治疗上的协同作用和中药对西药不良反应的监控,以提高治疗效果。关于糖皮质激素与中药配合使用的经验如下:

突击使用超大剂量糖皮质激素,常可出现许多不良反应,如抵抗力下降、易感染、满月脸、兴奋失眠、五心烦热、自汗盗汗、多毛、痤疮等,此时若能恰当地配合中药治疗,不仅能减轻激素的不良反应,而且还能提高激素的疗效。

在大剂量激素治疗阶段,患者常出现阴虚火旺证候,此时应配合使用滋阴降火法治疗,如养阴健肾方(笔者经验方)加减:生地黄30,玄参15 g,女贞子15 g,墨旱莲15 g,知母15 g,黄柏10 g,益母草15 g,地龙15 g。每日1剂。此方既能拮抗外源性激素的反馈抑制作用,减轻激素的不良反应,又能提高患者对激素的敏感性。

在激素减量阶段,患者常出现气阴两虚证候,可配合使用益气养阴法治疗,如益气健肾汤加减:黄芪50 g,太子参15 g,生地黄20 g,女贞子15 g,墨旱莲15 g,当归20 g,益母草30 g,地龙15 g,莪术15 g。此方既能防止激素撤减综合征,又可防止复发。

进入激素维持治疗阶段,患者常出现脾肾气(阳)虚证候,可配合使用健脾补肾的中药治疗,如补阳健肾汤加减:黄芪50 g,当归15 g,锁阳15 g,淫羊藿15 g,肉苁蓉15 g,茯苓15 g,山药15 g,益母草15 g,莪术15 g。此方可温肾补阳,巩固疗效。

在3个治疗阶段中均加入活血化瘀药物,如莪术、益母草、泽兰、丹参、水蛭等,对提高疗效大有益处。

第十章　隐匿性肾小球肾炎

隐匿性肾小球疾病又称隐匿性肾小球肾炎,是以无症状性血尿或(和)无症状性蛋白尿为主要表现,无水肿、高血压及肾功能损害的一组原发性肾小球疾病。该病可由多种病理类型构成,但病理改变均较轻微。绝大多数患者预后好,疾病呈良性经过,不发生肾衰竭。本病无需特殊治疗,应以保养为主。

第一节　病因及发病机制

同其他原发性肾小球疾病一样,一般认为本病亦为免疫介导性炎症疾病。但是,同一病理类型为何能呈多种临床表现,如同为系膜增生性肾小球肾炎,临床上有的表现为隐匿性肾小球疾病,有的表现为慢性肾炎或肾病综合征,机制尚不清楚,推理与它们激活的致病炎症介质不同相关,但有待验证。

肾小球源血尿与非肾小球源血尿产生机理亦不同。肾小球源血尿是炎症介质(如蛋白酶及活化氧等)损伤肾小球基底膜,致其断裂,进而毛细血管内红细胞从裂孔漏出引起,止血药物对其治疗无效。非肾小球源血尿是由尿路血管损伤致成,出血能被常规止血机制(小血管反射性收缩,血小板黏附、聚集形成白血栓,激活凝血因子形成凝血块止血)止住,止血药物治疗有效。

第二节　病　理　改　变

本组疾病的病理改变均较轻,主要见于肾小球轻微病变、轻度系膜增生性肾小球肾炎及局灶性肾小球肾炎。免疫病理检查不少为 IgA 肾病(可见 IgA 为主的免疫球蛋白伴 C3 呈颗粒状沉积于系膜区),它在无症状性血尿患者中尤常见,而另一部分并非 IgA 肾病（IgG 或 IgM 伴 C3，或单纯 C3 呈颗粒状沉积于系膜区，或免疫荧光检查呈阴性）。

第三节 临 床 表 现

隐匿性肾小球疾病能发生于任何年龄，以青少年较多见。该病主要表现为无症状性血尿（持续或间断镜下血尿，并可在发热性疾病或劳累后偶见肉眼血尿，血尿性质为肾小球源性）或（和）无症状性蛋白尿（尿蛋白量少于 1 g/d，以白蛋白为主），而无水肿、高压及肾功能损害。实验室检查要注意如下事项：

一、肾功能检查

肾功能检查不能只化验血清肌酐及尿素氮，必须做更敏感的肾小球滤过率检查，如肌酐清除率测定，唯肌酐清除率正常才能真实反映肾小球功能正常。

二、血尿检查

离心后的尿沉渣在高倍视野下红细胞数超过 3 个即为镜下血尿。非离心尿显微镜检查易呈假阴性，而试纸浸条试验检查又易呈假阳性，这在判断是否存在镜下血尿时必须注意。

有两种鉴别肾小球源与非肾小球源血尿的方法：① 相差显微镜检查鉴别血尿：1979 年首先报道，该方法认为非肾小球源血尿为均一红细胞血尿，红细胞形态及大小正常，少数情况下偶见血红蛋白丢失的影细胞或轻微变形的圆齿细胞；而肾小球源血尿为变形红细胞血尿，红细胞大小不等，形态变异，呈 3 种或更多样化的畸变。以后，人们又深入研究了尿中各种变形红细胞在诊断肾小球源血尿的特异性，发现棘红细胞（戒指形，其上带一至数个疱状突起）诊断意义最大，因此，现在有人将尿中发现棘红细胞作为诊断肾小球源血尿的主要依据。② 红细胞容积分布曲线鉴别血尿：1986 年首先报道，该方法认为非肾小球源血尿为对称曲线，其峰值上的红细胞容积略大于静脉红细胞容积分布曲线峰值上的红细胞容积；肾小球源血尿为非对称曲线，其峰值上的红细胞容积明显小于静脉红细胞容积分布曲线峰值上的红细胞容积。肾小球源血尿的尿红细胞平均容积一般小于 72 fL。相差显微镜检查对轻度镜下血尿的诊断正确率高，而红细胞容积分布曲线检查对肉眼血尿的诊断更准确，二者应配合使用。

近来出现鉴别肾小球源与非肾小球源血尿的第三种方法,即用免疫组化染色检查尿红细胞表面有无 Tamm-Horsall 蛋白,检查呈阳性者为肾小球源血尿,呈阴性者为非肾小球源血尿,此法特异性及敏感性也甚高。

三、蛋白尿检查

少于 1 g/d 的尿蛋白也可能出现在肾小管蛋白尿中,为鉴别肾小球及肾小管蛋白尿,可做十二烷基硫酸钠-聚丙烯酰胺凝胶电泳检查。肾小管蛋白尿为小分子尿蛋白,肾小球蛋白尿为白蛋白及更大分子的尿蛋白。

第四节　诊断与鉴别诊断

一、诊断要点

呈现肾小球源血尿(可偶见肉眼血尿)或(和)轻度蛋白尿(少于 1 g/d,以白蛋白为主)的患者,无水肿、高血压及肾功能损害,并能排除外继发性及遗传性肾小球疾病和轻型感染后急性肾炎时,临床上隐匿性肾炎诊断即能成立。

二、鉴别诊断

(一)遗传性肾小球疾病

遗传性肾小球疾病主要指薄基底膜肾病(由遗传引起者又称良性家族性血尿)及早期遗传性进行性肾炎(又称 Alport 综合征)。以血尿为主要表现的隐匿性肾小球疾病应与它们相鉴别,家系调查及病理检查在鉴别上具有重要意义。

(二)继发性肾小球疾病

轻型(Ⅰ或Ⅱ型)狼疮性肾炎,当其全身系统表现不明显时有可能误漏诊,而需与隐匿性肾小球疾病相鉴别,诊断出多系统疾病是鉴别的关键。

(三)慢性肾炎

有无水肿、高血压及肾功能损害是鉴别隐匿性肾小球疾病与慢性肾炎的关键。如果其中某项呈阳性,并证实系由肾病引起时,即应诊断慢性肾炎。

用尿蛋白量来鉴别两病一定要谨慎,因为化验常有误差,故不能简单地以一次化验结果定论。只有多次化验尿蛋白量均远远超过 1 g/d 时,才可考虑慢性肾炎诊断。

(四)轻型感染后急性肾炎

亚临床型急性肾炎酷似隐匿性肾小球疾病,较难鉴别。疾病潜伏期及血清补体 C3 化验有重要鉴别意义,必要时可做肾活检。

(五)生理性蛋白尿

生理性蛋白尿包括功能性蛋白尿(仅于剧烈运动、发热或寒冷时出现)及体位性蛋白尿(直立腰椎前凸时出现,卧床后消失,多见于青少年,部分是由"胡桃夹现象"引起,系站立时腹主动脉及肠系膜上动脉间夹角变小,压迫左肾静脉淤血致成)。无症状性蛋白尿患者应与它们相鉴别,临床鉴别极难,常需肾活检。有时临床诊断的生理性蛋白尿在肾活检病理检查后发现为隐匿性肾小球疾病。

第五节　治　疗

隐匿性肾小球疾病无需特殊治疗,并可从事轻体力工作。病人应以保养为主,应注意勿感冒、劳累,勿用肾毒性药物。如有反复发作的慢性扁桃体炎,可待急性期过后行扁桃体摘除术(术前后均应注射青霉素预防感染)。如前所述,肾小球源血尿用止血药治疗无效,不应给予。

病人应定期复查尿常规及尿蛋白定量,尿蛋白量增加是疾病预后不良的重要先兆。若尿蛋白量持续地增加至 1 g/d 以上,可试服雷公藤多苷(20 mg,每日 3次),并可服用血管紧张素转换酶抑制剂(如贝那普利 10 mg,每日 1 次)及抗血小板药物(如双嘧达莫 100 mg,每日 3 次)。另外,患者亦应定期复查肾功能(包括肌酐清除率)。

第十一章 原发性肾病综合征

肾病综合征(NS)可由多种不同类型的肾小球疾病所引起,其临床特征为大量蛋白尿(≥3.5 g/24 h)、低白蛋白血症(血浆白蛋白含量≤30 g/L)、高脂血症和明显水肿。肾病综合征可分为原发性和继发性。原发性肾病综合征主要有5种病理类型,分别为微小病变型肾病、局灶节段性肾小球硬化、膜性肾病、系膜增生性肾小球肾炎、系膜毛细血管性肾小球肾炎。肾病综合征患者不仅肾小球的病理变化有各自的特异性,在发病机制、治疗方案的选择及预后方面也有所不同。

肾病综合征属中医学的"水肿""虚劳"等病证范畴。

第一节 发病机制及病因病机

一、西医发病机制

肾病综合征有多种致病因素,包括免疫、环境、遗传等,其中免疫因素是主要的致病因素,包括体液免疫、细胞免疫、肾脏固有细胞参与的免疫等。

肾病综合征的主要临床表现有蛋白尿、低蛋白血症、水肿和高脂血症等,发病机制分述如下:

1. 蛋白尿的发生机制

蛋白尿产生的主要原因是电荷屏障、滤过屏障受损。肾小管上皮细胞重吸收原尿中的蛋白并对之进行分解的能力减弱,也是蛋白尿形成原因之一。蛋白尿的量受血浆蛋白浓度和肾小球滤过率等因素的影响。血浆白蛋白严重降低时,尿蛋白的排出量减少;反之,若持续静脉输注蛋白制品,尿蛋白的排出量可出现一过性的增加。近年研究发现足细胞的损伤在蛋白尿的发病中起主要作用,包括足细胞足突融合、裂孔隔膜中断和足细胞数量相对或绝对减少。成人特发性膜性肾病认为是由于足细胞的某些成分,如内肽酶、M型磷脂酶 A2 受体与相应的自身抗体沉积足细胞下,激活补体引起损害。

2．低蛋白血症的发生机制

肾病综合征患者的低蛋白血症程度相差很大,除了尿蛋白的丢失,可能与营养摄入、肝脏功能及其他激素代谢情况等相关。目前认为,导致低蛋白血症的主要原因是尿蛋白的丢失,但与肾病综合征有相同蛋白丢失量的腹膜透析患者,其血清白蛋白水平明显高于肾病综合征患者。该现象可能的解释是由于肾小球过滤后的白蛋白很大一部分在近曲小管被降解,从而导致了更大程度的白蛋白损失。本病发生时,肝脏合成蛋白的能力有明显增加,但如果饮食未能提供充分的蛋白质摄入,该能力不可能达到最大程度。

3．水肿的发生机制

一般认为血浆蛋白浓度及胶体渗透压降低,血管内的水分和电解质漏到组织间隙,从而血容量减少,刺激了容量感受器和压力感受器,激活肾素-血管紧张素-醛固酮系统以及抗利尿激素分泌增加等因素,使肾脏对钠、水重吸收增加,导致了水肿的形成。

4．高脂血症的发生机制

肾病综合征患者血浆胆固醇、甘油三酯和磷脂均明显增加,低密度及极低密度脂蛋白浓度增加。其发生机制有多种解释:① 由于低白蛋白血症,导致肝脏合成极低密度脂蛋白(VLDL)增加,且周围组织对脂蛋白的分解及(或)利用减少;② 由于尿中丢失白蛋白及其他调节因子导致胆固醇代谢紊乱。高脂血症是肾病综合征患者动脉硬化并发症较多的原因,并与形成血栓及进行性肾小球硬化有关。

原发性肾病综合征病理类型有多种,以微小病变肾病、膜性肾病、局灶节段性肾小球硬化、系膜增生性肾小球肾炎、系膜毛细血管性肾小球肾炎最为常见。继发性肾病综合征包括过敏性紫癜性肾炎、乙型肝炎病毒相关性肾炎、系统性红斑狼疮性肾炎、糖尿病肾病、肾淀粉样变性等。

二、中医病因病机

肾病综合征多归属"水肿"病证。中医认为本病多由素体禀赋不足,体虚感邪,风寒湿热外袭,湿毒浸淫;或饮食不节,劳倦太过,情志失调等引起,诱发肺脾肾三脏虚损,而致气血阴阳不足,水液输布紊乱,湿浊停聚,阴精亏耗,精微外泄。

现代中医学者多认为外邪侵袭是本病的主要诱因,外感之邪伤及脏腑,以致肺、脾、肾功能失调,导致水液代谢紊乱。如风邪外袭,肺失通调;湿毒浸淫,脾气受困;湿热内盛,三焦壅滞等。多数患者常因外感而使本病反复或加重。脏腑虚损是本病的重要病理基础,其中以脾肾虚弱较常见。因饮食失调,劳倦太过,伤及脾胃;或生育不节,房劳过度,肾精亏耗。脾虚而后天之本不充,日久及肾,肾虚温煦滋养失职,必使脾气匮乏,两者常相互为患,不能截然分开。无论外邪伤及脏腑或脏腑本身虚损,均可致肺、脾、肾三脏功能障碍,水液代谢失司,发生"水肿"。

第二节　病　理　改　变

一、微小病变型肾病

微小病变型肾病(MCD)又称为脂性肾病。微小病变型肾病临床表现为单纯性肾病综合征。光镜下,肾小球基本正常,肾小管上皮细胞常见脂肪或空泡变性(近端肾小管尤为明显)。免疫荧光下,微小病变型肾病的肾小球内特异性的 IgG、IgA、IgM 或 C3、C4 免疫荧光沉积通常呈阴性。电镜下,以肾小球上皮细胞足突弥漫性融合、消失为特点。

二、系膜增生性肾炎

1. 光镜检查
非 IgA 系膜增生性肾小球肾炎表现为不同程度的肾小球系膜区增宽、系膜细胞增生和系膜基质增多。一般非 IgA 系膜增生性肾小球肾炎病变早期以系膜细胞增生为主,晚期以系膜基质的聚积为主,严重者可出现节段性系膜插入、肾小球节段性硬化、玻璃样变、球囊粘连和系膜硬化。

2. 免疫荧光
非 IgA 系膜增生性肾小球肾炎免疫荧光检查常可见免疫球蛋白 IgG、IgM 和补体成分 C3 在肾小球系膜区呈团块状或颗粒状沉积,少数可伴毛细血管壁沉积。

3. 电镜检查
非 IgA 系膜增生性肾小球肾炎在电镜下可见不同程度的系膜细胞增生和系膜基质增多,系膜区可见细微颗粒状或云雾状电子致密物沉积。严重者系膜可节段性插入毛细血管壁。毛细血管基底膜可有轻微增厚或不规则改变,毛细血管壁沉积物少见。

三、局灶性节段性肾小球硬化

1. 光镜检查
典型的 FSGS 病变表现为肾小球的局灶性节段性硬化。光镜下主要的病理特征是受累肾小球毛细血管袢有节段性 PAS 染色阳性物质沉积，称为玻璃样变性，而细胞增生一般不明显，可伴有轻度节段性系膜细胞增生。硬化部位常和肾小球囊壁粘连，此为 FSGS 的特征性表现。

2. 免疫荧光

免疫荧光检查可呈阴性或在硬化肾小球可有非特异性 IgM 和 C3 节段性沉积，一般没有 IgG 或 IgA 沉积。

3. 电镜检查

电子显微镜下可见上皮细胞足突变平、融合。肾小球轻微病变的足突改变比较弥漫，而 FSGS 的改变则相对比较局限。

4. FSGS 的病理分型

上述典型病变称为典型 FSGS。近年来发现 FSGS 除典型病变外，根据硬化部位、肾小球上皮细胞改变和肾小球毛细血管袢的改变可将 FSGS 进一步进行分型。典型 FSGS 肾小球玻璃样变和球囊粘连的部位主要在血管进入肾小球的门区（或称脐部）。而顶端型 FSGS 肾小球节段性硬化的部位与经典型相反，是在毛细血管袢的顶端，即靠近近端肾小管开口处。一些 FSGS 的上皮细胞改变显著，同时伴有明显的脏层上皮细胞增生，称为细胞型 FSGS。此外，还有一种 FSGS 突出表现为毛细血管袢基底膜皱缩和塌陷，毛细血管腔闭塞，称为塌陷型 FSGS。塌陷型 FSGS 多见于 HIV 感染所致的 FSGS，但也可见于毒品（如海洛因）所致的 FSGS 及肾移植后新发或复发的 FSGS，甚至可见于原发性 FSGS。一般认为塌陷型 FSGS 的预后最差，细胞型 FSGS 次之，典型 FSGS 和顶端型 FSGS 相对较好。有报道称，顶端型 FSGS 对激素的反应比典型 FSGS 敏感，预后也较好。

四、膜性肾病

1. 光镜检查

原发性膜性肾病在光镜下以肾小球脏层上皮细胞下免疫复合物弥漫性沉积、肾小球基底膜增厚伴"钉突"形成，引起肾小球毛细血管壁弥漫性增厚，但不伴有细胞增生为病理特征。

2. 免疫荧光

原发性膜性肾病免疫荧光检查各期基本相似，即 IgG、C3 沿肾小球毛细血管壁细颗粒状沉积，有的患者 C3 荧光强度较弱，部分患者无 C3 沉积（<5%）。极少数患者可同时伴 IgM、IgA 沉积，并且 IgM、IgA 荧光强度一般较弱。一般而言，Ⅱ、Ⅲ期免疫荧光检查 IgG、C3 沿肾小球毛细血管壁细颗粒状沉积较为典型，Ⅰ期则开始出现免疫荧光检查典型表现，Ⅳ期 IgG、C3 荧光强度则较弱，甚至可能为阴性。肾小管基底膜罕见免疫球蛋白和补体的沉积，在毛细血管壁还可有膜攻击复合物（MAC）C5b-9 的成分沉积。

3. 电镜检查

原发性膜性肾病电镜检查Ⅰ期:可见少量、散在的颗粒状电子致密物沉积于上皮细胞下与基底膜之间,上皮细胞足突融合,基底膜增厚不明显。Ⅱ期:基底膜明显增厚,大量排列有序的颗粒状电子致密物沉积于上皮细胞下(基底膜外侧),致密沉积物之间是突出的基底膜物质,即光镜下的钉突,上皮细胞足突广泛融合。Ⅲ期:基底膜明显增厚,上皮细胞足突广泛融合,致密沉积物之间的基底膜物质钉突已将电子致密沉积物包裹,因此Ⅲ期时,电子致密物沉积于增厚的基底膜内,而不是沉积于上皮细胞下(基底膜外侧)。Ⅳ期:不规则增厚的基底膜内沉积的电子致密物明显减少或消失,相应区域出现不规则透亮区或虫蚀状缺损,上皮细胞足突融合。这种虫蚀状缺损以后可逐渐被残留的基底膜物质修复,有学者称这种基底膜的修复为Ⅴ期,并且此期上皮细胞足突呈节段性融合或基本恢复正常。原发性 MN 在肾小球系膜区很少出现电子致密物的沉积,系膜区电子致密物的沉积往往提示 MN 继发于系统性红斑狼疮(SLE)或乙肝相关肾炎等继发性因素等。

五、系膜毛细血管性肾小球肾炎

1. 光镜检查

(1) Ⅰ型 MPGN:光镜下呈弥漫性肾小球增生性病变。最为典型的表现为肾小球系膜细胞和基质重度弥漫性增生,高度增生的系膜细胞和基质沿毛细血管内皮细胞和基底膜之间插入毛细血管壁,导致毛细血管壁弥漫性增厚,出现双层或多层基底膜,所以 PASM 染色可清晰呈现"双轨征"。

(2) Ⅱ型 MPGN:光镜下改变与Ⅰ型相似,但多不典型,且比Ⅰ型有更多变异,系膜增生较轻,系膜插入也不明显,但白细胞浸润常见。

(3) Ⅲ型 MPGN:光镜下改变与Ⅰ型相似,但Ⅲ型 MPGN 有较突出的上皮下嗜伊红蛋白沉积,并可见与膜性肾病相同的基底膜钉突形成,故又称混合性膜性肾病与增殖性肾炎。

2. 免疫荧光

Ⅰ型和Ⅲ型 MPGN 有多种免疫球蛋白(以 IgG 和 IgM 为主)、补体(尤其是 C3)在毛细血管壁和系膜区呈颗粒状和团块状沉积。极少数以 IgA 沉积为主,可认为是膜增殖性 IgA 肾病。Ⅱ型 MPGN 表现为 C3 呈颗粒状、线状或条带状沉积于肾小球毛细血管壁和系膜区,而其他免疫球蛋白和补体则很弱或呈阴性。

3. 电镜检查

Ⅰ型 MPGN 超微结构的特点是系膜细胞和基质增生,系膜区电子致密物沉积。毛细血管内皮细胞下可见插入的系膜细胞和新形成的系膜基质,并有大量电子致密物沉积。Ⅱ型 MPGN 的特点是在毛细血管基底膜的致密层内,有大量条带状电子致密物沉积,故又称致密物沉积病。系膜细胞和基质可有增生,但插入内皮细胞下并不明显。有时内皮下和上皮下可有类似链球菌感染后肾小球肾炎的"驼峰"样致密物沉积。Ⅲ型 MPGN 的特点是在内皮细胞下、上皮细胞下和系膜区均有大量电子致密物沉积。

第三节 临床表现

一、西医临床表现

(一)蛋白尿

24 h 尿蛋白定量≥3.5 g。

(二)低蛋白血症

血浆白蛋白含量≤30 g/L。

(三)高脂血症

血浆胆固醇、甘油三酯水平明显增加,伴低密度及极低密度脂蛋白浓度增加,高密度脂蛋白正常或稍下降,脂蛋白 Apo-B、Apo-C、Apo-E 增高。

(四)水肿

肾病综合征的水肿程度轻重不一,以组织疏松及体位低处为明显。最初多见于踝部,呈凹陷性,晨起眼睑、面部可见水肿,活动后下肢水肿明显。严重者全身水肿、阴囊水肿或胸膜腔和腹腔积液,甚至心包积液并产生压迫症状,如呼吸困难。高度水肿时局部皮肤发亮,皮肤变薄,甚至出现白纹,皮肤破损则组织液漏溢不止。

二、实验室和其他辅助检查

(一)尿常规、24 h 尿蛋白定量或尿蛋白肌酐比值

尿蛋白定性多(+)~(++++),定量大于 3.5 g/24 h。由于尿蛋白肌酐比值多采用随机尿液,标本留取简便,故近年来在许多临床研究中被用作 24 h 尿蛋白

定量的替代指标。此法在尿蛋白定性(＋＋)以下时,与 24 h 尿蛋白定量有较好相关性,大量蛋白尿时可存在较大差异。

(二) 尿蛋白电泳

当尿中有大分子蛋白质漏出,提示肾小球损害较重。如尿中以中分子蛋白质为主,则为选择性蛋白尿,提示肾损害较轻。如为小分子量蛋白质则提示病变主要在肾小管及肾间质。如为混合性蛋白尿则提示病变累及肾小球、肾小管及间质。

(三) 血液生化检测

多呈现低蛋白血症(血清白蛋白含量<30 g/L)、血浆总胆固醇、甘油三酯明显升高,伴低密度及极低密度脂蛋白浓度增加,高密度脂蛋白正常或稍下降。脂蛋白Apo-B、Apo-C 及 Apo-E 增高。肾功能多数正常,部分患者可出现血清肌酐(Cr)、胱抑素 C(Cys-C)、尿素氮(BUN)升高。

(四) 肾穿刺病理检查

有助于明确病理类型,为治疗方案制订及预后评估提供可靠依据。

三、常见并发症

肾病综合征患者常见有多种并发症,诊疗全过程均需加以关注。

(一) 感染

与蛋白质营养不良、免疫球蛋白水平低下有关。常见感染部位有呼吸道、泌尿道、皮肤和原发性腹膜炎等。常见的致病原有细菌、真菌、病毒等,尤其结核菌感染,临床症状常不典型。

(二) 血栓、栓塞性并发症

患者多存在高凝状态,与血液浓缩、高黏状态、抗凝因子缺乏和纤溶机制障碍有关。利尿剂、激素的长期大量使用也可加重高凝状态。形成的血栓主要是深静脉血栓,如肾静脉血栓、下肢静脉血栓等。血栓脱落,可导致致死性的肺栓塞。动脉血栓少见。

(三) 急性肾损伤和肾小管功能受损

发生急性肾损伤的可能机制是因肾间质高度水肿压迫肾小管以及大量蛋白管型阻塞肾小管所致。因此造成的肾小管腔内高压,间接引起肾小球滤过率骤然减少,导致急性肾损伤。出现肾小管功能损害主要是近曲小管功能损伤,临床多有肾性糖尿和（或）氨基酸尿。另外低血容量、使用非甾体抗炎药均可能参与急性肾损伤的发生。

（四）营养不良

除蛋白质营养不良引起肌肉萎缩、儿童生长发育障碍外，尚可表现为维生素 D 的缺乏、钙磷代谢障碍、缺铁性贫血以及微量元素（如铜、锌）的缺乏等多方面。继发于胃肠道水肿的厌食和呕吐，可加剧营养不良的程度。患者多有乏力、伤口愈合缓慢、容易感染等临床表现。

四、中医主症及常见证候

中医主张首分阴阳，分清阳水、阴水。在此基础上再辨虚实，阳水可伴有虚象，阴水也可夹有实证，水肿之病，虚实夹杂最为常见。

阳水：① 风水证：水肿多因外感而发或加重，尿泡沫多，尿蛋白多，或伴红细胞尿，逐渐加重的水肿、尿少，舌淡红，脉浮或浮滑；② 湿热证：烦热口渴，胸腹痞闷，或尿频涩痛，或腹痛泄利，或大便反干结不通，舌红，苔黄或腻，脉滑。

阴水：① 气（阳）虚证：神疲乏力，或有面浮肢肿，或有畏寒，少气懒言，腰酸身重，或自汗、易感冒，舌胖或舌边有齿痕，脉虚无力；② 阴虚证：手足心热，咽燥口干，心烦少寐，或便结而尿短赤，舌红少苔，脉细数；③ 血瘀证：病久，尿色深或色红，腰部酸痛，面色黧黑，肌肤甲错，舌淡黯，脉细或细涩。

第四节　诊断与鉴别诊断

一、诊断要点

（1）对于临床有水肿、蛋白尿并低蛋白血症的患者，不要急于肯定是肾脏疾病，需与肝源性水肿和心源性水肿鉴别。注意水肿程度和蛋白尿、低蛋白血症严重程度的关系，水肿发生的起始部位等情况。另外，也需关注甲状腺功能、营养不良等情况。

（2）肾病综合征的最基本特征是大量蛋白尿，诊断本病必须具备 2 个条件，即 24 h 尿蛋白定量≥3.5 g 和血清白蛋白含量≤30 g/L，患者可伴有水肿和高脂血症。

（3）需严格排除继发性肾病综合征之后，方可明确为原发性肾病综合征。常见的继发性肾病综合征的原因根据患者年龄不同应各有所侧重。如小儿需着重除去感染性疾病、遗传性疾病等；青年人需注意狼疮性肾炎、过敏性紫癜性肾炎、乙肝相关性肾炎等；中老年人需排除糖尿病、淀粉样变性、恶性肿瘤等所致。

（4）成人肾病综合征患者均建议行肾穿刺活检术以明确病理诊断，此可为治疗方案的选择和预后判断提供可靠的依据。引起肾病综合征的常见病理类型有微小病变肾病、膜性肾病、局灶节段性肾小球硬化、系膜增生性肾小球肾炎、系膜毛细血管性肾小球肾炎等5种。

（5）确诊肾病综合征的患者在诊疗过程中均需全程关注并发症的情况，包括感染、血栓和栓塞、急性肾损伤、营养不良等。

二、鉴别诊断

确诊原发性肾病综合征之前，需认真排除继发性肾病综合征的可能。重点应与以下疾病鉴别：

（一）狼疮性肾炎

年轻女性多见，临床上呈多系统损害，患者常伴有颜面红斑、关节疼痛、口腔溃疡等肾外表现，免疫学检查有抗核抗体等多种自身抗体阳性，尤其抗 dsDNA、抗 Sm 抗体是狼疮的特异性抗体。狼疮活动期血清补体 C3 明显下降。肾活检免疫病理检查呈"满堂亮"，光镜下除系膜增生外，病变有多样性及不典型性特点，急性期可见白金耳样病变及苏木素小体。

（二）紫癜性肾炎

多青少年起病，患者有皮肤紫癜、腹痛、关节痛等肾外表现，肾脏的受累程度与上述表现严重程度可不一致。紫癜性肾炎的肾活检与 IgA 肾病相似。

（三）糖尿病肾病

中老年人为主，常见于 10 年以上的糖尿病患者，可伴有糖尿病的其他损害，如周围神经病变、眼底视网膜病变。肾穿刺免疫病理检查阴性，光镜下系膜基质增多但系膜增生不明显，有结节性或弥漫性肾小球硬化。

（四）乙型肝炎病毒相关性肾炎

血清中乙型肝炎病毒指标阳性，肾组织活检能检测到乙型肝炎病毒抗原沉积，光镜下多表现为不典型膜性肾病及系膜毛细血管性肾小球肾炎等。该病的确诊必须靠肾活检。

（五）肾淀粉样变

中老年人为主，肾损害是全身多器官受累的一部分，还可累及心脏、消化系统、皮肤和神经。双肾 B 超提示肾脏体积增大。肾活检可见肾小球及小血管壁有淀粉样物质沉积，刚果红染色阳性。

第五节　治　　疗

长期蛋白尿会导致肾小球硬化和肾脏纤维化，病情可进展至终末期肾脏病。所以，积极有效地控制尿蛋白是治疗肾病综合征的基石，力争本病能获得完全缓解或部分缓解。故减少尿蛋白、提升血清白蛋白是首要治疗目标，其次是对症处理，并防治并发症。

中医药在治疗肾病综合征方面积累了丰富经验，在使用激素、细胞毒性药物的初中期阶段，配合中医药治疗，可快速减少尿蛋白，早取效，并减轻激素、细胞毒性药物的副作用。在激素撤减阶段，或对于难治性肾病综合征患者，中医药治疗应起主要作用。

一、中医治疗

（一）辨证施治

本病属于中医"水肿"。建议先分阴阳，再辨虚实，然后定脏腑进行辨证治疗。

1. 风水证

【证候特点】水肿多因外感而发或加重，水肿多因外感而发或加重，尿泡沫多，尿蛋白多，或伴红细胞尿，逐渐加重的水肿、尿少，舌淡红，脉浮或浮滑。

【治法】祛风解表，利水消肿。

【推荐方剂】五皮散（《华氏中藏经》）加减。

【基本处方】茯苓皮 30 g，陈皮 10 g，桑白皮 15 g，生姜皮 10 g，大腹皮 15 g，防风 15 g，苏叶 10 g。每日 1 剂，水煎服。

【加减法】表寒重者，加麻黄、桂枝；咽部疼痛不适者，加桔梗、牛蒡子；大便灼热不爽者，加葛根、黄连；水肿甚者，可加泽泻、薏仁。

2. 湿热证

【证候特点】烦热口渴，胸腹痞闷，或尿频涩痛，或腹痛泄利，或大便秘结不通，舌红,苔黄或腻,脉滑。

【治法】清热利湿。

【推荐方剂】疏凿饮子(《济生方》)加减。

【基本处方】羌活 10 g,防风 10 g,生姜 10 g,茯苓皮 30 g,猪苓 30 g,赤小豆 30 g,槟榔 10 g,连翘 15 g,蒲公英 20 g,甘草 10 g。每日 1 剂,水煎服。

【加减法】水肿甚者,加白术、泽泻;热重,小便不畅者,可加石韦、莲须;大便秘结不通者,加桃仁、决明子。

3. 气(阳)虚证

【证候特点】神疲乏力,或有面浮肢肿,或有畏寒,少气懒言,腰酸身重,或自汗、易感冒,舌胖或舌边有齿痕,脉虚无力。

【治法】益气温阳,利水消肿。

【推荐方剂】肾气丸(《金匮要略》)加减。

【基本处方】熟地 10 g,山药 15 g,山萸肉 15 g,泽泻 10 g,茯苓皮 30 g,丹皮 10 g,熟附子 10 g(先煎),桂枝 10 g,白术 10 g,生姜皮 10 g,炙甘草 5 g。每日 1 剂,水煎服。

【加减法】气虚重者,可加黄芪、党参;纳差腹胀者,可加枳壳、布渣叶、麦芽;阳虚畏寒甚者,可加狗脊、仙灵脾。

4. 阴虚证

【证候特点】水肿不甚,手足心热,咽燥口干,皮肤干涩,心烦少寐,或便结而尿短赤,舌红少苔,脉细数。

【治法】滋阴利水。

【推荐方剂】猪苓汤(《伤寒论》)和六味地黄丸(汤)加减。

【基本处方】猪苓 15 g,茯苓皮 30 g,泽泻 10 g,阿胶 15 g(烊化),熟地 15 g,山萸肉 15 g,山药 20 g,牡丹皮 10 g,泽兰 10 g,炙甘草 10 g。每日 1 剂,水煎服。

【加减法】咽燥口干甚者,加北沙参、石斛;少寐者,加酸枣仁、合欢皮;胃纳差者,减阿胶、熟地,加麦芽、神曲;尿频少不畅者,加赤芍、荠菜。

5. 瘀水互结证

【证候特点】病久,水肿反复难消,腰部酸痛,面色黧黑,肌肤甲错,尿色深或色红,舌淡黯,脉细或细涩。

【治法】活血化瘀,通络利水。

【推荐方剂】桃红四物汤合五苓散(《伤寒论》)加减。

【基本处方】桃仁 10 g,红花 10 g,川芎 10 g,赤芍 10 g,茯苓 30 g,猪苓 15 g,泽泻 10 g,桂枝 10 g,炙甘草 10 g。每日 1 剂,水煎服。

【加减法】气虚甚者,加黄芪、白术;阴虚甚者,加北沙参、石斛;阳虚甚者,加干姜、仙灵脾;内热便秘苔黄者,加石韦、大黄(后下)。芥子也有报道用于治疗类风湿性关节炎,其机制可能与对抗变态反应性炎症有关;益母草则对实验性血栓形成的各个阶段均有明显抑制作用,并有排钾利尿作用。可见,从单味药理来看,本方既有肾上腺皮质激素样作用,又能减少其副作用和依赖现象,且有利尿、抗凝、提高血清白蛋白的功效。

二、西医治疗

(一)治疗原则

肾病综合征的治疗应尽量找出病因,治疗原发病;原发性肾病综合征一般均须通过肾活检明确其病理类型,为治疗方案的选择和预后的估计提供依据。

肾病综合征的治疗原则不应仅以减少或消除尿蛋白为目的,还应重视保护肾功能,减缓肾功能恶化的进度,预防并发症的发生。

(二)治疗方法

1. 一般治疗

(1)休息:严重水肿、体腔积液时应卧床休息;病情缓解后可适当活动,防止肢体静脉血栓形成。

(2)饮食治疗:限钠是治疗肾病综合征水肿的基本措施,水肿时摄钠量应小于 3 g/d;蛋白的摄入量多主张肾功能正常者以 1.0 g/(kg·d)为宜,肾功能不全者予以优质低蛋白饮食[0.6 g/(kg·d)];脂肪的摄入,宜少进食富含饱和脂肪酸的饮食,多食富含不饱和脂肪酸和可溶性纤维的饮食。

2. 对症治疗

(1)利尿治疗:可选用噻嗪类利尿剂、潴钾利尿剂、襻利尿剂及渗透性利尿剂。临床常并用噻嗪类利尿剂和潴钾利尿剂,一方面可提高利尿效果,另一方面可减少钾代谢紊乱。低蛋白血症者可静脉输注血浆或血浆白蛋白,以提高胶体渗透压,增强利尿,但不宜过多过频,防止肾小球出现高滤过,反而加重肾损害。

(2)减轻蛋白尿:持续性大量蛋白尿本身即可导致肾小球高滤过,加重肾脏病变,促进肾小球硬化。因此,对症性地减少肾病综合征患者的大量蛋白尿,非常有必要。血管紧张素转化酶抑制剂(ACEI)有一定减少蛋白尿作用,可能与其降压、舒张球后血管及改变肾小球通透性有关。雷公藤也具有一定的降尿蛋白效果。

(3)降脂治疗:对单纯饮食不足以改善高脂血症的,可加用降脂药物。常用的降脂药物有他汀类药物等。

(4)抗凝治疗:对易于发生血栓、栓塞并发症的患者要评估抗凝治疗的出血风险,一般主张根据血清白蛋白的严重程度(<20 g/L)、病理类型(如膜性肾病)、既往有血栓栓塞事件、存在血栓形成的高风险因素(如肥胖、卧床、充血性心衰等)进行预防性抗凝治疗,可选择低分子肝素或华法林。

3. 糖皮质激素治疗

一定要根据肾病综合征的病理类型来确定是否使用糖皮质激素。糖皮质激素，使用前要严格评估患者的适应证和禁忌证，充分和患者沟通，患者签署知情同意书后可加用。同时，确定使用剂量和疗程。使用中应严密监测药物的副作用。

4. 免疫抑制剂治疗

某些病情严重、快速进展、病理类型偏重、激素治疗效果差的患者，可考虑加用免疫抑制剂治疗，常用的如环磷酰胺、硫唑嘌呤、吗替麦考酚酯、环孢素 A、他克莫司等。此类药物都有不同的毒副作用，使用前也需和患者详细沟通，取得患者的配合和理解。此类药物的合理选择应用可汲取循证医学的证据。

5. 中国成人肾病综合征免疫抑制治疗专家共识

2014 年中国肾病专家组借鉴国际指南，结合中国自己的临床研究成果和治疗经验，针对不同病理类型成人肾病综合征患者制定了符合中国实际情况的免疫抑制治疗专家共识，供中国肾科医生临床实践参考。

（1）微小病变性肾病（MCD）：糖皮质激素作为初发 MCD 肾病综合征患者的初始治疗，建议泼尼松 1 mg/(kg·d)晨起顿服（最大剂量 60 mg/d），维持 6～8 周。达到缓解后，糖皮质激素在 6 个月内缓慢减量。MCD 患者完全缓解率高（成人完全缓解率高达 80%），但复发率亦高。对于使用糖皮质激素有相对禁忌证或不能耐受大剂量糖皮质激素的患者（如伴有股骨头坏死、精神疾病、严重的骨质疏松等），可单用环孢素 A 或他克莫司等治疗，并密切观察。

（2）局灶节段性肾小球硬化（FSGS）：表现为肾病综合征的 FSGS 患者初始治疗可使用糖皮质激素，泼尼松 1 mg/(kg·d)，晨起顿服（最大剂量 60 mg/d）。初始大剂量糖皮质激素使用至少 8 周，如能耐受最长可使用至 12 周。达到完全缓解后，糖皮质激素在 6 个月内缓慢减量。

（3）特发性膜性肾病（IMN）：表现为肾病综合征的 IMN 患者，保守治疗无效，或有早期肾功能损伤，则需启动免疫抑制治疗。通常单用糖皮质激素效果不佳，需同时联用免疫抑制剂。有多种方案选择，主要有两大类：糖皮质激素＋环磷酰胺，或糖皮质激素＋环孢素 A/他克莫司。

（4）膜增生性肾小球肾炎：该型患者的免疫抑制治疗效果总体不佳。可试用糖皮质激素＋环磷酰胺或糖皮质激素＋吗替麦考酚酯治疗。

（5）非 IgA 型系膜增生性肾小球肾炎：可参考 IgA 肾病。表现为肾病综合征的 IgA 肾病患者建议以下治疗方案：① 糖皮质激素治疗：肾活检病理为 MCD 样改变伴系膜区 IgA 沉积的 IgA 肾病，这部分患者的治疗同 MCD；② 糖皮质激素联合免疫抑制剂治疗。

三、中西医结合治疗

（一）中西医结合治疗难点

1. 如何尽快获得完全或部分缓解

肾病综合征患者大量蛋白尿的丢失、血清白蛋白的下降，会导致患者终末期肾脏病的发生率和死亡率明显增加。与治疗失败相比，即使获得部分缓解的患者，其肾脏存活率也明显改善。因此尽快实现完全或部分缓解是肾病综合征患者治疗的重要目标。

完全缓解是指尿蛋白定性阴性，24小时尿蛋白定量<0.3 g或尿蛋白/肌酐<300 mg/g，肾功能正常，血清白蛋白含量>35 g/L。

部分缓解是指24小时尿蛋白定量>0.3 g，但<3.5 g；或尿蛋白/肌酐在300～3500 mg/g；或24小时尿蛋白定量比基线水平下降50%且肾功能稳定（血肌酐较基线水平上升<20%）。

当临床诊断明确后，建议立即行肾穿刺活检术，根据病理结果，结合循证医学证据，选择合适的治疗方案。目前，在肾病综合征的治疗上，激素仍是主要药物，但激素的副作用较多，其副作用与剂量和使用时间密切相关，有部分患者一开始难以接受激素治疗或在治疗过程中随意减停激素，将导致本病缓解率低下。所以，建议在治疗前即需详细和患者沟通，讲解清楚激素等药物在本病治疗中的长期性和必要性，从而提高患者依从性。同理，针对膜性肾病、膜增生性肾小球肾炎等病理类型，单纯的激素治疗效果不佳，一开始就要启动"激素＋免疫抑制剂"的联合治疗方案，联合治疗方案的不良反应可能更多，更需取得患者的配合。

单纯中医药治疗在促使本病的尽快缓解方面没有特殊优势，也不主张早期使用雷公藤类中成药控制蛋白尿。早期中医药治疗的目的应着重改善患者的临床症状，如利水消肿、健脾开胃、活血通络等。

2. 难治性肾病综合征如何处理

难治性肾病综合征是指对糖皮质激素抵抗、依赖和（或）频繁复发的肾病综合征。抵抗是指使用足量糖皮质激素治疗8周无效，若病理类型为FSGS，则为足量激素治疗16周无效者。依赖是指治疗取得完全缓解后，于减量或停药后2周内复发，连续2次以上者。频繁复发是指型糖皮质激素治疗取得完全缓解后，6个月内复发2次，12个月内复发3次或以上者。

难治性肾病综合征，占肾病综合征患者的40%～60%，这类患者应及时联合免疫抑制剂治疗。

中医药在难治性肾病综合征的治疗上有良好作用，此类患者病久多虚. 加之长期服药，药毒蓄积，此时若一味追求缓解率，再加大激素和（或）免疫抑制剂用量，则耗气伤阴更为严重,顽疾难愈。

针对此种情况,可通过中医药益气养阴、脾肾双补的方法,扶助机体的正气,可以明显改善患者的症状,提高机体免疫力,激素和(或)免疫抑制剂的攻邪作用才能彰显。有补有攻,中西医互相配合,难治性肾病综合征才有可能得到控制。这是中医的辨证论治精神在治疗疑难病中的优势体现。

常用方剂可选香砂六君子汤、参芪地黄汤、阳和汤等。常用药物有黄芪、党参、白术、茯苓、山药、芡实、薏仁、莲须、生地、赤芍、女贞子等。患者正气充、阴血足、脾胃和,则肾气固摄,精微难以下泄,病情才有望康复。

同时建议患者配合饮食疗法,进食适量优质蛋白如鸡蛋、瘦肉、牛奶、鱼等易于吸收和利用的高蛋白食物,可使患者的蛋白生化有源。

3. 如何减少免疫抑制剂的副作用

以环孢素(CsA)和他克莫司(FK 506)为基础的钙调神经磷酸酶抑制剂(CNI)是目前肾病综合征治疗上常使用的免疫抑制剂,疗效确切,但长期使用 CNI 也会损害肾功能,因此如何拮抗 CNI 肾毒性,也是肾病治疗中需要防范的问题。CNI类药物的肾毒性体现在肾脏间质损害,间质损害的进一步发展为间质纤维化,最终导致肾功能下降。多项研究表明中药的活血化瘀药,在改善纤维化方面起到明显的改善作用,故对于预防 CNI 类药物的肾损害的中药可选用一些具有活血作用的中药,如丹参、川芎、三七、桃仁、莪术等。

另外,对于环磷酰胺、雷公藤制剂导致的性腺损害,包括月经不调、闭经等情况,中医辨证多为瘀血阻滞,瘀血阻滞新血不生,宜益气生血,活血消瘀,常用方药当归补血汤、三芪口服液(我院制剂)。

4. 如何预防肾病综合征并发症

(1)感染:对于肾病综合征的病人,由于存在低蛋白血症,抵抗力下降,感染发生率高。尤其是糖皮质激素及免疫抑制剂的使用,抑制机体的防御功能,可诱发感染或使感染或使体内潜在感染病灶扩散,以真菌、结核菌、葡萄球菌、变形杆菌、绿脓杆菌和各种疱疹为主。临床上常见的感染有呼吸道感染、泌尿道感染、原发性腹膜炎、蜂窝织炎等。一旦感染诊断成立,应立即予以治疗。

对于反复扁桃体炎,宜加用板蓝根、金银花、连翘、野菊花等清热解毒药。反复咽痛不适,考虑与阴虚火旺有关,宜用熟地黄、龟甲、知母、黄柏、玄参、升麻、夏枯草、白花蛇舌草等。对于呼吸道感染,可选用黄芩、鱼腥草、射干、百部、秦皮以及厚朴、丁香、黄芪、天门冬等。泌尿道感染以大肠杆菌最为常见,对大肠杆菌有抑制作用的中药除大黄、黄连、黄芩、金银花、夏枯草等苦寒清热药外,还有非寒凉的厚朴、丁香以及有补益作用的当归、山茱萸、金樱子等,临床均可根据辨证选用。

(2)高凝状态和静脉血栓形成:肾病综合征存在高凝状态,激素和利尿剂的大量使用更易导致静脉血栓形成。中医学认为"久病入络""久病必瘀",清代著名医家王清任曰:"元气即虚,必不能达于血管,血管无气,必停留而瘀。"

建议本病治疗过程中,根据患者病程、体质及凝血程度,全程辨证选用活血化瘀药进行治疗。如起病不久体质强者可选用三棱、莪术、水蛭、穿山甲等破血逐瘀的中药治疗;病迁延,体质虚弱者可用当归、赤芍、丹参、泽兰、益母草、桃仁等养血化瘀药治疗。现代药理研究显示:活血化瘀之中药具有扩张血管,改善微循环,增加肾血流量,抑制血小板聚集,增加纤维蛋白溶解活性,抗缺血缺氧等作用。还宜适当加入大剂量补气、行气药,如黄芪、枳壳、陈皮、青皮等,以达到气行则血行的目的。

(二) 中西医结合治疗临证思路分析

1. 根据激素应用的三个阶段分别进行辨证论治

早期激素诱导阶段,辨证多属阴虚火旺,应滋阴降火为主,方药可用知柏地黄丸加减,也可选择养阴清热的具有激素样作用的中药,如黄柏、知母、秦皮、秦艽等。

在激素减量阶段,辨证多为气阴两虚,可益气养阴为主,方药用四君子汤合二至丸加减,具有激素样作用的益气养阴中药,如黄芪、人参、沙参等可选用。

在激素维持阶段,辨证多有阴阳两虚,此时阴阳双补,方药用仙芪补肾汤加减,具有激素样作用的温阳中药有仙灵脾、杜仲等。

在激素足量、撤减、维持使用的不同阶段,中医药的辨证施治可以达到良好的减毒增效作用。

2. 西药着重在控制蛋白尿,中医药着重在改善临床症状

肾病综合征常见临床症状有体倦乏力、水肿、纳呆等。多因精微物质随尿外泄导致气随精泄,致气虚运化失常所致。

体倦乏力:多责之于气虚不能充养形体所致,病位在肺、脾、肾,以脾虚为主。故临床宜健脾为首要,重用四君子汤。

水肿:水肿的基本病理变化为肺失通调,脾失传输,肾失开阖,三焦气化不利。《景岳全书·肿胀》篇指出:"凡水肿等证,乃肺、脾、肾三脏相干之病。"故多采用宣肺、健脾、温肾利水、疏利三焦之法治疗水肿。如病之初期的水肿,多采用宣肺行水、疏风清热法;病之中期,多采用运脾化湿、温阳利水法;后期多采用温肾助阳利水之法;方按辨证可选越婢加术汤、实脾饮、真武汤、五苓散、猪苓汤等。肾病综合征患者临床表现以大量蛋白尿为主,治疗难度大,长期丢失大量蛋白,难免会对肾功能产生损害。中医学认为肾脏是先天之根本,五脏六腑之精藏于肾,长期肾病可耗伤肾气,造成肾气亏虚,精关不固,肾不藏精,造成精微乏源,湿浊内生,瘀血停滞,蛋白丢失。多采用补肾健脾活血的方法,方予当归补血汤加减,中药常用北芪、党参、白术、山萸肉、覆盆子、菟丝子、金樱子、芡实等。

纳呆:多由于脾胃不和,或高度水肿导致湿邪困于中焦,中焦不运导致。由于激素、免疫抑制剂等西药影响脾胃功能,以致脾胃失和,纳食减少,甚至恶心呕吐。此时多采用香砂六君子之类的方剂加减治疗。这样既可以减少西药对胃肠道的不

良反应,又能促进脾胃的运化功能。从而提高临床疗效。

(三)中西医结合治疗优化选择及经验体会

1. 诱导缓解期以西医激素及免疫抑制剂治疗为主,中医养阴清利减毒增效为辅

近年来对于中西医结合治疗肾病综合征有学者对多个临床研究做了系统评价,结果显示激素联合中医药分阶段论治可以成为治疗的一种有效选择,其疗效明显优于单用激素,可以提高患者的总缓解率,降低患者的复发率,减少 GC 给患者带来的不良反应。这显示在诱导缓解期西药免疫抑制治疗是必不可少的,而中药在此阶段主要为减毒增效作用,此为众多肾病学者的共识。

肾藏精,补肾则骨髓坚,肾精充足,中医又有"精血同源"之说,精能化血。如《素问·生气通天论》云:"骨髓坚固,气血皆从。"从中医角度讲,激素多类似于中药纯阳之类,具有"少火"和"壮火"的作用,首始治疗阶段激素用量大,时间长,易致"壮火"副作用,出现阴虚火旺之证。激素的作用与中药阳热之品相似,对温阳有一定的作用。肾为水脏,喜润恶燥,过用阳热之品,必然会造成阴津损耗,阳亢阴伤,阳过助火。故大剂量激素应用又会有伤阴生热、肝肾上亢等弊端。如清代唐容川在《血证论·脏腑病机论》中提到"肾水充足,则火之藏于水中者……若水虚,则火不归元,喘促虚劳,诸证并作。"由此可见,大剂量激素使用后又会出现津伤阳亢等副作用。因此,对于本病的初始治疗阶段要采用一些滋阴清热之品来消减激素的毒副作用,方药主要包括龟板、黄柏、黄精、白芍、女贞子、知母等滋阴清热药物。滋阴清热类药物一方面可以拮抗激素的毒副作用,还可以补充人体阴津的不足;另一方面,大量激素及免疫抑制剂会导致抵抗力下降,并发感染的可能性增加。中药此阶段除注意固护阴津外,亦需注意固护正气,如予北芪、防风等以益气固卫,防止邪毒侵袭,加重病情。

2. 维持缓解期以中医益气活血为主,西药治疗为辅

此时患者虽然病情一般多趋向于稳定,但是激素及免疫抑制剂的治疗打破了机体的生理平衡。患者在临床上多表现出面色苍白,疲倦乏力,头晕,少气懒言,舌淡,苔薄,脉弱或细弱等气血亏虚的症状。为尽快使病者恢复正气,防止病情复发,使机体回到生理的平衡状态。激素减量阶段,表现为阴阳两虚或气阴两虚证,气虚不固,易感受外邪,容易继发感染。故此阶段以益气扶正为主,佐以祛邪,如活血、祛湿等治法。益气扶正主要以补益脾肾为主,选用生熟地黄、巴戟天、仙茅、仙灵脾、炮附子、生姜、肉苁蓉、肉桂、茯苓等药物。此外,对于蛋白尿患者可选用玉米须、生白术、半枝莲、白花蛇舌草、石韦等祛湿热,减少尿蛋白。与覆盆子、金樱子、五味子、乌梅肉、补骨脂、楮实子、牡蛎相配伍,利湿同用,收效颇佳。

慢性肾脏病患者,久病入络。血与水,异名而同类。明代缪希雍认为:"水属阴,血亦属阴,以类相从。"《本经疏证》曰:"盖气血皆源于脾,以是知血与水同源而异派。"清代唐容川亦有"血为水之倡,气行则水行,水行则血行"。以上揭示了水与血之间有"相为依附""相互维系"的生理关系。在病理状态上,水与血互为因果。血病常累水,水病多恚血。《血证论·汗篇》所云:"水病不离于血,血病亦不离乎水。"《素问·调经论》曰:"孙络水溢,则经有留血。"《灵枢·百病始生》曰:"温气不行,凝血蕴里而不散,津液涩渗,着而不去,而积皆成矣。"《内经》的这些论述,奠定了水遏血瘀、血滞水停、水血搏结的病机理论,对后世也有深远的影响。《金匮要略》曰:"经为血,血不利则为水。"指出了血与水的病理因果关系。《脉经》曰:"经水前断,后病水,名曰血分……先病水,后经水断,名曰水分。"提出了水血并病先后辨证的关键。总体来说本病就是一个由虚致瘀、瘀而更虚的恶性循环的病理变化。所以临证对该病的治疗,如何打破这一恶性循环链,把握住疾病的各个环节,使其出现逆转就成为关键。对于肾病综合征,水肿是其病理演变过程中的表现形式,而活血化瘀的治疗应该贯穿始终。在临床中面色晦暗、肢体麻木、腰部刺痛、舌质紫黯有瘀斑等瘀血症状在原发性肾病综合征病人中普遍存在。《诸病源候论》中说:"肿之生也,皆由风邪寒热毒气客于经络,使血涩不通,壅结皆成肿也。"此外,精微物质的下泄亦与体内的瘀血有关,体内水血互阻,相互为病,经络不畅,人体精微物质不能正常循经运行以濡养机体,反而溢于脉外,从小便排除,形成蛋白尿。故活血化瘀对改善精气下泄有着重要的意义。

四、调护(生活、起居、饮食、护理)

1. 生活起居

肾病综合征患者有明显水肿,应以休息为主,避免劳累。但同时也应适当站立行走,以防长期卧床导致下肢静脉血栓形成。另外,患者免疫力低下,易感冒,也需加以预防。

2. 饮食

以低盐清淡饮食为主。水肿明显者,应严格控制水盐的摄入,粥类、汤类均不宜食用,盐的摄入建议少于 3.0 g/d。肾功能正常者,蛋白摄入量一般不宜超过 1.0 g/(kg·d)。蛋白质的摄入以鱼类、鸡蛋、瘦肉为主。

3. 护理

每日监测尿量、体重、血压情况,住院期间需防止交叉感染,注意静脉血栓的形成。

第十二章　过敏性紫癜性肾炎

过敏性紫癜属于系统性小血管炎，是以全身性小血管损害为主要病理基础的疾病，主要累及皮肤、关节、胃肠道、肾脏毛细血管及小血管。其病理特点为含有 IgA 的免疫复合物沉积于受累脏器的小血管壁引发炎症反应。临床以皮肤紫癜、出血性胃肠炎、腹痛、关节痛及肾脏损害为特征。30%～50% 过敏性紫癜可累及肾脏导致过敏性紫癜性肾炎（又称紫癜性肾炎），而出现尿检异常（镜下血尿、蛋白尿）。临床可表现为急性肾炎综合征、慢性肾炎综合征、肾病综合征，少数可表现为急进性肾炎综合征。过敏性紫癜发病率约为 0.1‰，过敏性紫癜性肾炎可发生于任何年龄，但多见于 10 岁以下儿童，是儿童最常见的继发性肾脏疾病之一。成人也可发病，男性略多。大多数患者预后良好，仅有少数表现为急进性肾炎综合征或大量蛋白尿持续不减，肾穿刺活检提示肾小球大量新月体形成的患者预后不良。1%～3% 的患者最终进展为终末期肾病。发展为肾炎的高危因素为：发病年龄偏大，持续皮疹，过敏性紫癜反复发作。而蛋白尿持续大于 20 mg/(m^2·h) 则与疾病复发和严重腹痛密切相关。

过敏性紫癜性肾炎属于中医学的"尿血""肌衄""葡萄疫""水肿""斑疹""发斑""斑毒"等病范畴。

第一节　发病机制与病因病机

一、西医发病机制

过敏性紫癜病因未明确，可能与感染和变态反应有关。尽管 1/3 以上的病人发病前曾有上呼吸道感染的症状，但缺乏 β-溶血性链球菌感染的证据。一般认为可能与各种感染、疫苗接种、虫咬、寒冷刺激、药物和食物过敏等有关。本病非遗传性疾病，但存在遗传好发倾向。本病与 HLA-B35 之间有弱关联。

过敏性紫癜性肾炎患者肾小球系膜区颗粒状免疫复合物 IgA 等的沉积，提示本病为免疫复合物性疾病,IgA、C3 在皮肤、肠道血管壁和肾小球系膜区的沉积表明本病的发病过程是全身性的。而 CH50 和备解素的降低表明免疫损伤系通过旁路途径激活补体而产生。补体系统的激活,产生一系列炎症介质,导致局部的炎症改变,继之发生凝血和纤溶系统障碍,出现小血管内血栓形成和纤维蛋白的沉积,从而导致肾小球的损伤。

二、中医病因病机

中医认为过敏性紫癜性肾炎的病因多以风热、湿毒等外邪入侵为外在诱因,而禀赋不足或久病迁延,损伤正气,致外邪留恋,入络伤肾是其发病的内因。

过敏性紫癜性肾炎的病理性质不外乎虚实两类,正虚邪实是该病贯穿始终的病理特征。其中,邪实多责之于邪热、湿毒、瘀血;正虚多为阴亏、气弱。其病理变化可归纳为早期以邪实为主,热炽盛,灼伤血络,迫血妄行;中期,病邪稽留,耗伤正气,灼伤津液,可表现气虚失摄,气阴两虚,同时,血络为邪热所伤,又可兼见血热凝滞,瘀血阻络;后期,正气亏耗,肾阳衰惫,气血阴阳俱损,此时病机转为以正虚为主,可表现为气血两虚、脾肾阳虚、阴阳两虚等,同时,由于脏腑受损,气血运行及水液代谢异常,水湿、瘀血、浊毒等病理产物内蕴,故可兼见水湿内蕴、瘀血阻滞及浊毒内扰等标实征象。该病主要病位在肺、脾、肾、胃肠、肌肤、关节,可涉及心、肝等脏器。

第二节　病　理　改　变

过敏性紫癜性肾炎病理特征以肾小球系膜增生、系膜区 IgA 沉积以及上皮细胞新月体形成为主,可见到各种类型的肾损害。

1. 光镜检查

肾小球系膜细胞增生病变,可伴内皮细胞和上皮细胞增生,新月体形成,系膜区炎性细胞浸润,肾小球纤维化,还可见局灶性肾小球坏死甚至硬化。间质可出现肾小管萎缩,间质炎性细胞浸润,间质纤维化等改变。

2. 免疫荧光

系膜区和肾小球毛细血管袢有 IgA、IgG、C3、备解素和纤维蛋白原呈颗粒状沉积。

3. 电镜检查

系膜区有不同程度增生,系膜区和内皮下有电子致密物沉积。

第三节　临床表现

一、西医临床表现

（一）肾外症状

1. 皮疹

出血性和对称性分布是本病皮疹的特征。多发生在四肢远端、臀部及下腹部，为出血性斑点，稍高出皮肤表面，可有痒感，1～2 周后逐渐消退。常分批出现。

2. 关节症状

约半数病例有游走性多发性关节痛，多为轻度疼痛，部分可有关节肿胀和活动受限。常见受累的关节有膝、踝和手。症状多于数日内消退，不遗留关节变形，但在活动期中可复发。

3. 胃肠道症状

最常见为腹痛，以脐周和下腹为主，阵发性绞痛，可伴恶心呕吐及黑便，偶见吐血。检查无压痛及肌卫。在儿童有时可并发肠套叠、肠梗阻和肠穿孔。

4. 其他症状

发病时，可有非特异性症状如发热、疲倦和乏力等。患者可有淋巴结肿大，肝脾大，较少见的临床表现有肺出血所致咯血，肾炎所致高血压脑病或紫癜性脑病变所致抽搐、瘫痪、昏迷。个别报告尚有肌肉内出血、类风湿结节、胰腺炎、睾丸炎、心肌炎和肝炎等。

（二）肾脏症状

肾脏症状多见于出疹后 4～8 周内，少数为数月之后。肾脏受累最常见的临床表现为镜下血尿或间断肉眼血尿。血尿同时可有蛋白尿，多属轻微，临床常表现为急性肾炎综合征、慢性肾炎，部分患者可发生大量蛋白尿而表现为肾病综合征。可有高血压和水肿。少数患者可表现为急进性肾炎综合征而出现肾功能急剧恶化，个别过敏性紫癜性肾炎患者，尿常规无异常所见，而只表现为肾功能减退。

二、实验室和其他辅助检查

（一）尿液检查

尿常规检查有镜下血尿,部分患者可有蛋白尿。尿红细胞位相提示红细胞形态以畸形红细胞为主。对于蛋白尿患者,24 小时尿蛋白定量、尿蛋白肌酐比值测定有助于尿蛋白排泄的定量评估。

（二）血液检查

血常规和血清补体水平基本正常。部分患者血清 IgA 水平升高,还有部分患者血清中可发现一系列异常的 IgA 抗体,包括 IgA 类风湿因子、IgA 型抗心磷脂抗体和 IgA 型 ANCA 等。

（三）肾脏病理检查

可明确诊断,并可根据病理损害的严重程度区分Ⅰ～Ⅲ级病变,为临床治疗和预后评估提供依据。

三、常见并发症

神经系统并发症:脑血管痉挛、颅内出血。消化系统并发症:消化道出血、肠穿孔、肠出血;肺出血;心肌炎。

四、中医主症及常见证候

过敏性紫癜性肾炎常见皮疹、关节疼痛、腹痛、小便黄赤或有泡沫等临床表现,其常见中医证候如下:

（一）风毒外侵证

证候特点:突然发病,皮肤紫癜,自觉瘙痒,兼有发热咽痛,或关节痛,腹痛,便干,尿血,舌红,苔薄黄,脉数。尿检:蛋白、红细胞、管型均可见,肾功能正常。

（二）热毒亢盛证

证候特点:紫癜色鲜,分布稠密,此起彼伏,尿涩赤,色略深或黯红,舌红苔黄,脉洪数,甚则见高热烦躁、头痛、抽搐、谵语等重证。

（三）肾虚血热证

证候特点：皮肤紫癜已消，血尿、蛋白尿久治不去，伴腰膝酸软，头晕耳鸣，潮热，舌质红苔薄黄，脉细数。

（四）肺脾气虚证

证候特点：紫癜散在，斑色黯淡，身倦乏力，气短纳呆，尿赤，尿中以蛋白为主，面浮肢肿，舌质淡白胖嫩，边有齿印，苔白，脉弱。

（五）气阴两虚证

证候特点：头晕耳鸣，气短乏力，自汗盗汗，手足心热，晨起面肿，口干舌燥，舌红少苔，脉细数。

（六）脾肾阳虚证

证候特点：面色晦滞，精神萎靡，腰膝冷痛，四肢欠温，纳呆便溏，全身浮肿，甚至胸、腹水，舌淡胖，苔白滑，脉沉细迟而无力。

第四节　诊断与鉴别诊断

一、诊断要点

（1）最常见于儿童，但任何年龄均可发病。

（2）斑点状紫癜，常见于臀部和下肢；较常有腹痛和关节痛。

（3）紫癜后8周内出现肾损害，可仅表现为血尿，但常伴有蛋白尿，较重者可表现为急性肾炎、肾病综合征及急进性肾炎，肾活检有助于本病的诊断。

（4）血小板计数多正常，50％病人血清 IgA 增高，冷球蛋白多为阳性。

二、鉴别诊断

（一）急性肾炎

当过敏性紫癜性肾炎发生于皮疹已消退时需与急性肾炎鉴别。此时应追询病史，包括回顾皮疹形态、分布、关节和胃肠道症状，有助于本病的诊断。缺乏上述症状,早期有血清补体降低有助于急性肾炎诊断。必要时可做皮肤活检和肾活检以鉴别。

(二) Goodpasture 综合征

当过敏性紫癜性肾炎伴肺出血、咯血时应注意与此病鉴别。由于本病有典型皮疹和关节、胃肠症状,血清 IgA 增高等,鉴别并不困难,必要时可做肾活检,两者有截然不同的免疫荧光表现,Goodpasture 综合征免疫荧光为典型线状 IgG 沉积。

(三) 狼疮性肾炎

由于系统性红斑狼疮可有皮疹、关节痛和肾损害,故须与此病相鉴别,但两者皮疹在形态和分布上均有显著区别,诊断并不困难。两病肾活检有不同之处,如免疫荧光检查,狼疮性肾炎虽然也有 IgA 沉积,但常有大量其他免疫球蛋白沉积,且有 C1q 沉积,肾小球毛细血管壁白金环样变也有助于鉴别。两者皮肤活检也不同,狼疮性肾炎可见狼疮带,而过敏性紫癜性肾炎可见 IgA 沿小血管壁沉积。

(四) 多动脉炎

此病在临床上类似过敏性紫癜性肾炎,但血清 IgA 多不增高,皮肤与肾活检也无 IgA 沉积,免疫荧光除纤维蛋白外均为阴性。此外,此病少见于 5～15 岁。

第五节　治　　疗

一、中医治疗

(一) 辨证施治

过敏性紫癜性肾炎的辨证要点应注意风、热、毒、瘀、虚五个方面。

1. 风毒外侵证

【证候特点】突然发病,皮肤紫癜,自觉瘙痒,兼有发热咽痛,或关节痛,腹痛,便干,尿血,舌红,苔薄黄,脉数。尿检:蛋白、红细胞、管型均可见,肾功能正常。

【治法】祛风散邪,凉血清热。

【推荐方剂】消风散加减。

【基本处方】荆芥 5 g,防风 15 g,生地 20 g,黄芩 15 g,苍术 15 g,僵蚕 10 g,赤芍 15 g,丹皮 15 g,甘草 5 g。每日 1 剂,水煎服。

【加减法】兼有水肿者,加麻黄、桑白皮、茯苓皮以利水消肿;尿血甚者,加小蓟、地榆凉血止血;咽喉肿痛者,加金银花、连翘、山豆根清热解毒利咽。

2. 热毒亢盛证

【证候特点】紫癜色鲜,分布稠密,此起彼伏,尿涩赤,色略深或黯红,舌红苔黄,脉洪数,甚则见高热烦躁、头痛、抽搐、谵语等重证。

【治法】清热解毒,凉血止血。

【推荐方剂】清营汤加减。

【基本处方】水牛角片 30 g,生地 20 g,丹皮 15 g,金银花 15 g,连翘 15 g,玄参 15 g,黄连 10 g,淡竹叶 15 g,车前子 15 g(包煎),小蓟 15 g,地榆 15 g。每日 1 剂,水煎服。

【加减法】大便干燥者,加大黄、芒硝以通腑泻实;血尿甚者,加白茅根、三七、蒲黄炭等止血;热重者,加石膏、知母清热泻火;热扰神明者,可灌服安宫牛黄丸,或加用水牛角解毒开窍。

3. 肾虚血热证

【证候特点】皮肤紫癜已消,血尿、蛋白尿久治不去,伴腰膝酸软,头晕耳鸣,潮热,舌质红苔薄黄,脉细数。

【治法】滋阴补肾,清热凉血。

【推荐方剂】六味地黄汤。

【基本处方】生地 20 g,丹皮 15 g,山萸肉 10 g,茯苓 15 g,山药 15 g,泽泻 15 g,女贞子 15 g,旱莲草 15 g,仙鹤草 20 g,茜草 15 g,知母 15 g,黄柏 15 g。每日 1 剂,水煎服。

【加减法】紫癜尚在者,加蝉衣、白蒺藜祛风脱敏;血热偏甚者,加紫草、赤芍清热凉血;津液亏极者,加龟甲、鳖甲滋阴复脉;尿中红细胞多者,加地榆炭、蒲黄炭收敛止血;白细胞多者,加半枝莲、马齿苋等清利湿热。

4. 肺脾气虚证

【证候特点】紫癜散在,斑色黯淡,身倦乏力,气短纳呆,尿赤,尿中以蛋白为主,面浮肢肿,舌质淡白胖嫩,边有齿印,苔白,脉弱。

【治法】补益脾肺。

【推荐方剂】参苓白术散加减。

【基本处方】党参 15 g,白术 15 g,茯苓 15 g,甘草 6 g,桔梗 5 g,山药 15 g,白扁豆 10 g,赤小豆 15 g,冬瓜皮 20 g,莲子 15 g。每日 1 剂,水煎服。

【加减法】尿浊者,加蓄、瞿麦清利湿热;腹痛腹泻者,加黄连、黄芩、葛根清肠止泻;蛋白尿明显者,加重黄芪用量以补气固涩。

5. 气阴两虚证

【证候特点】头晕耳鸣,气短乏力,自汗盗汗,手足心热,晨起面肿,口干舌燥,舌红少苔,脉细数。

【治法】益气养阴。

【推荐方剂】清心莲子饮加减。

【基本处方】党参 15 g,黄芪 20 g,黄芩 10 g,地骨皮 15 g,益母草 15 g,芡实 15 g,车前子 20 g(包煎),茯苓 15 g,莲子 15 g,白花蛇舌草 20 g。每日 1 剂,水煎服。

【加减法】潮热甚者,加青蒿、丹皮以清虚热;口干重者,酌减党参、黄芪用量,加天冬、麦冬、沙参养阴生津;血尿明显者,加白茅根、大小蓟凉血止血。

6. 脾肾阳虚证

【证候特点】面色晦滞,精神萎靡,腰膝冷痛,四肢欠温,纳呆便溏,全身浮肿,甚至胸、腹水,舌淡胖,苔白滑,脉沉细迟而无力。

【治法】温肾健脾。

【推荐方剂】真武汤加减。

【基本处方】熟附子 15 g,茯苓 15 g,白术 15 g,白芍 10 g,生姜 3 片,泽泻 15 g,桂枝 6 g。每日 1 剂,水煎服。

【加减法】水肿甚者,加防己、车前子利水消肿;尿蛋白多者,加黄芪、芡实补气固涩;邪实明显,腹胀甚者,可先用中满分消丸治之以祛邪扶正。

(二) 名医名家特色经验

1. 张琪三步论治,兼顾热、瘀、虚

国医大师张琪认为:① 毒热蕴结、迫血妄行是过敏性紫癜性肾炎发病的关键。治疗时当以清热解毒、凉血止血为法,常用大青叶、板蓝根、生地、丹皮、黄芩、赤芍、小蓟等药物。因热蕴下焦每与湿热搏结,致湿热蕴结于下,故常加白花蛇舌草、木通、白茅根、瞿麦等清利湿热以止血。发病之初以紫癜甚者,当重在清热解毒;尿血重者,当重在清利湿热毒邪以止血;若兼有风邪表证,以皮疹瘙痒、肢节痛、遇风甚为特点,可酌加荆芥、防风、牛蒡子、升麻等疏风解毒之品,然用量不宜大,防化燥伤阴。② 血热内瘀为其主要病理机制。过敏性紫癜性肾炎几经治疗,往往毒邪渐去,而血热搏结,或用药不当,至血热内瘀,舍于肾与膀胱,迫血妄行,损伤脉络而尿血。此时,治疗当以利湿清热、凉血止血为法。常用白花蛇舌草、小蓟、白茅根、焦山栀、侧柏叶、蒲黄、生地、赤芍等药物,特别是大黄、桃仁以泄热活血止血,必不可少。③ 气血不足、脾肾亏损为其病势转归。由于日久不愈,或失治误治等原因,往往耗伤气血,损及脾肾,而成热邪未去,正气已伤的虚实夹杂之势,此时可见倦怠乏力,腰膝酸软,舌淡嫩,或苔少,脉细弱等症状。此时不可盲目攻邪,而应采用健脾益肾、补气养血之法,或扶正祛邪并施,酌加收涩止血之品。常用六味、知柏地黄丸加龟甲、阿胶,或圣愈汤化裁,并合用自拟四味止血汤(龙骨、牡蛎、海螵蛸、茜草),效果佳。对于病久不愈而仅以镜下血尿为主者,治疗应循序渐进,不可急于求成,妄用峻剂,以免徒伤正气,既病未解,变证丛生。④ 并发症治疗:一些患者在发病

过程中常出现关节痛、腹痛,甚至便血等症状,可在治疗大法前提下,酌加适当药物,如关节痛加怀牛膝、赤芍、地龙、桑寄生,腹痛加白芍、甘草等,可明显提高疗效。如患者久服激素而出现明显副作用者,可配伍解毒活血之品。在长期益气摄血或止血药中也应酌加少量活血之品,往往能提高疗效。

2. 杜雨茂教授六经论治

杜雨茂教授认为该病多由外感热毒病邪犯及太阳经之表所主的皮肤腠理,且因热毒邪盛由表及里直入太阳经之腑膀胱,及其相表里的少阴经肾脏,形成表里相传的表里俱病。热毒入营迫血妄行,外溢于肤腠发为紫红斑点;下伤肾络及损伤太阴肺脾经而致蛋白尿、血尿。若外邪内入袭及阳明胃肠,络伤血溢而生呕血、便血及腹痛;气血运行滞碍,关节失濡而生疼痛,甚至活动受限。若病邪内伏少阴、太阴,其正气尚能与之抗争,则不现血尿、蛋白尿;移时如正不胜邪则现血尿、蛋白尿,此与少阴和太阴正气御邪的能力强弱有关。小儿为稚阳之体,正气尚柔弱,易招致病邪入侵,故罹此病较多。

3. 叶任高中西医结合治疗

叶任高从长期的临床实践中观察到,中西医结合的方法治疗本病不仅能增强疗效,而且能减轻西药的副作用。单纯血尿者多见虚实夹上腺皮质激素、免疫抑制剂、抗凝治疗和血浆置换等,但疗效难以确切评价。急性期应注意休息,重症应予卧床休息。有明确感染和存在感染灶时,应予抗生素治疗和清除病灶,停止服食和接触可能是过敏原的食物和药物,必要时予脱敏治疗。

(三) 治疗方法

(1) 对于持续蛋白尿波动于 $0.5 \sim 1 \, g/(d \cdot 1.73 \, m^2)$ 且明确诊断为本病的儿童,首选 ACEI 或 ARB 治疗。(证据级别:2D[①])

(2) 对于持续蛋白尿 $> 1 \, g/(d \cdot 1.73 \, m^2)$ 且 GFR$>50 \, mL/(min \cdot 1.73 \, m^2)$ 并明确诊断为本病的儿童,在使用 ACEI 或 ARB 疗效不佳的情况下,可进行 6 个月的糖皮质激素治疗,具体与 IgA 肾病的糖皮质激素治疗方案一致。(证据级别:2D)

(3) 对于病理表现为新月体肾炎,伴肾病综合征和(或)肾功能急剧恶化的儿童,治疗方案与 IgA 肾病病理表现为新月体肾炎的治疗一致,即环磷酰胺联合激素治疗。(证据级别:2D)

(4) 由于没有成人过敏性紫癜性肾炎的随机对照研究,因此推荐本病成人患者的治疗与儿童的治疗方案一致。(证据级别:2D)

我国目前暂无成人紫癜性肾炎的指南,最新的儿童《紫癜性肾炎的诊治循证指南(试行)》是 2009 年由中华医学会儿科学分会肾脏病学组制定的,指南认为,多种

---

① "2D"表示牛津大学"GRADE"证据等级分级系统中的"弱推荐,证据等级非常低"。

免疫抑制剂联合激素治疗均有一定疗效,包括环磷酰胺、硫唑嘌呤、环孢素、霉酚酸酯等。

二、中西医结合治疗

(一)中西医结合难点

过敏性紫癜性肾炎大约有 1/3 的病人容易复发。反复感染和过敏原未祛除也是病情易复发的原因之一。虽然糖皮质激素能迅速解除胃肠道症状,减少出血,对出血严重、腹痛、便血者可首选,但不能缩短疗程,且对紫癜性肾炎无预防、治疗作用。因此,如何减少复发是为难点之一。难点之二,重症紫癜性肾炎的治疗运用常规、常量的中药难以在短时间起效,如何突破常规,完美运用中西医的治疗手段,使重症紫癜性肾炎救治得以成功,需要慎重地考虑。因此,如何减少本病的复发以及对重症紫癜性肾炎如何治疗成为本病的难点。

(二)中西医结合临证思路分析

中西医结合可提高疗效,减少复发,减轻皮质激素的毒副作用。早期邪实为主,血热夹瘀,治拟清热解毒,凉血散瘀;中后期病情反复耗伤气阴,有些病人用激素又使阳长阴消,阴虚火旺,治拟益气养阴,活血化瘀。顽固性紫癜性肾炎反复不愈的另一原因多为反复感染或过敏原未祛除,故积极发现感染灶及祛除过敏原至关重要。如有明确感染和存在感染灶时应及时处理,停止服食和接触可能是致敏原的食物和药物,必要时采取脱敏疗法。中药有提高机体的免疫及抗过敏能力,配合使用可发挥其独特的治疗作用。常用药有黄芪、仙鹤草、蝉蜕、紫草、当归、赤芍、女贞子、刺蒺藜、防风、地肤子等。

紫癜性肾炎表现为急进性肾炎者,应行肾脏病理学检查,如表现为新月体肾炎或免疫活动较明显者,病情较重发展较快,应采用中西医结合治疗。西医采用甲强龙冲击治疗,继以激素标准疗程口服,加环磷酰胺冲击治疗,配合服用或灌肠中药通腑泄浊类药物,如大黄、枳实等,以改善内环境。若出现纳差、黄疸等症状,应考虑肝功能异常,可在中药中加用田基黄、垂盆草、五味子等,或口服中成药如甘草酸二铵肠溶胶囊、水飞蓟宾胶囊或联苯双酯片;若白细胞下降但在 3×10^9/L 以上,可使用利血生、地榆升白片等提升白细胞,或在口服中药汤剂中使用黄芪、西洋参、鹿角胶、龟板胶等补气养血药物,这样基本能保证完成冲击治疗。必要时可采用血浆置换疗法清除体内大量的免疫复合物。

(三)中西医结合优化选择及经验体会

本病目前均无特异性疗法,多数紫癜性肾炎可自行恢复,但一部分病例发展较快,出现很多并发症。故应根据具体病情采用"个体化"方案,对轻型紫癜性肾炎,单用中药即可取得满意疗效,主要的目的是增强体质,避免反复感染或过敏引起的复发,加重肾脏负担。在疾病稳定,无特异症状出现的时期,可采取健脾补肾之法,结合运动、食疗等手段提高机体免疫力。在疾病急性发作期常见皮肤瘀斑与血尿等症状,不能单纯见血止血,应注意活血化瘀治疗贯穿于紫癜性肾炎的始终。急性期以凉血化瘀为法,选用牡丹皮、赤芍、丹参;稳定期气虚为主,则采用益气活血,常选用黄芪、三七、桃仁、红花;阴虚为主,则养阴活血,选用鸡血藤、当归、旱莲草等。

对于重型紫癜性肾炎,主张西医治疗为主,给予糖皮质激素、免疫抑制剂以及抗凝疗法治疗,并按照激素治疗的不同阶段,辨证使用中药治疗,以强化激素的疗效,减轻不良反应。

三、调护(生活、起居、饮食、护理)

(一)预防

据报道过敏性紫癜与呼吸道或肠道感染有关,感染可能是紫癜的过敏原因。因此,积极预防感染的发生,对紫癜性肾炎具有十分重要的意义。一旦得病,应及时治疗,注意休息,防止复发。

(二)生活调护

居室要保持空气新鲜,定时通风换气,消除秽气。起居要顺应四时气候的变化,季节变化时应注意防寒保暖,预防感冒。节制情欲。避免接触诱发本病的各种"不正之气"。

(三)饮食调养

饮食宜食用富含营养、易于消化的食品,多食新鲜蔬菜和水果,忌食海鲜发物、辛燥之品以及鱼、虾、蟹、乳等食物异性蛋白,戒烟酒。

(四)精神调理

保持心情舒畅,避免激动,以防病情加重或复发。

第十三章　狼疮性肾炎

狼疮性肾炎(LN)是指系统性红斑狼疮(SLE)合并双肾不同病理类型的免疫性损害,同时伴有明显肾脏损害临床表现的一种疾病。其发病与自身抗体的产生、免疫复合物的形成与沉积、免疫复合物的致病作用等免疫异常有关。除 SLE 全身表现外,临床主要表现为血尿、蛋白尿、肾功能不全等。狼疮性肾炎常常是系统性红斑狼疮患者首次诊断的原因,肾衰竭也是狼疮患者的主要死因,1/6 的患者在确诊时有肾功能不同程度的下降,约 10% 的 SLE 患者由于肾脏损害最终需要透析治疗。

本病没有确切的中医病名,然因其肾脏的病理组织改变多种多样,即所谓"万花筒"样改变,故本病往往可归属于中医学的"阴阳毒""温毒发斑""水肿""腰痛"等病范畴。

第一节　发病机制及病因病机

一、西医发病机制

(一)流行病学

南京军区总医院解放军肾脏病研究所等对 1985～2005 年接受肾活检的 1 352 例系统性红斑狼疮住院患者进行分析,发现狼疮性肾炎绝大多数发生于 18～50 岁女性中,且以Ⅳ型为主,占 49.1%。1 352 例 LN 患者来自全国 25 个省或直辖市,其中女性 1 193 例,男性 159 例,80% 以上患者平均(27.0±8.2)岁,儿童和 50 岁以上者分别占 2.7% 和 1.5%,43 例有 SLE 家族史。在肾脏病理类型中,Ⅳ型比例最高(49.1%),其次为 V 型(14.7%)、Ⅱ 型(14.3%)、Ⅳ＋Ⅴ 型(11.7%)、Ⅲ 型(5.6%)和 Ⅴ＋Ⅲ 型(4.7%)。女性患者的Ⅱ型(15.1%)和Ⅲ型(6.2%)比例高于男性患者(6.9% 和 1.3%),男性患者Ⅳ型比例显著高于女性患者(59.7% 对

47.6％,$P<0.01$)。肾外器官受累情况为:Ⅱ型患者的面部红斑(71.3％)、发热(16.3％)、关节损害(73.8％)和溶血性贫血(59.5％)发生率最高,Ⅳ型、Ⅳ＋Ⅴ型和Ⅴ＋Ⅲ型浆膜腔炎(分别为 28.2％、24.7％和29.7％)和皮肤血管炎(分别为8.1％、10.8％和 9.4％)发生率较高。血清双链 DNA 抗体阳性率在Ⅳ型(61.7％)、Ⅳ＋Ⅴ型(59.9％)患者中最高,Ⅴ型患者中最低(26.2％)。血清抗中性粒细胞胞浆抗体仅见于Ⅲ型(7.9％)和Ⅳ型(5.7％)患者。各型 LN 患者均存在抗心磷脂抗体。高冷球蛋白血症以Ⅴ＋Ⅲ型(69.4％)、Ⅴ型(59％)及Ⅳ＋Ⅴ型(46.3％)患者阳性率最高。肾脏损害主要表现为急进性肾炎的主要见于Ⅳ＋Ⅴ型(20.2％)及Ⅳ型(18.4％)患者中。肉眼和镜下血尿发生率以Ⅳ型最高(10.0％、89％),其次为Ⅳ＋Ⅴ型(6.3％、87.3％)、Ⅴ＋Ⅲ型(6.3％、79.7％)和Ⅲ型(1.4％、72.4％)。Ⅱ型和Ⅴ型患者无肉眼血尿,镜下血尿发生率也最低(32.3％和52％)。Ⅳ＋Ⅴ型有肾病性蛋白尿表现的比例(52.5％)显著高于Ⅴ型(33.3％)、Ⅳ型(31.6％)和Ⅴ＋Ⅲ型(29.7％)。

(二)病因及发病机制

1. 狼疮性肾炎传统的发病因素

尽管本病的确切病因至今尚未明确。然而,众多的流行病学、分子生物学、分子遗传学的研究提示:遗传缺陷、环境危险因子、性激素异常三大因素是 SLE、LN 的主要发病因素。大量长期的研究证实,SLE、LN 是多基因遗传病,其发病除与多种易感基因绝对相关外,尚与环境因素、性激素(性别)以及机体对刺激应答时产生免疫反应的强度和炎症介质的数量密切相关。上述致病因素的相互作用可产生如下结局:① B 细胞在 T 细胞辅助下产生损伤性抗体和免疫复合物;② 免疫应答调节紊乱导致前述抗体与免疫复合物大量产生而不能下调,从而对组织器官(肾脏、皮肤、骨髓等)造成损伤;③ LN 主要是由 DNA、抗 DNA 抗体或核小体(Nucleosome),核粒体的聚合等组成的免疫复合物沉积(引起系膜或增生性肾炎)并诱导(引起膜性肾病)的肾小球疾病。

2. 狼疮性肾炎的现代发病病因新理论

近年研究发现细胞免疫在 LN 组织变化中起重要作用。免疫沉积物的血管炎病变是 LN 肾小球病变常见的类型,表现为局灶和节段性的病变,这些病变带来破坏性的炎症,引起血管襻的坏死及新月体形成。以往对局灶节段性的病变常联系到肾小球系膜免疫复合物的沉积,实质上局灶节段性狼疮性肾炎(Ⅲ型)所见到的坏死性血管病变及新月体形成,往往缺乏明显的免疫沉积物。而这些患者也常常出现阳性的抗中性粒细胞胞浆抗体(ANCA),其阳性率可达到 1/3 以上,通常是 p2ANCA,这些都支持其血管炎的性质,病变并非免疫复合物沉积所造成。我们在临床上多年的观察也支持上述认识。因此,节段性狼疮性肾炎与Ⅳ型弥漫增殖性狼疮性肾炎在本质上是不同的,不能片面地理解这两者只是在病变范围上有所差异。

除了循环免疫复合物、原位免疫复合物和血管炎性病变以外，血栓性微血管病变也常见于 LN。肾小球纤维素性栓塞常见于弥漫增殖性 LN 以及有严重肾小球炎症的病例。血栓形成是由于凝血以及微血管内皮细胞的损伤所引起的，通常可以引起 LN 产生微血栓的因素不止一种，抗心磷脂抗体是最常见的。研究结果表明，SLE 患者抗脂蛋白脂肪酶（LPL）水平明显高，LPL 是一种细胞外酶，在脂肪组织、心肌和骨骼肌的毛细血管中活性最强，催化存在于乳糜微粒及 VLDL 的二酰基和三酰基甘油中 1 位或 3 位酯键的水解。脂质代谢异常可能是 SLE 肾炎的重要发病病因之一，针对 LPL 的自身抗体（抗 LPL）与 LN 关系密切，表明其可能与其他抗体共同参与了 LN 的发生、发展。抗 dsDNA 抗体与 SLE 直接相关，其水平增高与 SLE 活动性有关，是 SLE 独立的危险因素，而抗 LPL 很可能对抗 dsDNA 抗体的作用起到促进作用。细胞表面分布有核糖体 P 蛋白和 LPL，这些蛋白很容易与抗体相互作用从而激活补体系统，最终导致包括肾脏在内的脏器血管损伤。

干扰素（IFN）与提示狼疮病情活动的指标如免疫复合物、补体、抗 dsDNA 抗体水平密切相关，在狼疮患者血清中的水平明显增高，尤其是在病情活动时。最近在 MRL/lpr 鼠实验中发现敲除 IFNAR1 基因后，出现淋巴细胞增生紊乱，自身抗体增加，终末器官损害，提示 I 型干扰素在保护终末器官和维持体液平衡方面起重要作用，在其他的自身免疫病如丙型肝炎中发现，经 IFN 治疗后，疗效好的患者 IFNAR1 受体 mRNA 水平明显下降。因此推测 IFNAR 可能参与自身免疫病的发病。尚未有证据显示 IFNAR 基因是 SLE 的候选基因，但已经在其他自身免疫病如多发性硬化中发现 IFNAR1 基因内一个内含子上的单核苷酸多态性（SNP）与疾病及疗效相关。通常认为只有编码区的 SNP 才会影响基因功能，最近研究发现内含子区的 SNP 也会起作用，通过影响剪接供受体位点或临近区域和内部调节基序来实现。林燕等发病的相关性研究实验首先证实了该 SNP 作为一种遗传因素影响对疾病的易感性，等位基因 G 对于狼疮肾炎似乎是一种遗传易感标记。也有可能该多态位点不是在 SLE 的发病病因中发挥直接作用，而是与其他致病位点紧密连锁来影响疾病的进展。

二、中医病因病机

本病主要的临床表现为皮肤红斑、水肿、血尿、蛋白尿等。中医学认为对于本病的形成，内因多属禀赋不足，素体虚弱，肝肾亏损，气阴两虚，络脉瘀阻；外因多与感受邪毒有关，还可能与过度劳累、七情内伤、房事不节等因素有关。此外，许多患者因日光暴晒后发病或病情恶化；发病之后又以热毒炽盛为突出表现，这是本病的发生与热毒有关的证据。

在病机方面，阴虚、热毒、瘀血是本病的关键病机，阴虚火旺，热毒炽盛，一为虚火，一为实热，两者同气相求，肆虐不已，戕害脏腑，损伤气血，随着病情的迁延和病程的推移,可渐致气血亏虚,从而显现出正虚邪实、虚实夹杂的复杂病机。若邪热耗气灼津,阴液亏耗,正气损伤,则可呈现气阴两虚之征象。后期则常因久病不愈,阴损及阳,致阳气衰微或阴阳两虚。急性发作期以热毒炽盛为主,多表现为阳热燔灼,邪毒内扰之象;热伤血络,迫血妄行,致血溢脉外而为瘀血,则见皮肤红斑。邪热伤阴则可导致阴虚火旺,虚火灼伤脉络,血溢脉外可见皮肤红斑、血尿等。瘀血是伴随本病而产生的病理产物,并作为继发性致病因素而进一步影响本病的发展。本病导致血瘀的因素较多,如初期热毒炽盛,损伤血脉,迫血妄行,致血溢脉外而为瘀血,后期则常可因阴虚、气阴两虚致瘀血。阴虚则血中津少,血液黏稠难行;气虚则推动无力,血行迟缓。其他如痰浊内阻、水湿内停等,均可阻滞血液运行而致瘀血,瘀血阻络,可发为腰痛;"血不利则为水",瘀血内停,亦可发为水肿。

　　此外,本病由于邪毒炽盛、脏腑受损、水液代谢的多个环节障碍,气化失司,致水湿内停,表现为水肿;脏腑虚损,精微外泄,可见蛋白尿等。本病若治不及时,病变可弥漫三焦,致五脏六腑俱损,如上入巅脑,则为危证。

第二节　病理改变

一、病理学分类

　　狼疮性肾炎的病理改变复杂多变,肾小球内固定细胞增生及单核巨噬细胞、T细胞浸润是本病的基本病变。其病变不均一,可呈弥漫性、节段性或局灶性;弥漫性病变时细胞数目和种类在各个肾小球及肾小球各节段也是不均一的。免疫荧光可见到上皮下、内皮下、系膜区及基底膜上有大量免疫复合物沉积。免疫病理 IgG荧光染色,且常伴有 IgG、IgM,补体 C3、C4、C1q 亦呈强阳性,多数患者的免疫荧光改变呈"满堂亮",有时可见到"白金耳"现象,即光镜下肾小球毛细管袢呈铁丝圈样。有时在毛细血管腔内可见嗜伊红蛋白,即"透明样血栓"。本病的另一个基本病变是肾小球毛细血管袢呈节段性坏死。鉴于 LN 病理学的变化多样,随着认识的深入,狼疮肾炎的病理学分类几十年来历经多次修订,和临床的结合愈来愈密切。

　　最早的病理学分类是 1974 年的 WHO 狼疮性肾炎病理类型,这次分类只限于肾小球,没有包括肾小管、肾间质和肾血管病变。根据临床需要,国际儿科肾脏病研究会对 1994 年的 WHO 狼疮性肾炎病理分类进行了修订。1995 年 Churg 对WHO 的病理分型又作了进一步修订。2002 年国际肾脏病协会(ISN)和肾脏病理学会(RPS)联合修订了 WHO 狼疮性肾炎病理分类,并于 2004 年公布了新方案,这是目前最新和最权威的狼疮性肾炎病理学分类方案。从公布的新方案中可以看出,本次修订特别强调与临床的结合,为临床预后的判断和治疗提供依据。与过去分类相比,其不同之处在于以下几方面:① Ⅰ型 LN:不再将完全正常的肾脏列入分类。② Ⅱ型 LN:仅限于系膜增生和内皮下少量免疫复合物沉积,而出现内皮下多处或大量免疫复合物沉积、球性或节段性病变时,应列入Ⅲ型或Ⅳ型。③ Ⅲ型 LN:该型强调病变分布的局灶性,要注意活动性、慢性和硬化性病变的存在和比例;同时,亦应注意肾小管、肾间质和肾血管病变的范围和活动程度。④ Ⅳ型 LN:新分类中提出了弥漫性节段性(Ⅳ-S)和弥漫性球性(Ⅳ-G)分布的概念,因为有时病变的肾小球虽然超过了 50%,但病变确实呈节段性分布,与弥漫性球性病变的预后不同,临床治疗也有所不同。另外,即使无明显细胞增生,如球性病变出现大量白金耳病变,亦应归入Ⅳ型。⑤ Ⅴ型:新分类中将过去的 VA、VB 等活动性 Ⅴ型更明确地诊断为Ⅲ+Ⅴ和Ⅳ+Ⅴ等混合型,因为它们与Ⅲ型和Ⅳ型的治疗和预后相似,而与单纯和伴轻中度系膜增生的Ⅴ型不同。⑥ Ⅵ型:新分类强调球性硬化的肾小球要超过 90%,这点比过去严格。

需要注意的是,LN 的各型病理改变并不是一成不变的,近年来的研究证实,LN 的各型病理类型之间可以自发或治疗后发生转化现象。这种转化可以由坏转好,但更多见的是由好转坏。由Ⅲ型向Ⅳ型转化的发生率最高。有文献报道,经过治疗的缓解期患者,可出现Ⅳ型向Ⅴ型或Ⅱ型的转化。发生这种形态转化的机制尚不清楚,可能与免疫反应过程的自然修饰或免疫复合物理化特点改变有关。临床上,尿蛋白增多或突然的肾功能恶化常预示着肾脏病理损害变得更为严重,如由Ⅲ型转化成Ⅳ型。相反,在自发或治疗情况下Ⅲ或Ⅳ型向Ⅱ或Ⅴ型的转化往往与肾功能改善和尿蛋白减少密切相关。

二、血管损害

在 LN 中血管损害普遍存在,包括血管内血栓形成、动脉和小动脉硬化以及坏死性动脉炎等。特别重要的是,肾小球毛细血管血栓形成预示着血管内凝血异常。正如在成人溶血性尿毒症综合征看到的那样,多发性的纤维蛋白原性毛细血管和小叶间动脉血栓与肾衰竭的急速进展密切相关,因此称之为狼疮性血管炎。这是一种免疫原性微血管病,并无血管炎症反应。在这类患者中某些患者出现纤维蛋白酶原活化因子下降,而纤溶酶原活化因子的抑制因子升高。研究发现 LN 患者低水平组织型纤溶酶原活化因子和高水平纤维蛋白尿酶原抑制因子均与肾小球毛细血管纤维素沉积或血栓形成显著相关,这些患者采用纤维蛋白溶解药物如蛇毒往往有效。近年来引起重视的另一类血管病变是肾脏血栓性微血管病变,其发生可能与循环中抗磷脂抗体存在有关;病理改变开始表现为肾小球增生性炎症,肾小球动脉和间质毛细血管出现血栓,最终发展成肾小球硬化。真正伴有血管坏死的坏死性血管炎和白细胞浸润甚为少见,但如出现则似乎是 LN 患者预后不良的先兆;这种损害类似于恶性高血压和溶血性尿毒症综合征中所见到的那种坏死性动脉炎,电镜下有时显示免疫复合物沉积于血管壁。肾静脉血栓形成是 LN 的另一种血管合并症,似乎只出现于有肾病综合征表现的狼疮膜性肾病患者。其实,在所有的狼疮肾血管病变中,由高血压引起者最为常见。

三、肾小管间质病变

肾间质炎症、纤维化和肾小管上皮改变在 LN 中并不少见;Ⅳ型和Ⅲ型病例发生严重的活动性间质性肾炎最为常见。虽然绝大多数病例间质炎症浸润中含有淋巴细胞和浆细胞,但中性粒细胞和嗜酸性粒细胞也常被发现,而且更能反映病变的活动性。免疫荧光有时显示小管同时也有颗粒状沉积物,甚至更少见的线条状沉积物,提示可能有抗肾小管基底膜抗体存在。但肾小管间质沉积物与其炎症程度并不一致。值得注意的是,在一些患者主要表现为小管间质病变而肾小球正常或仅有轻度系膜增生。T 细胞和单核细胞浸润介导的间质损害,在决定 LN 慢性损害的发生和发展中起重要作用。为了更准确地判定肾小管间质损害,近年有学者建立了小管间质损害评分方法,即肾小管间质损害(包括间质水肿、间质炎症、肾小管再生或退行性变、肾小管萎缩、肾小管纤维化)的特征按 0～＋＋＋级半定量地记分:0 无变化,＋轻度损害,＋＋中度损害,＋＋＋重度损害,肾小管间质总分(0～15 分)为上述 5 个组织学特征单项计分的总和。

四、肾脏活动性和慢性病变的评估

不少研究都强调采用半定量分析方法评估狼疮肾炎活动性和严重程度。与疾病活动性相关的指标有:肾小球节段性坏死、新月体形成、毛细血管内皮细胞和系膜细胞增长、肾小球白细胞浸润、透明血栓、肾小球和间质炎症等,上述活动性病变是激素及免疫抑制剂治疗的重要指标。慢性病变的有关指标包括:肾小球硬化和纤维化、间质瘢痕形成、小管萎缩、肾小囊粘连。

五、"静止"型狼疮性肾炎

虽然一般认为绝大部分无肾脏损害临床表现患者的肾脏病理改变较轻,但亦有不少人报道,无蛋白尿和尿沉渣检查异常患者肾脏病理改变为严重的增殖性肾小球肾炎并伴有内皮下复合物沉积。Mahajan 对 27 个狼疮患者进行穿刺活检,发现其病理改变为:11％属微小病变型,44％为局灶性肾炎,44％为弥漫性肾小球肾炎,其中 19 个无肾受累临床症状患者中 16 个在电镜下显示有电子致密物,包括 3

个为弥漫增殖性肾炎。尽管现已公认对有明显肾受累临床表现的弥漫增生型和严重的节段型肾损害患者应采取积极的治疗,但对于同种病理改变类型而无临床肾损害症状的患者是否也应予治疗,目前仍不十分清楚。"静止"型 LN 患者的预后似乎比有肾损害临床症状者要好,有学者通过对 37 个"静止"型 LN 患者进行长期追踪研究,发现只有 8 个发展至终末期肾衰竭。亦有作者认为目前研究的样本量较小,其结论并不足以说明"静止"型 LN 的预后较好。

六、临床病理联系

成人 SLE 中,出现肾损害临床特征的发生率为 $50\%\sim80\%$,研究证实,LN 患者的临床表现与其组织病理学之间存在显著的相关性。早在 20 世纪 50 年代就有人发现病理类型为系膜增生型(Ⅱ型)和膜型(Ⅴ型)的患者肾功能可保持较长时间,而局灶节段性坏死型(Ⅲ型)和弥漫增生型(Ⅳ型)通常肾功能恶化较快。Baldwin 进一步研究发现,WHO Ⅱ型和Ⅲ型患者约有 2/3 表现肾病综合征,其肾功能仍然保持良好,5 年生存率为 70%;Ⅴ型患者几乎全部都有蛋白尿,其中 70%表现为肾病综合征,大部分肾功能保持良好,5 年生存率为 79%。而Ⅳ型患者有 90%出现肾病综合征,肾功能不全的发生率为 82%,5 年生存率仅为 30%。

随后的几个研究都得出了与上述类似的结论。

除了光镜下改变外,亦有报道强调了 LN 中电子致密物存在和沉积位置与临床联系的重要性。分析发现,不管肾小球细胞增生是局灶性和硬化性,内皮下电子致密物沉积(相当于 WHOⅢ型和Ⅳ型)者重度蛋白尿和肾功能不全发生率明显增多;相反,电子致密物沉积于系膜区(Ⅱ型)或上皮下(Ⅴ型)者,肾功能不全发生率较低。Hecht 等对初次活检病理改变为增殖性肾小球肾炎和内皮下电子致密物沉积的 31 个患者用低剂量泼尼松和硫唑嘌呤治疗,在第 40 个月后行第 2 次肾活检,发现 2/3 的患者内皮下电子致密物完全消失,这些患者肾功能均正常,少量或没有蛋白尿;令人感兴趣的是,重复活检显示了组织病理类型转化的存在,25%的患者转化为正常组织,75%的患者转化为膜型,而那些内皮下电子致密物持续存在的患者,出现肾脏病变恶化,表现为持续性蛋白尿(>3 g/24 h)或血肌酐水平升高(>1.5 mg/dL),或两者皆有之。

最近,多个研究都强调了肾活检标本的半定量分析对评估疾病活动性和慢性病变的重要性。如前所述,与疾病活动性相关的指标包括:坏死、细胞增生、白细胞浸润、透明血栓、肾小球和小管损害、间质炎症等。慢性病变则按下列病变的严重程度进行分级:肾小球硬化和纤维化的程度以及肾间质和小管萎缩的数量。活动和慢性指数是很有意义的预测指标。肾小球硬化和间质纤维化是提示肾衰竭发展的有意义的预测因子。Schwartz 和 Kant 则认为,肾脏微血管性血栓形成在提示慢性病变中起重要作用,以增殖性肾小球肾炎为主要病变的患者在初次穿刺时肾小球血栓形成的存在与第 2 次穿刺时出现的肾小球硬化密切相关。此外，也有学者强调间质细胞浸润在决定病程进展方面的重要性。

正是 LN 的预后存在许多变数，促使人们去寻找预测 LN 预后的最佳临床和病理参数。近年的研究提示，预测 LN 短期后果最有用的指标有：活检时的血肌酐、24 小时尿蛋白排泄量、血压和血补体；而与长期预后有关的指标包括：血肌酐、24 小时尿蛋白排泄量、血压和血尿。但也有学者对上述研究有不同的看法，认为血肌酐、年龄和血小板计数是预测短期后果最重要的指标，而预测长期后果最有用的指标是 24 小时尿蛋白排泄量和血补体。Esdaile 则认为内皮下致密物沉积才是预测短期预后的最好指标，这种情况下采用免疫抑制剂治疗能明显改善患者的短期预后；小管-间质病变似乎是评估长期预后的最佳指标。也有人总结认为肾组织活动指数、小管间质病变指数和肾小球内皮下致密物沉积数量是在整个疾病过程中预测肾功能后果的重要因素，而那些临床医生认为的重要实验检查指标仅在活检后的早期阶段能起预测作用，全身狼疮疾病活动性的检测则往往有利于后期阶段的预测。1 年后对治疗反应与否也是评估狼疮性肾炎远期预后的重要因素之一。

总之，尽管目前仍存在某些争议，但绝大多数人已充分肯定了肾脏病理活检在狼疮性肾炎中的临床价值，甚至有些人认为，即使对于缺乏肾损害的临床和实验室证据的 SLE 患者，亦应作肾活检；大多数研究者认为，仅凭某些临床和实验室资料不足以预测肾脏受累的严重程度和活动性。在某种程度上来说，肾脏病理改变将为 LN 患者是否使用细胞毒性药物提供基本的依据，这将有助于降低死亡率和延缓肾功能的恶化。

第三节　临 床 表 现

一、西医临床表现

（一）全身表现

大部分患者表现全身乏力、体重下降，90％的患者有发热，40％可超过 39 ℃。骨关节和肌肉方面，约 90％的患者有不同程度的关节疼痛，以近端指间关节为主，腕、膝、踝关节等也可受累，常呈对称游走性，间歇性发作，多不伴红肿和功能障碍。皮肤损害方面，50％患者可出现面部蝶状红斑，病变局限于两面颊和鼻梁处，呈现轻度的水肿性红斑，红肿消退后一般不留痕迹和色素沉着。50％的患者可见脱发，

40％的患者可有光过敏。心肺损害方面，30％的患者可累及心血管，以心包炎最常见，其中10％可累及心肌，40％～60％的患者可发生胸膜炎，出现胸腔积液。如严重累及肺脏，出现狼疮性肺炎时，可表现为呼吸困难，严重者可发生大咯血。消化系统方面，表现多样，可出现狼疮性肝炎、胰腺炎、肠梗阻和肠穿孔等，部分患者可出现恶心、呕吐；腹痛常见。神经系统方面，以中枢神经系统受累为主，称为狼疮性脑病，约10％的患者表现为精神障碍，如躁动、幻觉、猜疑、妄想等，约20％的患者可出现抽搐，甚至癫痫样大发作。血液系统方面，约90％的患者可有血液系统损害，或呈现正细胞性低色素性贫血，或白细胞、血小板降低。

（二）肾脏表现

根据临床表现将狼疮性肾炎分为以下八种临床类型：

1. 轻型

患者常无症状，仅有尿常规检查异常，尿蛋白阴性或少量蛋白尿，常有镜下血尿及红细胞管型，无水肿和高血压，肾功能正常。部分患者虽然尿常规检查异常，但肾脏活检仍有明显病变。此类患者占30％～50％，预后良好。

2. 急性肾炎综合征型

较少见，临床酷似链球菌感染后急性肾炎。急性起病，有血尿、蛋白尿、管型尿，可伴浮肿，高血压，偶可发生急性肾衰竭。

3. 急进性肾炎综合征型

较少见，临床上酷似急进性肾小球肾炎。起病急骤，发展迅速，出现少尿甚至无尿，有血尿、蛋白尿、管型尿，可有浮肿，常无高血压或有轻度高血压，可见迅速发生和发展的贫血和低蛋白血症，肾功能迅速恶化，在几周和几个月内发生尿毒症。

4. 肾病综合征型

患者有大量蛋白尿、低蛋白血症和浮肿，为狼疮性肾炎肾病综合征，其占狼疮性肾炎的40％～60％。一般有两种类型：① 单纯性肾病综合征型：此类患者多在晚期出现高血压，病情进展缓慢，10年肾存活率约50％；② 肾炎性肾病综合征型：患者除有大量蛋白尿、低蛋白血症及高度浮肿等肾病综合征的表现外，还可出现不同程度血尿、高血压和肾功能损害等肾炎综合征的表现，常伴有明的显狼疮活跃。

5. 慢性肾炎型

患者多有高血压。尿常规检查可见不同程度的蛋白尿，尿沉渣可有大量红细胞和管型。肾小球滤过率明显下降，严重者可出现急性肾衰竭。病情进展虽然缓慢，但进行性进展，预后较差。

6. 急性肾衰竭型

患者短期内出现少尿性进行性急性肾衰竭。少数患者可出现精神神志障碍，易被误诊为精神分裂症。由于狼疮性心肌损害、尿毒症毒素潴留、容量负荷过重及电解质紊乱等多方面因素，可并发充血性心力衰竭。

7. 肾小管损害型

60％～80％的患者有肾小管功能受损的表现,部分患者可以此为首要表现。近端小管功能受损者表现为尿酶水平升高和出现高钾血症。肾小管酸化功能障碍可出现各种类型肾小管酸中毒的表现。

8. 临床"寂静"型

此类患者占 SLE 的 20％～30％。一般肾脏病变较轻,但也有患者弥漫性肾脏受损,因而对于尿常规检查正常的 SLE 患者有必要进行肾穿刺活检。对于尿检正常而肾穿刺活检为弥漫性改变者应给予积极治疗。此类患者一般预后较好,5 年存活率可达 90％以上。

二、实验室和其他辅助检查

(一)尿常规

发现 SLE 肾脏受累的简单方法,可表现为单纯蛋白尿,亦可见血尿、白细胞、红细胞、管型等。

(二)血常规

约 80％的患者有中度贫血,为正细胞正色素性贫血,约 50％的患者白细胞下降,约 20％的患者血小板减少,约 1/4 的患者全血细胞减少。还有少数患者可出现溶血性贫血(Coombs 试验呈阳性)。

(三)自身抗体检测

表现为抗核抗体,抗双链 DNA 抗体,抗 Sm 抗体阳性,抗双链 DNA 和疾病的活动度相关。近年,抗核小体抗体的检测对评价 SLE 疾病的活动度和 LN 的进展有重要意义。

1. 血浆抗核抗体(ANA)

敏感滴度≥1/10 即为阳性,≥1/40 即对诊断 LN 有一定特异性,≥1/160 则颇有特异性。ANA 呈阳性时,敏感性＞90％,特异性为 70％。

2. 抗 Sm 抗体

阳性敏感性为 20％～30％,对诊断系统性红斑狼疮的特异性极高,可高达 99％。

3. 抗天然(双链)DNA 抗体

原血清阳性即为阳性。对于未治疗患者,本抗体阳性率为 50％～80％。本试验特异性高达 96％。仅偶见于干燥综合征、类风湿性关节炎及活动性肝炎等患者。

4. 抗 RNP 抗体

抗 RNP 抗体见于 26%～45%的本病患者。

5. 抗组蛋白抗体

见于 25%～60%的本病患者,特异性也较好,偶可见于类风湿性关节炎及干燥综合征等。

6. 抗 SSA 及抗 SSB 抗体

两者的敏感性和特异性均较差。前者见于 30%～40%的本病患者,后者仅 0～15%。这两种抗体阳性主要见于干燥综合征,两种抗体均呈阳性者,其肾脏受累率(9%)及严重程度均轻于单独抗体呈阳性者。

7. 抗核小体抗体(AnuA)

LN 患者 AnuA 阳性率明显高于无 LN 的 SLE 患者,提示 AnuA 与 LN 的发生、发展有关,AnuA 检测对评价 SLE 疾病活动和 LN 的进展有重要意义。

8. 抗 C1q 抗体

SLE 患者血清中存在抗 C1q 抗体,其与 C1q 分子结合,使后者不能发挥清除作用。血清抗 C1q 抗体的检测对于 LN 的早期诊断和活动性判断有重要意义。

9. 其他抗体

SLE 还有多种其他自体抗体,如溶血性贫血时抗红细胞抗体及坏死性血管炎时中性粒细胞胞浆抗体(ANCA)等。

(四)补体水平

补体的活性及补体下降的程度与病变的活动度相关。既往的研究提示病变活动度的最特异指标是补体 C3 的下降。

(五)狼疮细胞阳性

系因血白细胞受抗核抗体等致敏、破坏,释放出细胞核,而细胞核又被多核白细胞吞噬所致。

三、常见并发症

(一)感染

感染是狼疮性肾炎最常见的并发症,也是导致患者病情恶化的主要因素。这与患者的身体免疫功能下降和长期使用免疫抑制剂有关。肾盂肾炎、肺炎、败血症等大多都是因感染所致,患者需多加小心,及时就医。

(二)心血管并发症

肾脏受损影响到身体的心血管系统,导致部分病人出现心包炎,一般为短暂而轻度的,少数病情还可能有心肌炎的表现,约 1/4 的人可出现雷诺现象。

（三）股骨头坏死

狼疮性肾炎使患者的四肢关节和肌肉出现疼痛病变,若病情没有得到及时的控制,长此以往,就很有可能使骨组织再生能力出现障碍,导致股骨头坏死。

四、中医主症及常见证候

狼疮性肾炎临床常见浮肿、体倦乏力、关节疼痛、发热、皮疹等症状,常见证候如下:

（一）热毒炽盛证

壮热口渴,烦躁,关节疼痛,肌肤发斑、颜色紫红,或全身乏力,小便短赤,大便干结,神昏谵语,舌质红润而绛或紫黯,苔黄腻或黄干,脉弦数。

（二）湿热壅盛证

浮肿,倦怠乏力,口干口苦,口中黏腻,胃纳欠佳,小便短赤或量少,大便干结或不爽,神昏谵语,舌质红绛,苔黄腻或黄干,脉弦数。

（三）肝肾阴虚证

浮肿,两目干涩,五心烦热,咽干口燥,发落齿摇,腰膝酸软或疼痛,或长期低热,颧红盗汗,头晕耳鸣,溲赤便结,舌嫩红苔少或光剥,脉细数。

（四）脾肾气（阳）虚证

眼睑或全身浮肿,腰以下肿甚,甚则畏寒肢冷,腰膝酸软,倦怠懒言,纳少,腹胀便溏,小便短少不利,舌质淡或淡胖有齿印,苔白腻,脉沉迟细。

（五）气阴两虚证

倦怠乏力,少气懒言,恶风易感冒,低热盗汗,五心烦热,口燥咽干而饮水不多,手足心热,大便先干后稀,舌红少津,脉细或结代。

第四节　诊断与鉴别诊断

一、诊断要点

（一）SLE 及狼疮性肾炎的临床诊断

SLE 的诊断目前通常采用美国风湿病学会（ACR）1997 年修订的分类标准：

（1）颧部红斑：固定红斑，扁平或高起，在两颧突起部位。

（2）盘状红斑：片状高起于皮肤的红斑。

（3）光过敏：对日光有明显反应，引起皮疹，从病史得知或医生观察到。

（4）口腔溃疡：经医生观察到的口腔或鼻咽部溃疡，一般无痛性。

（5）非侵蚀性关节炎：≥2 个外周关节，有压痛，肿胀或积液。

（6）浆膜炎：胸膜炎或心包炎。

（7）肾脏病变：蛋白尿≥0.5 g/d 或细胞管型。

（8）神经系统病变：癫痫发作或精神病除外药物或已知的代谢紊乱。

（9）血液系统异常：溶血性贫血、白细胞减少、淋巴细胞减少或血小板减少。

（10）免疫学异常：抗 dsDNA 抗体阳性、抗 Sm 抗体阳性或抗磷脂抗体阳性。

（11）抗核抗体阳性：在任何时候和未用药物诱发"药物性狼疮"的情况下，抗核抗体滴度异常。

上述 11 项中符合 4 项或 4 项以上者，可诊断为 SLE。

一旦 SLE 诊断成立，且临床上出现持续性蛋白尿＞0.5 g/d 或多次尿蛋白≥（＋＋＋），和（或）细胞管型尿（可为红细胞、血红蛋白、颗粒管型或混合性管型），临床上即可诊断为 LN。值得注意的是，部分病例临床表现或实验室证据不典型，不完全满足上述诊断条件，对疑似病例应加强随访，观察动态变化，及时做出正确的诊断，对于高度疑似病例应及时进行肾脏活组织检查以明确诊断。

2009 年 ACR 会议上系统性红斑狼疮国际临床协作组（SLICC）对于 ACR-SLE 分类标准提出修订。临床分类标准：① 急性或亚急性皮肤狼疮表现；② 慢性皮肤狼疮表现；③ 口腔或鼻咽部溃疡；④ 非瘢痕性秃发；⑤ 炎性滑膜炎，并可观察到 2 个或更多的外周关节有肿胀或压痛，伴有晨僵；⑥ 浆膜炎；⑦ 肾脏病变：24 h 尿蛋白＞0.5 g 或出现红细胞管形；⑧ 神经病变：癫痫发作或精神病，多发性单神经炎，脊髓炎，外周或脑神经病变，脑炎；⑨ 溶血性贫血；⑩ 白细胞减少（至少 1 次细胞计数＜4×10⁹/L 或淋巴细胞减少（至少 1 次细胞计数＜1×10⁹/L）；血小板减少症(至少 1 次细胞计数<$1×10^9$/L)。免疫学标准:① ANA 滴度高于实验室参照标准(LRR);② 抗 dsDNA 抗体滴度高于 LRR(除外 ELISA 法测:需 2 次高于 LRR);③ 抗 Sm 抗体阳性;④ 抗磷脂抗体:狼疮抗凝物阳性、梅毒血清试验假阳性、抗心磷脂抗体是正常水平的 2 倍以上或抗 b2 糖蛋白 1 中度以上滴度升高);⑤ 补体减低:C3、C4、CH50;⑥ 有溶血性贫血但 Coombs 试验阴性。

确诊条件:① 肾脏病理证实为狼疮肾炎并伴有 ANA 或抗 dsDNA 抗体阳性;② 以上临床及免疫指标中有 4 条以上标准符合(其中至少包含 1 个临床指标和 1 个免疫学指标)。该标准敏感性为 94%,特异性为 92%。

SLE 病情活动情况可以采用 1992 年制定的 SLEDAI 评分系统来判定:

抽搐 8 分,精神异常 8 分,器质性脑病 8 分,视觉异常 8 分,脑神经病变 8 分,狼疮性头痛 8 分,脑血管事件 8 分,血管炎 8 分,关节炎 4 分,肌炎 4 分,管型尿 4 分,血尿 4 分,蛋白尿 4 分,白细胞尿 4 分,新发红斑 2 分,脱发 2 分,黏膜溃疡 2 分,胸膜炎 2 分,心包炎 2 分,低补体血症 2 分,抗 dsDNA 抗体高滴度 2 分,发热 1 分,血小板减少 1 分,白细胞减少 1 分。

0~4 分为基本无活动,5~9 分为轻度活动,10~14 分为中度活动,≥15 分为重度活动。

(二) 狼疮性肾炎的病理诊断

一旦 SLE 诊断成立,且临床上出现持续性蛋白尿>0.5 g/d,或多次尿试纸显示尿蛋白,和(或)细胞管型尿(可为红细胞、血红蛋白、颗粒管型或混合性管型),临床上即可诊断为 LN。临床上符合狼疮性肾炎诊断标准的患者应进行肾活检,其目的在进一步明确病理类型并判断病变的活动性和慢性化指标以指导治疗方案的制订和对长期预后的评估。国际肾脏病学会(ISN)和肾脏病理学会(PRS)结合多年的临床和病理经验重新修订了狼疮性肾炎的病理组织学分类,针对以往病理学分类的不足,在 2003 年公布了新的标准狼疮性肾炎的病理学分型(ISN/RPS,2003),是至今最权威的病理分型。

Ⅰ型:轻微系膜性狼疮性肾炎。

Ⅱ型:系膜增生性狼疮性肾炎。尽管一些Ⅱ型患者后期可转化为严重类型并最终进展为尿毒症,但大多数患者具有长期的良好预后。争议主要集中在对Ⅲ型和Ⅳ型的不同认识,这两型患者均可出现明显的肾外症状和血清学改变。

Ⅲ型:局灶性狼疮性肾炎。

Ⅲ(A):活动性病变,局灶增生性狼疮性肾炎。

Ⅲ(A/C):活动性和慢性病变,局灶增生和硬化性狼疮性肾炎。

Ⅲ(C):慢性病变伴有肾小球硬化,局灶硬化性狼疮性肾炎。

Ⅳ型:弥漫性狼疮性肾炎。

Ⅳ-S(A):活动性病变,弥漫性节段性增生性狼疮性肾炎。

Ⅳ-G(A)：活动性病变，弥漫性球性增生性狼疮性肾炎。

Ⅳ-S(C)：活动性和慢性病变，弥漫性节段性增生和硬化性狼疮性肾炎。

Ⅳ-G(A/C)：活动性和慢性病变，弥漫性球性增生和硬化性狼疮性肾炎。

Ⅳ-S(C)：慢性病变伴有硬化，弥漫性节段性硬化性狼疮性肾炎。

Ⅳ-G(C)：慢性病变伴有硬化，弥漫性球性硬化性狼疮性肾炎。

Ⅲ型和Ⅳ型还应：① 注明活动性和硬化性病变的肾小球的比例；② 注明肾小管萎缩、肾间质细胞浸润和纤维化、肾血管硬化和其他血管病变的严重程度（轻度、中度和重度）和比例。该病理组织学分类充分体现了临床与病理的密切结合。新分类方法删除了光镜、免疫荧光和电镜检查均为正常的病例，特别强调了活动性病变(A)、慢性病变(C)及混合型病变(A/C)；在Ⅲ型和Ⅳ型狼疮性肾炎均可出现肾小管和肾间质病变，并要求明确指出损伤比例；Ⅳ型狼疮性肾炎中，球性硬化的肾小球必须超过全部的90％，显示炎症引致的组织破坏已不能逆转，为最大限度地治疗可逆性的活动性病变提供了病理基础。研究发现 LN 的临床表现与肾组织病理改变存在一定的相关性。目前多数研究者认为受累肾小球＜50％的Ⅲ型较病变更广泛的Ⅳ型具有更好的肾脏存活率。但有些长期随访研究发现Ⅲ型和Ⅳ型患者的存活率基本一致。

Ⅴ型：膜性狼疮性肾炎。Ⅴ型膜性狼疮性肾炎可合并Ⅲ型或Ⅳ型病变，则应作出复合性诊断，如Ⅲ＋Ⅴ、Ⅳ＋Ⅴ等；Ⅴ型狼疮性肾炎中，应明确说明混合的类型；膜性 LN 进展相对较慢。需要强调的是，狼疮性肾炎不同的病理类型可以互相重叠，也可以随着病情活动和治疗反应而发生转变。因此，临床工作中要综合考虑，动态观察，以便及时处理。

Ⅵ型：严重硬化型狼疮性肾炎。

尽管建议狼疮性肾炎患者应进行肾活检，但需要强调的是狼疮性肾炎的诊断必须依赖于临床，肾活检病理检查的目的是为了明确狼疮性肾炎的病理分型和判断病情的活动性，以确定最佳治疗方案及判断预后，不能只依靠肾活检来做狼疮肾炎的诊断。LN 的临床表现与病理改变之间存在一定关系，可以根据完善的实验室检查结合临床表现，部分推测 LN 患者的肾脏病理改变情况，以指导治疗，判断预后。

二、鉴别诊断

系统性红斑狼疮性肾炎需与其他原因引起的肾病综合征、肾炎、肾性高血压、肾功能减退相鉴别。如慢性肾炎、紫癜性肾炎、糖尿病肾病、痛风性肾病、乙型肝炎免疫复合物性肾炎等。另外，还需与其他结缔组织疾病和药物引起的红斑狼疮相鉴别。

（一）原发性肾小球疾病

原发性肾小球疾病如急慢性肾炎、原发性肾病综合征等，多无关节痛或关节炎，无皮损，无多脏器损害表现，血中抗 dsDNA 抗体阴性。

（二）混合性结缔组织病

混合性结缔组织疾病是一种可兼有 SLE、硬皮病与多发性肌炎症状的疾病。其与 SLE 的鉴别可根据本病皮肤发硬，很少出现肾损害，抗可溶性抗原（ENA）抗体阳性，Sm 抗体缺乏，抗荧光素标记抗体纯粹为斑点型，血清补体正常或升高，这些都有别于 SLE。

（三）系统性硬皮病

常有雷诺征、关节痛或关节炎，可有胃肠道、心、肺、肾等器官受累。ANA 阳性（78%），LE 细胞阳性（8%），故需与 SLE 鉴别。系统性硬皮病具有特征性的皮肤发硬，尤以肢端明显，另外做胃肠道钡餐检查，可见食管下端扩张，收缩功能减弱等，这些可与 SLE 区别开来。

（四）皮肌炎

常易误诊为 SLE，因皮肌炎可有与 SLE 类似的紫红色斑疹，ANA 及 LE 细胞可出现阳性，且可合并有各系统的损害。但皮肌炎的色紫红、色泽较黯，且较弥散，没有典型的蝶状分布。SLE 多在四肢末端，特别是在手指、足趾尖部及甲沟出现的小红斑丘疹、紫癜、萎缩性皮疹。最具诊断特点的是两眼睑有浮肿的红斑，这在 SLE 是极其少见的。皮肌炎的肌肉损害明显，常有吞咽困难及声音嘶哑等情况。尿肌酸明显升高，特别是醛缩酶及肌酸激酶的增高，也支持本病。此外皮肌炎的白细胞常增高，血清补体正常或增高，肾损害不明显，也可与 SLE 相鉴别。

（五）药物引起的红斑狼疮

本病是由药物引起的一种和 SLE 相同的综合征，它与 SLE 在临床、病理和血清学等方面很难区别，其 ANA、LE 细胞常阳性，胸膜炎和肺的表现比 SLE 稍多，但皮损和肾的损害较 SLE 少。可根据其发病前有服药史（常见的药物有普鲁卡因胺、肼屈嗪和苯妥英钠）而且停药后临床和实验室的变化随之消退等加以鉴别。

（六）慢性活动性肝炎

本病也可出现多发性关节炎、疲劳、浆膜炎、抗核抗体阳性、狼疮细胞阳性、全血细胞下降，也可有肾炎样尿改变，但一般肝大明显，有蜘蛛痣、肝病面容及肝掌等肝病表现，必要时可进行肝穿刺活检。

（七）发热应与并发感染鉴别

SLE 并发感染时,经仔细检查可发现感染病灶,无其他疾病活动的表现,如关节痛、皮疹等,同时,并发感染时血沉和 C 反应蛋白均可升高,而狼疮活动时,血沉可升高,而 C 反应蛋白不变或轻度升高。

第五节 治 疗

一、中医治疗

（一）辨证治疗

1. 热毒炽盛证

【证候特点】壮热口渴,烦躁,关节疼痛,肌肤发斑、颜色紫红,或全身乏力,小便短赤,大便干结,神昏谵语,舌质红润而绛或紫黯,苔黄腻或黄干,脉弦数。

【治法】清热凉血,解毒消斑。

【推荐方剂】犀角地黄汤合五味消毒饮加减。

【基本处方】水牛角 30 g（先煎）,生地黄 24 g,赤芍 10 g,牡丹皮 10 g,金银花 30 g,野菊花 12 g,紫花地丁 12 g,紫背天葵 12 g,蒲公英 12 g,甘草 5 g。

【加减法】神昏谵语,可选用安宫牛黄丸、紫雪丹、清开灵、醒脑净;抽搐,加羚羊角粉、钩藤;关节肿痛,可选用宣痹汤去半夏、赤小豆、金银花,加忍冬藤、桑叶。

2. 湿热壅盛证

【证候特点】浮肿,倦怠乏力,口干口苦,口中黏腻,胃纳欠佳,小便短赤或量少,大便干结或不爽,神昏谵语,舌质红绛,苔黄腻或黄干,脉弦数。

【治法】清热利湿,凉血解毒。

【推荐方剂】疏凿饮子加减。

【基本处方】羌活 10 g,秦艽 10 g,生地黄 15 g,茯苓皮 15 g,泽泻 12 g,白茅根 15 g,石韦 15 g,白花蛇舌草 10 g,蒲公英 10 g,甘草 5 g。

【加减法】神昏谵语,可选用安宫牛黄丸、紫雪丹、清开灵、醒脑净;关节肿痛,可选用宣痹汤去半夏、赤小豆、金银花,加忍冬藤、桑叶。

3. 肝肾阴虚证

【证候特点】浮肿,两目干涩,五心烦热,咽干口燥,发落齿摇,腰膝酸软或疼痛,或长期低热,颧红盗汗,头晕耳鸣,溲赤便结,舌嫩红苔少或光剥,脉细数。

【治法】滋阴清热,补益肝肾。

【推荐方剂】左归丸加减。

【基本处方】生地黄 24 g,女贞子 15 g,旱莲草 15 g,山药 15 g,山茱萸 12 g,牛膝 10 g,玄参 10 g,茯苓 15 g,泽泻 10 g,牡丹皮 10 g,甘草 5 g。

【加减法】阴虚火旺而见尿热、血尿,可改用知柏地黄丸加茜草、白茅根、仙鹤草、侧柏叶、大小蓟;阴虚阳亢见头晕耳鸣,加天麻、钩藤;伴水肿,加猪苓。

4. 脾肾气(阳)虚证

【证候特点】眼睑或全身浮肿,腰以下肿甚,甚则畏寒肢冷,腰膝酸软,倦怠懒言,纳少,腹胀便溏,小便短少不利,舌质淡或淡胖有齿印,苔白腻,脉沉迟细。

【治法】益气健脾,温肾助阳。

【推荐方剂】济生肾气丸合四君子汤加减。

【基本处方】熟地黄 24 g,泽泻 10 g,山药 15 g,淫羊藿 15 g,肉桂 2 g(焗服),牡丹皮 12 g,党参 15 g,黄芪 15 g,白术 10 g,茯苓 15 g,陈皮 5 g,炙甘草 5 g。

【加减法】水肿明显偏脾阳虚,以实脾饮为主加减;偏肾阳虚者以真武汤加牛膝、车前子,阳虚不显者则去附子、肉桂等大辛大热之品,而以补中益气汤为主,加金樱子、菟丝子、补骨脂。

5. 气阴两虚证

【证候特点】倦怠乏力,少气懒言,恶风易感冒,低热盗汗,五心烦热,口燥咽干而饮水不多,手足心热,大便先干后稀,舌红少津,脉细或结代。

【治法】益气养阴。

【推荐方剂】参芪地黄汤加减。

【基本处方】西洋参 15 g,黄芪 15 g,山茱萸 12 g,茯苓 10 g,牡丹皮 12 g,泽泻 10 g,熟地黄 15 g,麦冬 10 g,五味子 10 g,甘草 5 g。

【加减法】兼瘀血,加丹参、泽兰;兼湿热,加白花蛇舌草、半枝莲;尿少水肿,加车前子、茯苓。

(二)名医名家特色经验

1. 叶任高提倡分阶段治疗与辨证论治相结合

叶任高教授认为,本病系因先天禀赋不足、肾精亏损、阴阳失调所致,兼具热毒炽盛、痰湿壅结、血脉瘀滞等表现。治疗中常应用大剂量、长疗程的糖皮质激素和细胞毒类药物,损阳伤阴,耗气动血,肝肾受累,形成"药源性证型"。叶老根据中西药结合治疗的实际,创立了分阶段治疗加辨证论治相结合的中医治疗方法。

(1)病情活动期:症见大量蛋白尿或(和)血尿突然增加,尿量减少,水肿出现或加重,面部或全身皮肤出现斑疹,口腔溃疡,发热,关节肿痛,舌质红,苔白或黄,脉数。此期要应用大剂量糖皮质激素和细胞毒类药物。中医辨证为热毒炽盛、阴虚火旺证型。治疗以清热解毒、滋阴降火为法。用叶教授自拟 LN1 方加减:生地

20 g,丹皮 15 g,玄参 15 g,知母 10 g,银花 15 g,连翘 15 g,黄柏 10 g,半枝莲 15 g,白花蛇舌草 15 g,紫草 15 g。该方有助于降低狼疮活动指数,减少糖皮质激素所致的柯兴氏征副作用,增强西药疗效。

(2)病情缓解期:症见尿蛋白持续阳性,血肌酐逐渐恢复正常,口腔溃疡,皮肤斑疹及关节肿疼逐渐消失,面色萎黄,乏力肢倦,腰膝酸软,舌质淡红或淡白,舌苔白或黄,脉多沉细弱。此期一般处于西药持续治疗和减量阶段,时间较长,病情容易反复。为中医热毒未清、气阴两伤、脾肾不足证型。治疗以清热解毒、益气滋阴,佐以补益肝肾为法。用叶教授自拟 LN2 方加减:银花 10 g,半枝莲 15 g,白花蛇舌草 15 g,紫草 10 g,麦冬 20 g,生地 20 g,西洋参 10 g,生白术 15 g,山萸肉 10 g,芡实 10 g。随症加减,维持服用较长时间。本阶段余毒未清,正气已伤,用药上要调整好祛邪和扶正的比例,勿犯"虚虚实实"。

(3)病情静止期:症见少量蛋白尿持续存在,患者常感精神疲惫,面色少华,舌质淡红,苔白,脉沉细弱。此期多为西药小剂量维持治疗的时期,患者病情稳定,LN 无活动迹象。为中医脾肾虚衰、精微失摄、气血不足、血脉瘀滞证型。治以补肾固摄、健脾益气、养血活血为法。选用叶教授自拟 LN3 方加减:黄芪 20 g,桑螵蛸 10 g,仙灵脾 15 g,炒白术 15 g,山药 15 g,山萸肉 10 g,麦冬 10 g,当归 10 g,桃仁 10 g,益母草 10 g,赤芍 10 g,金樱子 10 g。本方长期服用,可使 LN 病情持续缓解,增强体质,尿蛋白阴转,维持和恢复肾脏功能。

2. 陈以平主张中西并用以提高疗效

陈以平在临床上强调用中西结合的方法治疗 LN,取其优势互补,协同奏功。对于急性活动期和亚急性活动期的 LN,陈师常以激素标准疗程治疗,并按照激素治疗阶段的不同,辨证地配合中药治疗,以强化激素的疗效,减轻激素的毒副作用,从而发挥了中药增效减毒的双重作用。对 LN 表现为慢性肾炎型或肾病综合征型者,陈师常在激素标准疗程的基础上,配合环磷酰胺、环孢素、霉酚酸酯等药治疗;对肾功能短期恶化呈急进性肾炎者(病理表现呈严重弥漫增生或细胞新月体肾炎),陈师首始采用甲基泼尼松冲击疗法,继以激素标准疗程加环磷酰胺冲击治疗。并配合服用或经肠道灌注中药通腑降浊类药物如酒军、芒硝等,借肠道排泄体内潴留之溺毒,改善机体的内环境。对经上述诸法治疗病情缓解、狼疮基本不活动的患者,陈师重视用中药调节机体的气血阴阳以善其后。

二、西医治疗

(一)治疗原则

1. 支持治疗

急性期活动期应卧床休息,避免使用诱发或加重病情的药物,如青霉素类药物、普鲁卡因胺等,防止紫外线照射。

2.药物治疗

包括诱导缓解和维持治疗。诱导缓解目的在于迅速控制病情,力求病情完全缓解(包括血清学指标、症状和受损器官的功能恢复)。维持治疗以小剂量免疫抑制剂控制病情,防止复发和减少药物不良反应。

（二）治疗方法

1.糖皮质激素、免疫抑制剂

糖皮质激素和免疫抑制剂仍是目前治疗 SLE 的基本药物。根据不同的肾脏病理分型采用以下治疗方案。（改善全球肾脏病预后组织（KDIGO）2012 狼疮性肾炎临床实践指南建议,1 级为推荐,2 级为建议;A 级为高质量,B 级为中等质量,C 级为低质量,D 级为极低质量。）

（1）Ⅰ型 LN(轻微系膜 LN)：Ⅰ型 LN 应根据肾外的临床表现使用免疫抑制剂(2D)。

（2）Ⅱ型 LN(系膜增生 LN)：① 蛋白尿<1 g/d 者,根据肾外的临床表现采用免疫抑制剂(2D);② 蛋白尿＞ 3 g/d 者,建议糖皮质激素或钙神经蛋白抑制剂(CNI),方案同 MCD (2D)。

（3）Ⅲ型(局灶 LN)和Ⅳ型 LN(弥漫 LN)：

初始治疗：① 初始治疗方案推荐糖皮质激素(1A)联合环磷酰胺(CTX) (1B)或霉酚酸酯(MMF)治疗(1B);② 初始治疗的前 3 个月,如出现 LN 加重(SCr 升高、蛋白尿增多),建议更改为替代治疗方案或重复肾活检指导进一步治疗(2D)。

维持治疗：① Ⅲ型和Ⅳ型初始治疗完成后,推荐小剂量糖皮质激素(等量＜10 mg/d泼尼松)联合 AZA [1.5～2.5 mg/(kg • d)](1B)、MMF(1～2 g/d)维持治疗(1B);② 不能耐受 MMF、AZA 者,建议小剂量糖皮质激素联合 CNIs 维持治疗(2C);③ 完全缓解后,建议维持治疗至少持续 1 年以上再考虑减少免疫抑制剂剂量(2D);④ 维持治疗 12 个月仍未达到完全缓解,再考虑更换,更换治疗前应先行重复肾活检(未分级);⑤ 若在维持治疗药物减量时出现肾功能恶化和(或)蛋白尿增多,建议将免疫抑制剂量增加至初始治疗的剂量(2D)。

（4）Ⅴ型 LN(膜性 LN)：① 正常肾功能,非 NS 范围蛋白尿的Ⅴ型 LN,推荐予降蛋白尿和降压药物,仅根据系统性红斑狼疮(SLE)肾外临床表现决定糖皮质激素或免疫抑制剂(2D);② 对持续存在 NS 范围蛋白尿的单纯Ⅴ型 LN 患者,建议糖皮质激素联合以下任意一种免疫抑制剂治疗：CTX（2C）、CNI（2C）、MMF 或AZA（2D）。一般在无特殊禁忌证情况下,建议所有 LN 患者均接受经氯喹(每天最大剂量 6～6.5 mg/kg 体重)治疗(2C)。

（5）Ⅵ型 LN(硬化型 LN)：推荐Ⅵ型 LN 仅根据 SLE 肾外临床表现决定糖皮质激素和免疫抑制剂(2D)。

血浆置换与免疫吸附疗法能迅速去除血浆中的抗原、自身抗体、免疫复合物及其他炎症介质、细胞因子等,并改善单核、吞噬细胞系统的吞噬功能,故可达到控制病变活动的目的。该方法可用于弥漫增生型狼疮肾炎活动期,尤其适用于激素冲击治疗合并细胞毒类药物仍不能控制活动性病变且肾功能急骤恶化者。

透析疗法适用于急、慢性肾衰竭的患者。经透析治疗后,系统性红斑狼疮活动性的表现亦能减轻,应用皮质激素及免疫抑制药物的剂量较前减少,这可能与透析过程中透析膜激活补体及透析时吞噬细胞清除免疫复合物能力增强有关。

2. 辅助治疗

① ACEI 或 ARB:用于尿蛋白/尿肌酐比值>50 mg/mmol 或高血压时;② 他汀:用于持续血脂异常,LDL-C 靶目标为 2.58 mmol/L;③ 羟氯喹:降低狼疮性肾炎复发和限制心肾血管损坏;④ 阿司匹林:用于抗磷脂抗体阳性患者;⑤ 补充钙和维生素 D;⑥ 采用灭活疫苗进行免疫接种;⑦ 抗凝治疗:肾病综合征合并血清白蛋白<20 g/L,尤其是持续存在抗磷脂抗体时。

活动性狼疮性肾炎患者应定期监测以下指标:体重、血压、血清肌酐和 eGFR、血清白蛋白、蛋白尿、尿沉渣、补体 C3 和 C4、抗 dsDNA、全血细胞计数、抗磷脂抗体和血脂基线水平。血清肌酐的变化(或 eGFR)、蛋白尿、血红蛋白和血压水平反映长期预后。

在初始诊断或复发后的 2~4 个月内应安排每 2~4 周随访一次;然后根据疗效决定随访时间。应该终身监测肾功能和肾外疾病的活动,至少每 3~6 个月一次。

三、中西医结合治疗

(一)中西医结合难点

狼疮性肾炎(LN)是我国最常见的也是最重要的继发性肾小球疾病。在过去的半个多世纪,随着激素和环磷酰胺大剂量静脉注射疗法的广泛应用,LN 病人的预后得到了很大的改善。但是,目前 LN 的治疗仍然面临着许多问题。LN 治疗的难点在于:① 免疫抑制治疗带来的严重副反应,如严重感染、性功能障碍和心脑血管并发症。② 复发率高。即使在一些获得过完全缓解的病人中,仍有 1/3 病人会出现复发。③ 现有治疗方案对部分病人无效。有 10%~20% 的重症 LN 患者在发病后 5~10 年内进入终末期肾衰竭。④ 不同肾脏组织病理类型对治疗的反应存在差异。

1. 狼疮性肾炎的中医治疗策略

近年来大量的临床研究表明,中医中药在提高激素和免疫抑制剂治疗 LN 疗效的同时,对于顺利撤减西药、减轻西药的副作用、减少病情复发等方面疗效显著,优于单纯西药治疗。在 LN 的急性活动期,病情多表现为热毒炽盛,治以清瘟败毒饮加养阴凉血药;LN 表现为肾病综合征,或长期反复间歇使用激素的患者,撤减激素后可因肾上腺皮质功能低下而出现脾肾阳虚,治以真武汤化裁;经治疗病情缓解,激素开始减量时多表现阴虚火旺之证,当予知柏地黄汤加减;病情基本不活动后,因长期用药,加之病久正气受损,患者多表现肝肾阴虚之象,治以二至丸加减。

2. 狼疮性肾炎复发及难治性狼疮性肾炎的策略

在诱导疗法取得效果以后需重视维持治疗,维持治疗的重点在于减少或避免疾病的复发,延长或使病情长期处于缓解期,维持治疗疗程应至少持续 1 年以上,而后考虑减少免疫抑制剂剂量。

经一个疗程的初始方案治疗后 SCr 和(或)尿蛋白水平仍继续升高者,可考虑重复肾活检,以鉴别活动性病变和慢性病变;若仍为活动性 LN 导致的 SCr 升高和(或)尿蛋白增加,建议换用其他初始治疗方案重新治疗;经多种推荐方案治疗后仍无效的 LN 患者,建议考虑静脉注射丙种球蛋白、利妥昔单抗或钙神经蛋白抑制剂(CNI)。

3. 不同肾脏组织病理类型对治疗反应差异的策略

狼疮性肾炎发病机制复杂,临床表现不同,肾脏病变性质多样。因此,对治疗的反应也存在着很大的个体差异。这就要求我们能够根据病人肾脏病变的性质有选择地进行治疗。LN 肾脏病理分型标准虽几经更改,但其基本病变包括炎症性病变、增殖性病变、基底膜病变和血管炎病变,上述病变往往以不同组合同时出现在一个病人身上。糖皮质激素具有很强的抗炎作用,对于一些急性炎症性病变,甲基泼尼松冲击治疗往往能明显改善症状;对于增殖性病变则需要用抗代谢的药物(霉酚酸酯、环磷酰胺、硫唑嘌呤、爱诺华)和钙神经蛋白抑制剂(环孢霉素、普乐可复);对于基底膜病变钙神经蛋白抑制剂和抗细胞抗体(美罗华)可能有效;对于血管炎性病变选用霉酚酸酯、普乐可复;重症病人可考虑行免疫吸附和抗淋巴细胞治疗。值得指出的是,肾脏病变的分类只是一个相对的概念,大多数病人往往几种病变同时合并存在,要分清主次,同时兼顾,采取联合用药,多靶点施控,减小单味用药剂量,提高疗效,减少副反应。

(二)中西医结合临症思路分析

随着免疫抑制剂(如 CTX)的运用大大改善了 LN 患者的远期疗效,使其成活率从 50% 上升到 80% 以上。叶任高名老中医根据我国人种的特点,将 CTX 治疗剂量及用药时间加以改良,同时加中药治疗,不仅提高了治疗效果,也提高了病人生活质量,使许多肾衰病人脱离透析或延缓透析,延长 LN 缓解状态,减少西药副作用。兹就叶老治疗 LN 的思路与经验简述中西医结合治疗思路。

1. 祛除诱因治其本

叶老认为 LN 发病基础是肾虚,热毒内侵是发病原因,治疗宜以滋养肾阴治其本,清热解毒、活血化瘀治其标。一般急性或亚急性阶段,以治标为主;轻度活动或缓解期以治本为主,但在整个疾病阶段均应注意护阴。叶氏狼疮方:蜈蚣 2 g,乌梢蛇 9 g,白花蛇舌草 15 g,紫草根 10 g,半枝莲 15 g,无花果 10 g,瞿麦 10 g。以此方为基本方辨证用药:① 热毒炽盛型,宜清热解毒、凉血养阴,选用犀角地黄汤加减;② 脾肾阳虚型,宜温补脾肾、通阳利水,选用真武汤加减;③ 阴虚内热型,宜养阴清热、凉血解毒,选用二至丸合大补阴丸加减;④ 肝肾阴虚型,宜滋养肝肾、养阴清热,选杞菊地黄汤加减。若兼有血瘀证,加用活血化瘀药(益母草、丹参、桃仁、红花、川芎、赤芍等);兼有血虚,加用当归补血汤,其意在祛除诱因治其本。

2. 西药有机结合

免疫抑制剂是近几年世界医学界用于治疗 SLE 的推崇用药,如使用环磷酰胺,延长了病人寿命,但其毒副作用较大,常常影响治疗疗程和效果。叶老在中药处方中加入适量养血补气之品:当归、首乌、桑子、鸡血藤、黄精、黄芪、党参等,抵消 CTX 对骨髓的抑制作用;若有明显消化道症状及肝损害,则处方中加入护肝养肝、降逆止呕之品(半夏、鸡爪草、虎杖、覆盆子、旋覆花等)。

皮质激素治疗 SLE 是较古老的方法,现仍行之有效,为用药之首选。大剂量使用时,病人会有肾阴虚表现。叶老认为此时应使用滋养肾阴药,以滋阴降火,减轻大剂量激素引起的阴虚火旺之症,减少满月脸、水牛背等柯兴氏症表现。激素撤减又可出现不同程度的皮质激素撤减综合征,主要表现为肾阳虚、气虚,宜用益气温阳之类,如菟丝子、补骨脂、仙灵脾、肉苁蓉、黄芪、党参等,促使体内肾上腺皮质激素分泌,减少反跳现象,有助于巩固疗效。

(三)中西医结合优化选择及经验体会

1. 提高中医中药疗效的体会

现有的西医治疗药物如激素、细胞毒性药物、环孢霉素 A 以及近期推出的新的免疫抑制剂骁悉等,均有确切疗效。但中医中药在狼疮性肾炎治疗过程中的重要作用也不容忽视,大量的临床实践也已表明,中西医结合治疗比单纯西医治疗在控制狼疮活动、缓解症状、改善肾功能、延缓肾功能慢性进行性恶化等方面具有更多优势。清热解毒、凉血活血的方药如清热地黄汤、金银花、黄芩、青蒿、大青叶、水牛角、牡丹皮、大黄等,具有免疫抑制作用的中药如苦参、黄芩、穿心莲、山豆根、穿山龙、蛇床子、天花粉、夏枯草、丹参、红花,以及火把花根片、雷公藤制剂和昆明山海棠等已被证实具有增强疗效的作用,临床应用时需根据辨证选择使用。药理研究表明部分单味中药具有较强的调节免疫功能的作用,因而可用于狼疮性肾炎的治疗。如黄芪双向调节免疫;淫羊藿调节机体免疫功能、提高机体抵抗力;生地黄、玄参、麦门冬、天门冬对形成抗体的 B 细胞有一定的抑制作用;当归、肉桂、大黄、夏枯草、冬虫夏草能抑制抗体的形成,防己、地黄、沙参抑制异常亢进的免疫。临证之时在准确辨证的前提下,可酌情使用。对于难治性病例,可根据不同证型分别选用既符合辨证治疗和中药配伍原则,又具有调节机体免疫功能的中药或中药制剂,进行合理组方,以便达到提高疗效的目的。

2. 减少免疫抑制剂毒副作用的治疗体会

在西药运用过程中,根据不同的用药阶段,伍以恰当的中医药治疗可以有效地避免或减轻西药的毒副作用,从而在维持或提高原有疗效的基础上保证用药的安全。狼疮性肾炎的初期或活动期,表现为热毒炽盛或阴虚火旺证候时,辅以中药滋阴清热、凉血活血之法,减轻激素及免疫抑制剂的副作用。激素减量至半量以下时出现气阴两虚的表现,则要加用黄芪、太子参、白术、山药等益气养阴之品,并逐渐以中药治疗为主。激素减至维持量,出现皮质功能减退综合征时,则宜加用温补脾肾之品,如巴戟天、仙茅、仙灵脾、菟丝子、真武汤、肾气丸等,并逐渐以中药代替激素,或长期用维持量激素配合中药治疗。健脾和胃的方药用于减轻免疫抑制剂所引起的胃肠道刺激症状,常用的有香砂六君子汤、半夏泻心汤等方剂以及木香、砂仁、陈皮、枳壳、枳实、柴胡、佛手、苏梗、茯苓、白术、法半夏、鸡内金、神曲、山楂、谷麦芽、布楂叶等,可根据临床具体情况选择运用。益气补血的方药用于改善免疫抑制剂引起的骨髓抑制症状,常用的有当归补血汤、归脾汤等方剂,可根据临床具体情况选择运用。

3. 巩固疗效,减少复发的经验

在撤减西药用量的过程中适当选用中药,可减少反跳现象。常用的有清热利湿、益气健脾、滋肾填精的方药。如具有清热利湿作用的宣痹汤、甘露消毒丹、三仁汤、疏凿饮子;具有益气健脾作用的香砂六君子汤、补中益气汤、异功散、四君子汤、参苓白术散;以及具有滋肾填精作用的六味地黄丸、大补阴丸、壮骨丸、知柏地黄丸等方剂。并且可酌情选用青蒿、地骨皮、生地黄、白花蛇舌草、鸡血藤、知母、牡丹皮、泽泻、黄芩、黄连、车前草、大黄、黄芪、玄参、太子参、枸杞子、山茱萸、熟地黄、茯苓等中药。

四、调护(生活、起居、饮食、护理)

(一)预防

(1)要防止外邪的侵袭,如避免受凉、受湿和日光暴晒,以免诱发或加重病情。

(2)避免过度劳累,但应适当地参加体育锻炼和活动,以增强体质。

(3)避免过度精神刺激。对服用激素的患者不可骤减激素,以防病情反复或恶化,同时要注意预防感染及其他副作用。

(4)避免使用诱发 SLE 的药物,如磺胺类、青霉素、保泰松、口服避孕药、肼苯哒嗪、普鲁卡因酰胺、异烟肼等。

（二）调理

1. 生活调理

① 适当参加体育活动,增强机体抗病能力,但应避免过度劳累、精神紧张和强烈情志刺激。② 起居有常,尽量避免感冒、受凉和日光暴晒,以减少或避免感受各种诱发或加重因素。③ 及时、有效地控制各种感染,接受激素或其他免疫抑制剂治疗的患者应严格遵守规定用量和疗程,切忌骤减骤停,以防止病情反复或恶化。用药过程中应密切观察激素及其他免疫抑制剂的副作用,并及时给予相应的处理。

2. 饮食调理

① 发病时应忌食羊肉、洋葱、辣椒、韭菜及烟酒等辛辣、刺激之品及易导致热毒炽盛之品。② 本病发病时,以热毒炽盛及阴虚火旺为多见,故可适时进食一些清凉的饮食,如绿豆、菊花、金银花、西瓜、雪梨、甘蔗、莲藕、荸荠、芹菜、王老吉饮料、夏桑菊等。③ 本病后期,则以阳虚为主要表现,配合治疗和适当进食具有温补作用的食物,如胡桃肉、红枣、葡萄、西洋参、甲鱼、冬虫夏草等。④ 水肿明显,表现为肾病综合征者予低盐、低脂肪饮食,并可适当给予薏苡仁粥、鲤鱼汤等;肾功能不全者,应给予优质低蛋白饮食,蛋白摄入量参见慢性肾衰竭章节。

3. 精神调理

避免精神紧张和强烈的情志刺激。

第十四章 良性小动脉肾硬化

良性小动脉性肾硬化症也称良性肾硬化症,是一种伴有慢性高血压的疾病,以累及血管、肾小球和小管间质为特征。良性小动脉性肾硬化与原发性高血压病关系密切,多见于 50 岁以上人群,病程长,一般病程 10～15 年,临床特点是在长期高血压影响下,早期常出现夜尿增多等肾小管及间质功能损害的表现,可有轻度蛋白尿,而在晚期可出现严重蛋白尿、氮质血症,肾功能下降进展缓慢,最终发展为终末期肾病。

中医无良性小动脉性肾硬化相应病名,据其临床症状分属中医学的"眩晕""水肿""关格"等病范畴。

第一节 发病机制及病因病机

一、西医发病机制

良性小动脉性肾硬化和高血压关系密切,肾硬化程度随着高血压导致的血管损害而日渐加重。两个过程促成了慢性高血压血管损害的发生:首先,中层的肥厚和成纤维细胞性内膜增厚引起血管腔狭窄,常出现在小叶间动脉和弓形动脉,而前者更为明显,在病理上可见中层肥厚和内膜双轨征;其次,玻璃样物质(血浆蛋白成分)沉积于小动脉壁,以入球小动脉最明显,最常见和特异性的改变是入球小动脉的严重受累伴有玻璃样变,内弹力膜和基膜的变性,和整个血管的纤维蛋白样坏死。内弹力层常常受损而可能分层。当小动脉病变导致的管壁增厚,管腔狭窄发展到一定程度,肾小球供血明显减少,造成肾小球和肾小管的缺血性病变,肾小球可能表现为局灶球性和局灶节段性硬化。局灶球性硬化是因为缺血性损伤和肾单位功能丧失。而局灶节段性硬化是因为肾小球增大,可能是对肾单位丢失的代偿性反应。血管和肾小球受累和与缺血有关的经常的严重间质性肾炎及因小管上皮细胞表面抗原表达改变所致的主动免疫过程有关。最后肾小球硬化,肾间质纤维化,肾脏缩小,表面凹凸不平,形成固缩肾,进入肾衰竭。

二、中医病因病机

良性小动脉性肾硬化的中医病因病机可参照"眩晕""尿浊""水肿""关格",主要是年老久病、饮食不节或七情过度。情志不遂,肝失调达,肝阳上亢,上扰头目,可出现眩晕;脾虚中气下陷,肾虚固摄无权,精微下泄,导致蛋白尿;肺失通调,脾失传输,肾失开合,三焦气化不利,水湿内停,泛滥肌肤,发为水肿;脾肾虚衰,浊邪壅塞三焦,三焦气化不利,小便不通与呕吐并见,格拒不纳而出现"关格"等证候。

(一)肝失调达,肝阳上亢

情志不遂,肝气失疏,气郁化火,肝阳上亢,上扰清空,发为眩晕。

(二)脾肾气虚,肾气不固

久病失养或年老肾虚,脾肾气虚,肾失其封藏固摄之权,尿中精微物质下泄而出现蛋白尿。

(三)三焦不利,湿瘀交阻

脾胃受损,健运失司,聚湿生痰,湿浊内阻,气机不畅,导致气滞血瘀,瘀血阻络,湿瘀交阻,三焦气化不利,水湿内停,泛滥肌肤,发为水肿。

(四)脾肾衰惫,浊邪壅塞

久病损伤阳气或年老脾肾虚衰,肾失气化,脾失温运,湿浊内留,气化不利,湿浊毒邪壅塞三焦,小便不通并见恶心呕吐,发为"关格"之候。

总的来说,良性小动脉肾损害的主要病机是肝肾阴虚,肝阳上亢、脾肾受损、肾虚血瘀,肾络瘀阻贯穿疾病发展的始终病位主要在肝、脾、肾。

第二节　临床表现

一、西医临床表现

肾小管对缺血敏感,首发的临床症状是肾小管浓缩功能减退,夜尿增多,尿比重下降,继之肾小球缺血,出现轻度蛋白尿(24小时尿蛋白定量<2 g)、少量红细胞及管型,继而肾小球功能受损,肌酐清除率开始下降,逐渐发展至晚期出现尿毒症。

　　早期无特殊体征,查体可见血压增高,若有蛋白尿,则可出现颜面或双下肢浮肿,肾衰竭时可出现贫血貌。

二、实验室和其他辅助检查

　　若出现肾衰竭时,可有贫血表现。尿常规提示尿比重降低,轻至中度蛋白尿(＋)～(＋＋),24 小时尿蛋白定量一般在 1.5～2 g,一般无红细胞、白细胞。尿蛋白圆盘电泳提示以低分子蛋白为主,当损及肾小球时可出现中、大分子的尿蛋白。尿渗透压降低。早期血清肌酐、尿素氮均正常,病情发展可有不同程度的增高,亦可出现血尿酸增高。在肾衰竭时,肾 ECT 检查提示 GFR 与 ERPF 降低。

三、常见并发症

　　良性小动脉肾硬化常见的并发症有脑血管病、肺部感染、冠心病、心力衰竭等,并发症是其死亡的原因。

四、中医主症及常见证候

　　良性小动脉肾硬化临床可见眩晕,口淡或口干,纳差,腰酸,夜尿多等症状,常见证候包括:

　　(一) 阴虚阳亢

　　眩晕,耳鸣目涩,腰膝酸软,五心烦热,失眠多梦,口干口苦,面色潮红,尿黄,舌质红少苔或苔黄,脉弦细数。

　　(二) 肾气不固

　　精神萎靡,消瘦无力,腰膝酸软,夜尿频或小便失禁,尿后余沥,或有女子带下清稀,男子滑精早泄,舌淡苔薄白,脉沉细。

　　(三) 湿瘀交阻

　　面色晦暗无华,乏力或水肿,腹胀,纳呆,口干不欲饮,腰酸痛,唇舌紫黯或有瘀斑,苔白腻,脉濡或涩。

　　(四) 脾肾阳虚,湿毒内阻

　　面色苍白,形寒肢冷,纳少腹胀,恶心呕吐,面浮肢肿,身重困倦,腰膝酸冷,小便不通,舌淡,体胖有齿印,苔白厚腻,脉沉迟。

第三节　诊断与鉴别诊断

一、诊断要点

(1) 年龄 40～50 岁或以上,在出现蛋白尿前一般有 5 年以上的持续性高血压(程度一般高于 150/100 mmHg),病程进展缓慢,肾小管功能损害先于肾小球功能损害。

(2) 轻至中度蛋白尿。

(3) 有心脑疾病改变(高血压性左心室肥大、冠心病、心力衰竭、脑动脉硬化和(或)脑血管意外)及视网膜动脉硬化改变。

(4) 除外各种原发性肾脏疾病和其他继发性肾脏疾病。

(5) 良性小动脉肾硬化病理。

本病主要侵犯肾小球入球小动脉,导致入球小动脉玻璃样变,小叶间动脉及弓状动脉肌内膜增厚,小动脉管腔狭窄,供血减少,进而继发缺血性肾实质损害,造成肾小球硬化、肾小管萎缩及肾间质纤维化,肾小动脉硬化程度与肾小球、肾小管间质缺血和纤维化病变程度相一致。

二、鉴别诊断

(一) 慢性肾小球肾炎

先出现尿检异常,而后出现高血压,贫血明显伴水肿提示慢性肾小球肾炎可能性大。若病史中高血压和尿异常出现顺序不清,尤其对于一些已有肾功能不全的晚期病患,可作肾活检以兹鉴别。

(二) 慢性肾盂肾炎

慢性肾盂肾炎常有多次泌尿系感染发作史,以女性多见,尿异常在先而高血压在后,尿检提示有白细胞,肾区叩痛,多次中段尿细菌学培养获阳性结果,B 超双肾大小不等,肾盂造影有肾盂、肾盏扩张、变形等表现,抗感染治疗有效均支持慢性肾盂肾炎的诊断。

(三) 尿酸性肾病

上述两者发病年龄相似,临床上表现也有相似之处,均为先出现肾小管功能损害后才出现肾功能不全,轻至中度蛋白尿,病程中出现高血压及高尿酸血症,为此两者应予鉴别。鉴别要点是:① 病史:阳性家族史,高血压及高尿酸血症发生在前是鉴别的关键;② 伴随症状:原发性高尿酸血症常伴痛风性关节炎及尿路结石,继发性少有;③ 尿尿酸化验:原发性高尿酸血症早期尿中尿酸增高,而高血压所致继发高尿酸血症尿中尿酸减少;④ 必要时肾活检病理检查可助鉴别。

第四节　治　　疗

一、中医治疗

(一)辨证施治

良性小动脉性肾硬化临床上以本虚标实为多见,治以标本兼顾、扶正祛邪为主,采取滋养肝肾、健脾、补益肾气为法治其本,以平肝潜阳、活血祛瘀、化痰泄浊为法治其标。

1. 阴虚阳亢

【证候特点】眩晕,耳鸣目涩,腰膝酸软,五心烦热,失眠多梦,口干口苦,面色潮红,尿黄,舌质红苔少或苔黄,脉弦细数。

【治法】滋阴潜阳。

【推荐方剂】天麻钩藤汤合六味地黄丸。

【基本处方】天麻 15 g,钩藤 15 g,生石决明 20 g,川牛膝 15 g,桑寄生 15 g,益母草 10 g,夜交藤 20 g,熟地 15 g,山茱萸 10 g,茯苓 15 g,泽泻 15 g,牡丹皮 15 g。每日 1 剂,水煎服。

【加减法】有阳亢动风之势者,可加龙骨 30 g、牡蛎 30 g、珍珠母 30 g 以镇肝息风;肝火盛者,可加菊花 15 g 以清泄肝火;便秘者,可加火麻仁 15 g、首乌 10 g 以润肠通便。

2. 肾气不固

【证候特点】精神萎靡,消瘦无力,腰膝酸软,夜尿频或小便失禁,尿后余沥,或有女子带下清稀,男子滑精早泄,舌淡苔薄白,脉沉细。

【治法】益肾固摄。

【推荐方剂】五子衍宗丸。

【基本处方】菟丝子 15 g,五味子 10 g,枸杞子 15 g,覆盆子 10 g,金樱子 10 g,芡实 15 g,桑螵蛸 10 g,白术 15 g,莲子 15 g,车前子 15 g,益母草 10 g。每日 1

剂,水煎服。

【加减法】夹有恶心呕吐、纳呆腹胀者,可加木香 10 g、藿香 15 g、法半夏 15 g 以健脾化湿;浮肿、尿少者,加泽泻 15 g、猪苓 15 g 以利尿泄浊;若见肌肤甲错,皮下瘀斑,舌质黯者等夹瘀血症,可加桃仁 10 g、红花 6 g、当归 10 g 以活血化瘀。

3. 湿瘀交阻

【证候特点】面色晦暗无华,乏力或水肿,腹胀,纳呆,口干不欲饮,腰酸痛,唇舌紫黯或有瘀斑,苔白腻,脉濡或涩。

【治法】活血化瘀利湿。

【推荐方剂】桃红四物汤合防己黄芪汤。

【基本处方】桃仁 10 g,红花 5 g,生地 15 g,川芎 15 g,当归 10 g,赤芍 15 g,防己 10 g,黄芪 25 g,益母草 10 g,泽泻 15 g,佩兰 10 g。每日 1 剂,水煎服。

【加减法】湿重欲呕者,可加法半夏 15 g、藿香 10 g 以化湿止呕;腰痛者,可加三七 5 g 以加强活血祛瘀止痛之功;水肿明显者,可加茯苓皮 15 g、猪苓 15 g 以健脾利水。

4. 脾肾阳虚,湿毒内阻

【证候特点】面色苍白,形寒肢冷,纳少腹胀,恶心呕吐,面浮肢肿,身重困倦,腰膝酸冷,小便不通,舌淡体胖有齿印,苔白厚腻,脉沉迟。

【治法】温补脾肾,祛湿化浊解毒。

【推荐方剂】实脾饮合真武汤加减。

【基本处方】白术 15 g,茯苓 15 g,党参 30 g,木香 10 g(后下),草果 10 g,干姜 10 g,巴戟天 15 g,熟附子 10 g(先煎),淫羊藿 15 g,大黄 5 g(后下)。每日 1 剂,水煎服。

【加减法】浮肿甚者,可加泽泻 15 g、猪苓 15 g 以加强利水;夹瘀者,可加桃仁 10 g、益母草 10 g、红花 5 g 以加强活血。

(二) 名医名家特色经验

1. 张琪治疗经验

在长期的理论研究及临床实践基础上,张琪教授总结了高血压肾损害的病因病机,他认为病因为阴虚之体,诸病理因素化为瘀热,病机之本为肝肾阴亏,虚火内扰,肾络瘀阻,精微外泄,病理为肾络瘀阻,封藏失司。原发性高血压老年患者多伴有不同程度的瘀滞之象,且血瘀程度随年龄增长而逐渐加重;同时,原发性高血压患者出现肾损害多达数年之久,存在病程长、反复发作、迁延难愈等特点。久病伤血入络是形成血瘀的重要因素,故中医治疗高血压肾损害应抓住肝肾阴虚为本的病机特征,并重视清热化瘀治则的应用。在此理论基础上张教授研制出治疗本病的专方专药——保元灌肠煎,由生地黄、山萸肉、牡蛎、芡实、大黄、延胡索、丹参等组成,方中以山萸肉、生地黄补肝肾阴血,大黄化瘀清热通络,延胡索、丹参活血理气,牡蛎、芡实固涩精微。该方针对高血压肾损害肝肾阴血亏损、虚火内扰、肾络瘀阻的病机特点,以滋肾涩精、清热化瘀为治疗大法,通过直肠给药,药力直达下焦病所,取肠道透析之意。临床观察证实,该方能明显降低高血压早期肾损害患者肾脏微量白蛋白的排泄,改善肾小管的重吸收功能,改善脂质代谢,降低血液黏滞度,对早期肾脏损害有保护作用。

2. 黄春林治疗经验

黄老认为在传统中医理论中,脾肾在生理上相互联系,在病理上相互影响。他将脾胃与肾的相互联系主要总结为3个方面:后天滋养先天,共同主宰水液代谢,气机升降与阴阳平衡。先天元气乃生而有之,各脏腑皆禀之而有生长之机,但后天气血对脏腑的充养确是必要的物质条件,若脾虚运化无力,气血生化无源,后天之精不能得到充养,精不化气,肾气一虚,邪之所凑,故而肾病易由此而生。而湿邪是损伤肾体的重要病邪,而其本在脾也。若脾不能升清,肾的封藏、气化功能易失常,阴精下陷,形成尿浊。故黄老认为,慢性肾脏病中调养脾胃,乃医家王道,原因有二:其一是慢性肾脏病病程长,各种致病因素容易损耗人体的正气,引起阴阳气机的失调,导致变证丛生,所以应始终固护中焦——气血生化之源;其二,慢性肾脏病的治疗过程中需要口服多种中西医药物,需要脾胃进行运化,难免引起脾胃气机失调,运化无力,药力则可能变为药邪。因此他非常推崇李东垣在《脾胃论·脾胃盛衰论》中所说:"其治肝、心、肺、肾,有余不足,或补或泻,惟益脾胃之药为切。"他结合自己的临床经验和现代药理学知识,总结出调脾七法:益气升阳,益胃养阴,行气化湿,清热利湿,温阳化浊,开胃消食,通腑降浊。根据慢性肾脏病不同分期的证候特点,辨证应用调脾七法,并结合补肾、活血等常法,形成了较为固定的经验模式,具有很好的临床指导意义。

3. 杨霓芝治疗经验

杨教授认为,脏腑功能失调是该病发生的前提条件,虚阳上亢、痰瘀内生是疾病发生的必然环节。根据临床实践,将高血压肾病分为3期:高血压期、肾损害期、肾衰竭期。在单纯高血压期,治疗以调理脏腑功能为主,潜虚阳、化痰瘀为辅;在肾损害期,主要是脾肾虚弱,脾不运化统摄,肾失分清泌浊,治疗应以补益脏腑为主,结合现代医学指标进行微观辨证,指导临证遣方用药。在肾衰竭期,病机极为复杂,本虚标实,临床应分清轻重缓急,本着"急则治其标,缓则治其本"的原则,衷中参西,综合治疗。杨教授治疗高血压肾病,抓住3期共性,即久病必瘀的特点,将活血化瘀法贯穿本病治疗的全程,瘀血内生贯穿高血压肾病始终。在高血压病期,"瘀"源于气滞与痰凝,肝主全身气机,肝失疏泄,气机不畅,气不行则血不利,故成血瘀;脾虚痰湿内生,痰性黏滞,易阻气机,而为血瘀之变,即所谓"痰瘀同源""痰瘀相关"之谓也。在肾损害期,"瘀"源于虚,此"虚"概为"气虚"与"阴虚",脾肾气虚,血行无力则为瘀;阴虚则血涩不畅,故血瘀,此即"因虚致瘀"。肾衰竭期,"瘀"之原因复杂,因"虚"因"实"均可致瘀,肝、脾、肾气虚、阴虚可致血行乏力、血涩不畅;湿浊、水气均与血瘀相关,湿邪阻碍脉络气机,血行不畅,则为血瘀,"血不利则为水",则为水气之证,此即杨教授对慢性肾病的"久病必瘀,久病入络"之说。方可选桃红四物汤加减,外用川牛膝、毛冬青、金银花、赤芍、桂枝煎水外洗,效果良好。杨教授还根据自己多年临床经验,配合以益气活血为组方原则的通脉口服液辅助辨证治疗,该药以黄芪、三七等为其主要药物组成。黄芪补气升阳,又能生血行滞、利尿消肿、生津止渴,补气可助行血。三七活血化瘀,直击血瘀。诸药合用,共奏益气活血之功。

二、西医治疗

(一) 治疗原则

高血压肾损害发生后,降压药物的应用应以保护残余肾功能,延缓肾损害进展为主要目的,力争把血压控制在理想水平,提倡小剂量用药与联合用药,使血压达到预定目标值,首选 ACEI 和血管紧张素 Ⅱ 受体拮抗剂,效果不满意时加用 CCB,若效果仍不显则选用 β 受体阻滞剂或 α 受体阻滞剂。在血钠过多情况下可合用小剂量利尿剂,在降压过程中避免使血压下降过急,并观察血压下降时肾功能及心脑血管病的变化。

(二) 治疗方法

1. 高血压的治疗

(1) 一般治疗应注意调整生活方式,适当的体育锻炼,保证足够睡眠;吸烟者应戒烟,肥胖者应控制体重,控制饮食;限制钠盐的摄入,每日不超过 3 g。

(2) 降压药共有 5 类:肾素-血管紧张素-醛固酮系统(RAAS)阻断剂(如 ACEI、ARB)、钙拮抗剂、α 受体阻滞剂、β 受体阻滞剂及利尿剂。使用过程中,提倡小剂量用药与联合用药,使血压达到预定目标值。

RAAS 阻断剂是目前循证依据最多的具有肾脏和心血管保护作用的药物。其通过阻断 RAAS 来降低血压、减少尿蛋白、增加肾的血流供应,保护肾脏功能。血管紧张素转化酶抑制剂(ACEI)或血管紧张素 Ⅱ 受体拮抗剂(ARB)既有降压、又有降低蛋白尿的作用,因此,对高血压伴 CKD 患者,尤其有蛋白尿患者,应作为首选。

对肾功能显著受损如血肌酐(Cr)>265.2 μmol/L 的患者、肾小球滤过率(GFR)<30 mL(min·1.73 m²)或有大量尿蛋白的患者宜首选 CCB。

α/β 受体阻滞剂体阻滞剂受体阻滞剂能同时阻断 α、β 受体,协同降压。《α/β 受体阻滞剂在慢性肾脏病高血压治疗中的应用共识》建议从低剂量开始,逐渐加量,缓慢调整,调整速度因人而异;推荐餐中服药,以减少体位性低血压;早期应用有利于降低因心血管事件猝死的发生率,长期应用可显著改善心功能,增加左室射血分数;其可与 ACEI、ARB、CCB 或利尿剂等多种高血压治疗药物联用。

利尿剂通过降低血容量而降压。KDIGO 指南指出,对肾小球滤过率＞30 mL/(min·1.73 m²)给予噻嗪类利尿剂;GFR＜30 mL/(min·1.73 m²)给予袢利尿剂;容量负荷过重和水肿者给予袢利尿剂联合噻嗪类利尿剂。使用利尿药应慎重,需从低剂量开始逐渐增加剂量并密切注意电解质及尿酸的变化,防治肾功能恶化。

我国高血压防治指南认为,为使血压达标,常需联合用药,首选 ACEI 与 ARB 联合,如不能达标可加用 CCB 和利尿剂。

2. 肾功能不全的处理

在本病步入肾功能不全氮质血症或尿毒症时,其非透析疗法和替代疗法(透析和肾移植)均与其他慢性肾脏疾病者相同。

三、中西医结合治疗

(一)中西医结合治疗难点

如何进行防治肾纤维化,是临床治疗的难点。传统观点认为,高血压通过血流动力学机制导致肾脏病变及进展,血压水平升高导致肌内膜肥厚、狭窄肾小动脉数量增加,同时引起 eGFR 下降;蛋白尿是球性硬化肾小球增多的独立影响因素。故控制血压、减少蛋白尿是防治高血压肾病的关键。

中医认为正气亏虚是肾脏纤维化的发病基础,湿浊、瘀血是肾脏纤维化的病理基础,肾络瘀阻是肾脏纤维化的主要病理改变,因此,治疗上:① 扶助正气以治肾络损伤之本。脾、肾为人体先、后天之本,补气首先是补脾气与肾气。补脾气常用六君子汤,补肾气常用参芪地黄汤,同时填补络脉空虚。肾络损伤是一个复杂的过程,临床上多见偏于脾虚的脾肾两虚和偏于肾虚的脾肾两虚。治疗时以脾虚为主时常加用熟地黄、山茱萸、巴戟天、肉苁蓉等补肾之药;而以肾虚为主时常加用白术、茯苓、山药等健脾补气之品。补肾药物的选择应以平和为佳,补阳常以巴戟天、肉苁蓉合用,其润而不燥;滋阴常以枸杞子、女贞子合用,二药补而不腻较为平和。② 化浊活血以祛肾络损伤之标。良性小动脉性肾硬化存在着肾小球血流动力学的异常,肾小球囊内压增高,精微物质漏出,同时良性小动脉性肾硬化多数合并有高脂血症,而降低血脂水平可延缓肾纤维化的进展。肾脏的纤维化是一个慢性的过程,对于单纯以湿浊为主者主要应用健脾化湿之苍术、茯苓、薏苡仁、土茯苓等治疗,湿浊内停日久必然化热,在临床上湿热之证十分常见。对于湿热证的治疗常选用黄芩、黄连、茵陈、大黄等苦寒清热燥湿之品。苦寒之品多易伤脾,治疗时多与芳香、醒脾化湿之砂仁合用,以促脾运化湿浊,如此则湿热得除,而脾胃功能又得以保护。西医治疗上积极治疗高脂血症、控制血糖,防止其对肾脏造成进一步损害。瘀血之证贯穿于肾脏纤维化的始终，早期以气虚血瘀为主，此时应以益气活血法治疗为主，后期湿浊瘀血为甚，在此时酌情加入丹参、赤芍、葛根、桃仁、红花、川芎等活血化瘀之品。活血之法在肾络瘀阻的治疗过程中占有重要的地位，无论何种病因最终都会导致瘀血阻于络脉，故在治疗过程中要时刻加用活血的药物。积极控制高血压，汤药配合使用针灸、穴位外敷、沐足等，若血压控制不理想，配合西药的降压药的使用，对高血压伴慢性肾脏病患者，尤其有蛋白尿，肌酐(Cr)< 265.2 μmol/L，肾小球滤过率>30 mL/(min·1.73 m^2)患者，首选血管紧张素转化酶抑制剂(ACEI)或血管紧张素Ⅱ受体拮抗剂(ARB)，因其能扩张出球小动脉，降低肾小球囊内压，能降低尿蛋白、延缓肾功能恶化的作用。对肾功能显著受损[肌酐(Cr)>265.2 μmol/L，肾小球滤过率<30 mL/(min·1.73 m^2)]患者宜首选CCB。

(二) 中西医结合临证思路分析

1. 中西医结合治疗蛋白尿高血压

肾损害出现蛋白尿的机制主要是RAS活性增高导致足细胞裂隙膜损害，滤过膜通透性增加，高血压时肾血流动力学改变导致的RAS异常在高血压性肾损害中占举足轻重的地位，其血流动力学作用是肾损害的根本因素。降低血压，使血压达到目标值，能降低肾小球内压力，使蛋白尿漏出减少。ACEI及ARB能降低系统高血压，并且能扩张肾小球入、出球小动脉，且扩张出球小动脉作用强于入球小动脉，阻断AngⅡ作用，改善肾小球滤过膜选择性，使中、小分子尿蛋白排泄减少，故对于高血压患者出现蛋白尿，在阻止肾脏病进展上，选用ACEI或ARB优于CCB，但不排斥联合应用CCB，有研究显示，CCB与ARB合用时，并不会减弱或消除ARB保护肾脏减轻蛋白尿的作用，而且大部分患者需要联合用药使血压达到目标值。中医认为"精微不固"是蛋白尿的根本病机，故采用"扶正祛邪，固摄精微"的治疗大法，根据蛋白尿伴随着不同的证候，采用辨证论治的方法常能收到良好的效果。治疗上用补益脾肾、滋养肾阴、益气养阴等扶正方法外，还强调结合病机、采用清热解毒、活血化瘀、祛风胜湿等方法，随证辨之。目前发现黄芪有益气固摄的作用，实验研究和临床观察均表明有较好的减少尿蛋白功效，而本病是一种慢性演变的疾病，病程长，根据中医久病多瘀的理论，笔者单位使用黄芪配合田七为主药制成通脉口服液，临床观察表明可提高疗效。

2. 中西医结合治疗高血压

高血压通过增加肾小球毛细血管内压力对肾产生损害，进而促进慢性肾脏病的发展，控制血压能够延缓肾衰竭的进展。中医中药对于早期轻度高血压疗效较佳，中医在治疗高血压方面，除辨证论治外，单味降压中药(钩藤、天麻、罗布麻、葛根、杜仲、莱菔子、牡丹皮、防己、黄芩、夏枯草等)配合辨证使用降压专方(如平肝化瘀汤、复方黄瓜藤片等)有一定的疗效。此外，针灸、穴位外敷、沐足均可降压，可酌情使用。若血压控制不理想,需配合降压药的使用。常用治疗高血压的一线药物有 5 类:利尿剂、α/β 受体阻滞剂、钙拮抗剂、RAAS 阻断剂抑制剂(ACEI/ARB)。从保护肾脏角度来讲宜首选 ACEI 和(或)钙拮抗剂。ACEI 类药物扩张出入球小动脉,出球小动脉扩张比入球小动脉大,故可降低肾小球内压,减轻蛋白尿;钙离子拮抗剂除降低血压外,还可以通过减轻肾脏肥大、调整系膜的大分子物质的转运、减轻残余肾组织的代谢活力、减少自由基的形成、改善尿毒症性肾钙质的沉着以及阻断压力性钙通道等多种机制保护肾脏。

(三)中西医结合优化选择及经验体会

1. 中西医结合优化选择

中西医在理论上的有机结合,有助于提高对本病的认识,开拓临床思路,提高临床疗效。在病因病机方面,西医认为本病是由于长期高血压导致肾脏小动脉壁增厚,管腔狭窄,肾脏缺血导致肾小球硬化。中医认为该病与脏腑功能失调有关,因此在治疗方面,西医降压治疗是关键,而中医则重在脏腑功能的调节。对于降压治疗,西药降压作用较强,一般能把血压降在理想范围;在调节脏腑功能方面,中医治疗有独到之处。我们在临床中发现,调节脏腑功能失调有助于血压的控制,若能中西医结合则疗效更好。良性小动脉性肾硬化无相应的中医病名,根据临床演变过程属于中医学“眩晕”“关格”等范畴。中医治疗方面可参照良性小动脉性肾硬化的临床特点,辨病与辨证相结合治疗,则临床思路更清晰,针对性较强,更能提高中医的疗效。早期良性小动脉性肾硬化诊断较困难,除高血压的表现外,可出现微蛋白尿、尿 β_2-MG 和尿 NAG 酶升高等,此时中医的辨病辨证治疗以“眩晕”为主展开辨证施治。当病情进一步发展临床表现为夜尿多、蛋白尿、浮肿,当属中医“水肿”的范畴,但其辨证又有自身的特征,其证型多以肾气不足,脾肾两虚为主。随着病情的发展,最后进入肾衰竭,甚至出现终末期肾病,此时属中医“关格”范畴,治疗可参照慢性肾衰竭的治疗。在中医的理论指导下,以辨证施治为前提,结合西医的发病机制和治疗原则,利用中医药的一些新的研究成果,进行辨证辨病相结合,往往可以提高疗效。肾脏缺血导致肾小球的硬化是该病的关键,依此我们可以在辨证的基础上选用一些活血化瘀的药物来改善肾脏缺血,防止肾小球硬化。控制加重肾损害的因素,例如高血脂、糖尿病等,往往可延缓肾硬化的进展,一些具有降脂及降糖的中药也可辨证使用。预防重于治疗,中医认为“上工治未病”,良性小动脉性肾硬化发病缓慢,故预防十分重要,所以中医的预防与调理非常重要,一旦出现高血压就要开始预防肾硬化,更进一步就是预防高血压病的发生。所以中医重视脏腑功能的调节,使人体的阴阳平衡,“阴平阳秘,精神乃治”“正气存内,邪不可干”。这些理论在疾病的预防中仍有很好的指导作用。

2. 经验体会

临床上治疗良性小动脉性肾硬化应慎守病机,抓住以下几点,以提高疗效。

（1）辨证论治，补肾为本。良性小动脉性肾硬化由多年高血压进展而来，长年高血压引起肝肾阴阳失调，气血逆乱，久病入络，肾络瘀阻，加重肾元亏虚。因此补肾治疗贯穿于整个治疗过程。早期患者多数以高血压病为主要表现，多见眩晕、头痛，肾虚症状表现不明显，常规尿液和血液检查正常，但尿 NAG 酶、β_2-微球蛋白、尿微量白蛋白等排泄增加，此期多属肝肾阴虚、脾虚痰湿，治疗应以滋养肝肾、平肝潜阳、健脾化痰，佐以活血之法。证属肝肾阴虚，方用天麻钩藤汤合杞菊地黄汤加减。烦热较重、小便黄赤者加菊花、黄芩以清内热；眩晕、肢麻甚者加僵蚕、天南星以息风通络；肥胖多痰者加全瓜蒌、陈皮、法半夏以化痰；血瘀头痛者加川芎、丹参以活血通窍；口腔溃疡、口干等阴虚火旺者加黄柏、知母、龟板（先煎）以滋阴降火。证属脾虚痰湿者，方用半夏白术天麻汤合桃红四物汤加减。痰阻血脉、胸闷隐痛者，加丹参、全瓜蒌以宽胸化痰理气、活血止痛；腹胀、纳呆、便溏者，加砂仁（后下）、藿香等芳香化湿药物以行气化湿止泻；痰浊化热、舌苔黄腻者，加黄连温胆汤以清热化湿。及至肾衰竭期，病人常出现浮肿、纳少、呕恶、面色苍白、畏寒肢冷，该期以脾肾两虚、肾失所养为主要病机，伴邪实诸证，如湿浊、水气、血瘀及实热证，治疗上以扶正祛邪为主，并予以优质低蛋白饮食，可配合西药复方 α-酮酸片。

（2）重视活血化瘀药的使用。良性小动脉性肾硬化是慢性疾病，病程较长，早在《内经》就提出："久病者邪气入深……去其血脉"；"久痹不去身者，视其血络，尽出其血。"至叶天士更明确提出"病久入络""久病血瘀"之说。所以在治疗中酌情加入活血化瘀药物可抑制纤维组织增生，改善肾小球的血流动力学，减轻肾小球囊内压，进而预防肾纤维化的发生。有些活血化瘀药物还有改善脂质代谢的作用，如丹参、赤芍、三七、川芎、泽兰等。在使用活血化瘀中药时需顾及正气，这样才能更好地发挥疗效。

（3）祛瘀兼顾化痰，补肾不忘泄浊。在良性小动脉性肾硬化中后期，病位在脾、肾两脏，多兼夹水湿证，水湿不去而化浊则变为湿浊证，或水湿蕴久化热而成湿热证，最终湿浊久蕴成毒而演变为浊毒证，其中血瘀证贯穿于病情始终。治疗上在强调活血化瘀的同时，应兼顾祛痰化湿泄浊，祛痰化湿可选用陈皮、法半夏、瓜蒌、石菖蒲，泄浊可选用大黄、车前草、薏苡仁、泽泻等。其中陈皮、法半夏、瓜蒌、石菖蒲还具有降血脂之功效，可推荐高脂血症合并良性小动脉肾硬化者使用，而西药则可选用他汀类等降脂药降脂。在泄浊的药物中，大黄通过抑制系膜细胞生长、减轻肾小球高滤过、抑制肾脏肥大、改善微循环、降低血尿酸等多种机制保护肾脏。具有排尿酸作用的中药通常具有泄浊作用，如秦皮、苍术、车前草、茯苓、薏苡仁、龙胆草等，可辨证选用；西药可选用非布司他、苯溴马隆、别嘌醇等药物降尿酸。

四、调护(生活、起居、饮食、护理)

(一)生活起居调护

生活有规律,有良好的生活习惯;避免过度劳累,可适当进行八段锦、快速行走、太极拳等健身活动;戒烟酒,防外感。

(二)饮食调养

饮食宜清淡,低盐饮食,忌食肥甘厚味,肾功能不全者应选择优质低蛋白饮食。可以食用的中药有:冬虫夏草、人参、黄芪、丹参等,但需在医生指导下使用。

1. 虫草炖猪瘦肉

冬虫夏草 5 g,猪瘦肉 50 g,加水 150 mL,炖熟,油盐调味,喝汤吃肉。此方适用于肾虚者。

2. 黄芪炖鸡

生黄芪 30 g,小母鸡肉 75~100 g,加水适量,炖熟喝汤,肉可适量食用。此方有补气作用,可用于肾气不固患者。

(三)精神调理

良性小动脉性肾硬化患者大多有高血压病,故应保持乐观态度,避免不良情绪刺激。家人应多与患者交谈,鼓励患者树立战胜疾病的信心。

第十五章 慢性间质性肾炎

慢性间质性肾炎,又称慢性肾小管间质性肾炎,是多种病因导致的、临床表现以小管间质功能异常和进展性肾功能减退为特征的一组临床综合征。病理上以不同程度的肾小管萎缩、肾间质炎症细胞浸润及纤维化为典型表现,早期可伴有或不伴有肾小球、肾血管损伤。

慢性间质性肾炎隐匿起病,病程迁延,易被误诊、漏诊,多数患者因肾功能明显下降才就诊,预后较差。

慢性间质性肾炎多属于中医学的"虚劳"劳淋"等病范畴。

第一节 发病机制与病因病机

一、西医发病机制

(一)流行病学

在南京军区南京总医院解放军肾脏病研究所报道的 13519 例肾活检病例中,小管间质性疾病占 3.18%,其中慢性间质性肾炎占 1.0%;在 607 例慢性肾功能不全患者中,小管间质性疾病所占比例高达 16%。国内其他地区报道慢性间质性肾炎占肾活检病例的 1.3%~5.0%。在 1025 例维持性血液透析患者中,5.7%原发病因为小管间质性肾炎。慢性肾功能不全患者中慢性间质性肾炎的实际比例可能远远超出文献报道的数据。慢性间质性肾炎以男性为多,男女比例约为 1.34:1,可以发生在任何年龄,以中老年人多见,儿童较少见。在一组 4255 例平均在 65 (60~86)岁老年肾功能不全患者中,慢性间质性占 9.5%,最常见病因为药物性肾损害。

（二）病因

慢性间质性肾炎的病因多样，涉及药物性、感染性、毒物相关、免疫性、遗传性、代谢紊乱、尿路梗阻和反流等。

（1）药物相关慢性间质性肾炎：临床比较常见的有三大类药物，即解热镇痛药、含马兜铃酸类中药、钙调素抑制剂等。其他如抗生素类药物、抗癫痫药物（锂制剂）、别嘌醇等也可引起。

（2）感染：各种病原体引起的全身感染，通过免疫反应易导致急性间质性肾炎发生。微生物直接侵犯肾盂等引起的化脓性炎症，称为肾盂肾炎。如复杂性的尿路感染迁延不愈导致慢性肾盂肾炎，也归属于慢性间质性肾炎范畴，可参见尿路感染相关内容。

（3）毒物：如重金属铜、铅、汞等；如造影剂；还有进食蛇胆、鱼胆、杨桃、蜂毒等均可发生间质性肾炎。

（4）免疫性疾病：包括干燥综合征、系统性红斑狼疮、系统性小血管炎等，均可导致慢性肾小管间质病变，此属于继发性间质性肾炎。

（5）遗传性：包括家族性间质性肾炎、海绵肾、多囊肾等。

（6）代谢紊乱：如高尿酸血症、尿酸盐肾病、胱氨酸尿症、高钙血症、长期低钾血症等。

（7）尿路梗阻或反流。

（8）其他因素：如淀粉样变性、淋巴瘤、多发性骨髓瘤等。

（三）发病机制

慢性间质性肾炎的始动因素很多，但最终均导致间质纤维化和肾小管损伤。间质成纤维细胞活化、肾小管上皮细胞转分化和间质炎性细胞浸润是间质纤维化发生的主要环节；慢性肾小管损伤，释放趋化因子和细胞因子，促进 CD4 和 CD8 T 细胞、巨噬细胞在间质的浸润；生长因子和细胞因子促使间质成纤维细胞增殖，细胞外基质沉积增加，形成间质纤维化；间质纤维化致球后毛细血管损伤，继发肾小球缺血和肾功能进行性减退。

二、中医病因病机

慢性间质性肾炎类似于中医的"热淋""劳淋"等病，其形成多由五脏柔弱，肾亏精少，加之感受湿热、毒邪，以致肾失开合，气化失调，致水液与精微物质的输布，分清泌浊及水液出入不循常道。

慢性间质性肾炎的病理性质总属本虚标实。本病初期为湿热下注，或毒邪伤肾，或其他脏病及于肾，以邪实为主；病至后期，肾脏虚损较甚，累及肝、脾，而致封藏失司,肝风内动,气血虚衰,湿浊化生,转以正虚邪实为主。肾病及脾,水谷精微不能化生精血,升降输布失调,则精微物质外泄;肾病及肝,肝血不藏,筋脉失养;病延日久,则正气亦伤,湿浊化生。如湿热伤肾,耗气伤阴,肾气不固,遂见多尿、夜尿、引水自救、口渴多饮,病似"劳淋""热淋";虚火灼伤肾络或气虚不能摄血,故尿中夹血;也可因气虚及阳,精微外泄,尿中混有蛋白;精血亏耗,筋脉失养,则肢体麻木、痿废;病延日久,脾肾阳虚、湿毒内蕴,病陷晚期,有类"关格"可出现面色灰滞、恶心欲吐、尿少尿闭等症。

第二节　病　理　改　变

1. 大体标本

慢性肾盂肾炎或反流性肾脏病引起的慢性肾小管-间质肾炎(TIN)双肾大小不一,表面凹凸不平,常见粗或细的瘢痕,部分与包膜粘连,肾盂、肾盏改变可有可无,有细菌感染时,可见肾盂肾盏增厚、扩张。其他病因引起的慢性 TIN,双肾大小相等,体积缩小。

2. 光镜检查

慢性 TIN 病理特征包括小管细胞萎缩、上皮细胞扁平化、小管扩张、间质纤维化、小管间质单核细胞浸润。

慢性 TIN 时,间质浸润的细胞主要由淋巴细胞和单核细胞组成,偶见中性粒细胞、浆细胞及嗜酸性粒细胞。间质浸润程度与半定量检测的小管萎缩和间质纤维化程度呈直线相关。同急性 TIN 一样,慢性 TIN 也会出现"小管炎"表现,但以间质水肿、出血、中性粒细胞为主的细胞浸润少见。间质区浸润细胞类型对本病诊断有参考价值,如肾间质或肾小球存在脂质染色阳性的带有空泡的泡沫细胞则强烈提示遗传性肾炎;肾实质或小管腔内存在大量嗜酸性粒细胞则为变态反应性间质性肾炎的特点;结节性炎症反应系结节病最常见表现。根据病变的不同程度肾小管出现结构变形和萎缩,TBM 常呈增厚表现。

慢性 TIN 肾小球结构在长时间内保持正常,甚至在肾小球滤过率降至有明显肾功能损害时。随着病变进展,肾小球逐渐发生病理性改变,出现球周纤维化,节段性硬化,最终全球硬化。须注意的是,肾小球硬化随年龄增长同样可出现,因此,对老年患者在分析肾活检结果时应予以考虑。肾小管受累的程度不一,典型变化是不同程度的纤维性血管内膜增厚,但血管炎不是慢性 TIN 的特征。

3. 免疫荧光染色

偶见 C3 或免疫球蛋白沿 TBM 沉积,典型病例呈线性分布。肾小球染色多为阴性,偶有染色,也只是系膜区节段性 C3 及 IgM 微弱染色。

第三节 临 床 表 现

一、西医临床表现

因起病隐匿,本病初期多无症状,或有疲倦乏力、食欲减退等一些非特异性的肾外临床表现。之后可出现肾小管功能障碍,最明显表现为夜尿增多,还可有多尿、烦渴等症状。后期,可出现贫血、高血压,也可出现下肢浮肿,通常浮肿没有肾小球疾病严重。最后,病情逐渐进展到终末期肾脏病。各种不同原因导致的慢性间质性肾炎,临床表现上可有少许差异。如镇痛剂肾病可有肉眼血尿、腰痛等;锂中毒则易出现尿崩症;高尿酸血症引起的多伴有痛风发作;干燥综合征导致的则有口干、眼干等表现。

一、实验室和其他辅助检查

(一) 尿液检查

尿液分析和肾小管功能检测是诊断慢性间质性肾炎的主要线索。尿常规异常最主要表现是尿比重低。早期多数病人尿液无明显异常,容易漏诊。病程中可出现少量蛋白尿,多以小分子蛋白尿为主,多数病人 24 小时尿蛋白定量不超过1.5 g。同时,也可出现镜下血尿、白细胞尿及管型尿。有部分患者还可测出尿糖、氨基酸等。

(二) 血液检查

本病并发贫血发生率高,且程度偏重,可与血肌酐水平不平行,常为正红细胞正色素性贫血。部分患者有低血钠、低血氯,低血钾或高血钾等电解质紊乱表现。行血气分析试验,若 HCO_3^- 减少、BE 呈负值、pH 下降,是肾小管酸中毒的指征。

(三) 影像学检查

双肾 B 超、CT 等影像学检查通常表现为双肾缩小、肾外形不规则。有肾盂积水、肾盂扩张和变钝时提示有尿路梗阻或膀胱输尿管反流等可能,镇痛剂肾病时常有肾乳头缺损等特征性表现。

(四) 肾穿刺活组织检查

对部分病因不明,临床症状不典型,肾功能逐渐下降的病人,可作肾穿刺活组织检查。光镜下特征性的表现是肾间质广泛纤维化,肾小管萎缩、坏死。肾间质可有少量单核细胞浸润,其数量远少于急性间质性肾炎。肾小管有不同程度的萎缩、坏死,管腔扩张,小管基底膜增厚。早期肾小球病变轻微,后期可有继发性肾小球改变,表现有肾小球皱缩、塌陷等缺血改变,逐渐发展可有节段性肾小球硬化和肾小球周围纤维化。免疫荧光和电镜检查很少有特殊发现。明显间质性肾炎组织病理学改变对病因而言是非特异性的,诊断时仍应密切结合病史进行分析判断。

二、中医主症及常见证候

慢性间质性肾炎临床常见多尿,尿频或尿痛,腰膝酸软,或浮肿、体倦乏力等症,常见证候包括:

(一) 湿热留恋,耗伤肾阴

尿热,尿频,尿急,尿痛,或兼有血尿,口干,多饮,夜尿多,腰疲乏力,腰痛,手足心热,舌质红,苔黄燥,脉沉细数。

(二) 邪毒伤肾,气阴两虚

多尿,夜尿,尿赤,口干,烦渴,腰痛,乏力,发热,舌质红,苔薄白或无苔,脉细数。

(三) 脾肾阳虚,水湿逗留

腰膝酸软,形寒肢冷,或下肢浮肿,头昏乏力,面色萎黄,食欲不振,小便清长,大便溏软,舌质淡红,苔白,脉沉濡细。

第四节　诊断与鉴别诊断

一、诊断要点

1. 病史

存在导致慢性间质性肾炎的原因：长期服用止痛剂；有肾毒性药物使用史；有反复肾盂肾炎发作并有尿路梗阻或膀胱输尿管反流病变者；有自身免疫性疾病史等。

2. 症状体征

临床表现主要以肾小管浓缩功能障碍为主，如烦渴多饮、夜尿增多，甚至肾性尿崩症。

3. 实验室检查

实验室检查中尿液检查表现为严重的肾小管功能受损，尿蛋白少，且以小分子蛋白为主。有时血肌酐明显增高时，尿液检查异常表现仍不典型。

4. 病理

肾活检呈小管间质慢性炎症改变，小球病变通常较轻。

二、鉴别诊断

（一）急性间质性肾炎

急性间质性肾炎临床表现为急性肾损伤，病理上以肾间质炎症细胞浸润、肾小管呈不同程度变性为特征。药物或感染是导致急性间质性肾炎最常见的原因。诊断方面，对发生急性肾损伤的患者，缺乏肾炎或肾病综合征的临床表现，而以肾小管功能显著异常为主，结合用药史、过敏史，可作出初步疑似诊断。该病的确诊有赖于肾活检。

（二）慢性肾小球疾病

慢性肾小球疾病一般早期常有水肿和高血压；而慢性间质性肾病早期多无水肿和高血压。慢性肾小球疾病尿蛋白以中分子、大分子等肾小球性蛋白尿为主且常伴有各种管型尿，24小时尿蛋白定量常大于1.5 g；而慢性间质性肾炎以肾小管性小分子蛋白尿为主，24小时尿蛋白定量多小于1.5 g，且常在0.5 g以下。慢性肾小球疾病的肾小球功能损害较早且显著,多数患者发展到终末期肾病时,才会出现较严重的肾小管间质损伤;而慢性间质性肾炎则以肾小管间质功能损害为主,后期才会出现肾小球滤过率的下降。

(三)缺血性肾病

缺血性肾病最常见的病因是肾动脉粥样硬化,其他病因如大动脉炎、肾动脉纤维肌性结构不良等少见。临床上以肾功能损害为主,尿常规多无明显异常表现,这点与慢性间质性肾炎的表现类似。可通过各种影像学检查,评估患者肾脏和肾动脉的形态及血流量作为诊断依据。

第五节　治　　疗

一、中医治疗

(一)辨证施治

慢性间质性肾炎病因复杂,但初期湿热毒邪较甚,有湿、热、毒之偏盛不同;后期有气阴两伤,肾精亏损,肝血不足,脾胃虚弱之异,病情久延尚可致脾肾衰惫。故早期宜清热利湿解毒,中、晚期可以补虚,以滋阴益肾,调理脾胃为先,亦每可寓补于攻,以防伤正。

1. 湿热留恋,耗伤肾阴

【证候特点】尿热,尿频,尿急,尿痛,或兼有血尿,口干,多饮,夜尿多,腰疲乏力,腰痛,手足心热,舌质红,苔黄燥,脉沉细数。

【治法】滋阴降火,凉血止血。

【推荐方剂】知柏地黄丸合小蓟饮子加减。

【基本处方】知母 10 g,黄柏 10 g,生地 15 g,丹皮 10 g,山萸肉 10 g,山药 15 g,茯苓 15 g,泽泻 10 g,大小蓟(各)15 g,淡竹叶 10 g,栀子 10 g,藕节 15 g,甘草 5 g。每日 1 剂,水煎服。

【加减法】热重于湿,症见大便秘结者,加酒军 5 g,炒枳实 10 g;肉眼血尿者,加侧柏叶 15 g,地锦草 15 g;湿重于热症见口干黏腻不欲饮者,去生地,加绵茵陈 15 g,白豆蔻 10 g(后下)。

2. 邪毒伤肾,气阴两虚

【证候特点】口干,多尿,夜尿,腰痛,乏力,尿赤,发热,舌质红,苔薄白或无苔,脉细数。

【治法】清热利尿,益气养阴。

【推荐方剂】清心莲子饮加减。

【基本处方】黄芩 10 g,麦冬 10 g,地骨皮 10 g,车前子 10 g,炙甘草 5 g,莲子 15 g,茯苓 15 g,炙黄芪 15 g,太子参 10 g。每日 1 剂,水煎服。

【加减法】手足心热、烦渴者,加沙参 10 g,五味子 10 g;潮热盗汗者,加煅龙骨 30 g(先煎),白芍 15 g,煅牡蛎 30 g(先煎);失眠多梦者,加炒酸枣仁 15 g,柏子仁 15 g,夜交藤 15 g;腰膝酸软者,加杜仲 10 g,续断 10 g。

3. 脾肾阳虚,水湿逗留

【证候特点】头昏乏力,面色萎黄,食欲不振,腰膝酸软,形寒肢冷,小便清长,大便溏软,或下肢浮肿,舌质淡,苔白,脉沉濡细。

【治法】温补脾肾,化气行水。

【推荐方剂】金匮肾气丸加减。

【基本处方】熟附子 10 g(先煎),肉桂 2 g(焗服),熟地 15 g,山萸肉 10 g,山药 15 g,茯苓 15 g,泽泻 10 g,丹皮 10 g,黄芪 30 g,白术 10 g,炒杜仲 15 g,仙茅 12 g,仙灵脾 12 g,牛膝 15 g,车前子 15 g。每日 1 剂,水煎服。

【加减法】舌质紫黯兼有瘀血者,加益母草 15 g,三七 5 g;水肿明显者,加茯苓皮 30 g,干姜皮 15 g,玉米须 30 g;腰膝酸软者,加杜仲 15 g,狗脊 15 g。

(二) 名医名家特色经验

1. 陈以平教授治疗慢性间质性肾炎经验

陈以平教授认为慢性间质性肾炎的中医辨证多为脾肾两虚型,脾虚则气血生化乏源,水湿运化失司;肾虚则不能生化精血,气化功能障碍,水液代谢失常,由此湿浊内蕴,日久气机不畅,血行受阻,气滞血瘀,瘀阻络脉。陈以平教授在长期临床治疗慢性间质性肾炎过程中探索总结形成了经验方——金蝉补肾汤,该方由黄芪、山茱萸、黄精、莪术、蝉花等组成,组方配伍,共奏健脾补肾、活血化瘀之功。近代动物实验对中药药理的分析研究及临床观察报道均证实了以上中药有效组分对肾脏纤维化的作用。黄芪具有补益脾肾、益气升阳、行气利水等功效,现代药理研究证实,它可通过提高血浆蛋白水平,调节脂质代谢,促进水钠排泄,改善高凝状态,减轻肾损害,防止肾脏纤维化。蝉花是我国古代早已应用的中药,是虫与菌的复合体,也是一种有价值的药用真菌。近年的药理药化实验证明,蝉花含丰富的蛋白质、氨基酸、真菌多糖及其他生理活性物质。临床研究表明蝉花具有降低血肌酐、尿肌酐,提高内生肌酐清除率,改善血清蛋白含量,减少尿蛋白的排出等功能,因此,对早、中期肾衰竭疗效确切。经进一步证实,蝉花对肾间质小管病变有较好疗效,能保护肾小管细胞 Na-K-ATP 酶,减轻细胞溶酶体和细胞脂质过氧化损伤,改善肾血流动力学,减轻内皮细胞损伤和血液凝固性,故认为其能改善肾功能。莪术性温,味辛苦,具有破血行气,消积止痛的功效,实验表明,莪术可以降低大鼠肾小球透明变性及硬化百分率,改善肾功能。莪术减轻大鼠肾小球硬化的作用可能与其扩张血管、改善高凝状态、防止或减少 ECM 积聚、防止肾间质的纤维化等机制有关。山茱萸、黄精等均有抗氧化、抗感染、免疫调节等作用,对间质性肾炎抗纤维化也起到一定作用。

2. 叶任高强调慢性间质性肾炎的危害性

经对 28 例慢性间质性肾炎进行尸体解剖发现,慢性肾盂肾炎是我国慢性间质性肾炎的主要原发病(78.6%)。而对 944 例尿毒症的病因分析提示,33% 是间质性肾炎。而大约 90% 的慢性间质性肾炎的基础疾病是可治疗的。如慢性肾盂肾炎、反流性肾脏病、止痛剂肾脏病、重金属中毒、高钙血症肾脏病、低钾血症肾脏病,治疗后其肾脏病可改善或停止恶化。故对慢性间质性肾炎的基础疾病应早期诊断,早期治疗。叶氏认为本病多以湿热为患,脏腑受损,治疗以清热利湿,切忌伤阳败胃之品,以保存津液,顾护肾气。因此,对本病的治疗,在用西药的基础上配合使用中药治疗,可达事半功倍之效。如认为肾乳头坏死,中医多由湿热为患,而致脾肾亏虚,气滞血瘀,治疗先以清利湿热为主,继之调理脾胃,佐以活血化瘀。方用三仁汤清利湿热;参苓白术散加巴戟天 10 g,仙茅 10 g,菟丝子 10 g 健脾益肾;益肾汤活血化瘀。高钙、低钾血症肾脏病,除西药治疗外,叶氏根据其有烦渴多饮,小便量多的特点,按"消渴"论治。常选用滋阴补肾的中药有花粉、沙参、麦冬、生地、女贞子、旱莲草、玄参等。

二、西医治疗

(一) 治疗原则

慢性间质性肾炎的治疗目标是稳定病情,抑制间质纤维化的进展,延缓肾衰竭的发展。

(二) 治疗方法

1. 病因治疗

针对潜在的慢性间质性肾炎的致病原因首先应加以识别,及时去除病因是治疗的关键,甚至可使慢性间质性肾病停止发展。如对镇痛剂等药物引起者,应及时停用有关药物;尿路机械性梗阻和感染引起者,应解除梗阻并选用敏感抗生素治疗原发病;重金属引起者,应及时停用或脱离接触现场;代谢性疾病、免疫性疾病、肿瘤等所致者,应根据不同病情治疗原发病。

2. 对症治疗

对症治疗包括纠正水、电解质、酸碱紊乱;积极抗感染治疗;纠正贫血等。伴有高血压者,应积极控制血压,首选拮抗肾素-血管紧张素系统的降压药。

3. 抑制间质纤维化进展

自身免疫性疾病、药物变态反应等免疫因素导致的慢性间质性肾炎,可给予免疫抑制剂治疗。对于肾间质纤维化明显者,没有临床证据表明应用糖皮质激素治疗有益。

4. 延缓肾衰竭的进展

已发展成慢性肾衰者,按慢性肾衰处理,包括控制高血压、纠正贫血、纠正钙磷代谢紊乱,综合措施延缓肾衰竭的进展等。

5. 血液净化治疗

出现明显尿毒症症状、有血液净化治疗指征者,应实施血液净化治疗,可选择持续性肾脏替代、血液透析、腹膜透析等,条件允许时也可进行肾移植。

三、中西医结合治疗

(一) 中西医结合治疗难点

针对慢性间质性肾炎的治疗,目前并无良好的、特效的治疗措施。治疗的关键在于早期确诊,并祛除病因,同时按慢性肾脏病一体化治疗方案进行。西医强调病因治疗,并能较快纠正水、电解质紊乱及酸碱失衡。中医重在整体调节,扶正祛邪兼顾。中西医结合治疗慢性间质性肾炎能有效恢复和改善肾功能,进一步提高疗效。

1. 如何早发现并及时分析判断病因

慢性间质性肾炎起病隐匿,早期多无症状。对于有血肌酐升高,且尿常规检查无明显异常者,尤其需特别警惕本病。要详细询问病史,重点是用药史,包括止痛药、一些含马兜铃酸类的中草药或中成药等。

有些患者自行购买一些镇痛药,认为药物的镇痛效果好,但从海外购买的该类药物多由地塞米松和消炎痛(吲哚美辛)组成,长期服用极易引起肾损害,导致镇痛剂肾病。

除镇痛药物外,还有含马兜铃酸类的中草药(如关木通、青木香、广防己等)和中成药(如龙胆泻肝丸、分清五淋丸等),有些患者不按医嘱服用此类药物,之后可出现肾小管间质损害,现称之为马兜铃酸肾病。少数患者即使已经停药数年,仍有可能发生慢性间质性肾炎。

此外,也要注意及时追查是否有自身免疫性疾病、高尿酸血症、梗阻性肾病等疾病可能。

2. 如何针对不同病因,保护肾功能

药物相关性的慢性间质性肾炎,最常见的致病药物是解热镇痛药、含马兜铃酸

类的中药或中成药、钙调素抑制剂等。虽然及时停用上述药物，但预后仍相差很大。

长期服用镇痛药导致的慢性间质性肾炎，也称为镇痛剂肾病，停药后多数患者肾功能可保持相对稳定。马兜铃酸肾病即使停药，也多呈进展性肾衰竭，少数医家尝试给予糖皮质激素治疗，可能对改善肾功能有一定的效果。钙调素抑制剂，临床常用的药物是环孢素和他克莫司，多用于治疗器官移植排异和治疗自身免疫性疾病。此类药物有慢性肾毒性，主要表现为间质纤维化。其肾毒性的发生与用药剂量有相关性，但患者又需要长期服用该类药物，无法完全停用。故应定期监测血药浓度，必要时及时行肾组织病理活检，逐步调整该类药物至最小控制剂量，或换用其他免疫抑制剂。

对致病病因，如镇痛剂和重金属中毒及毒物，除了停药、洗胃、灌肠的方法外，也应积极采用中医治法，以期提高疗效。如用大黄、大黄炭、玄明粉、甘草之类导泻、吸附解毒；或用茶叶、牛奶、鸡蛋清等口服，阻止毒物的吸收，与重金属等结合形成沉淀；或用绿豆、甘草、生姜、黄芩、茶叶、土茯苓等口服，解除药物毒性或减弱其毒性；对高尿酸血症，则重用土茯苓、萆薢、车前草等清利湿热药，祛邪安正；对反流性肾病从肝肾论治，采用疏肝利胆，清热通淋法等。辨证施治，灵活应用，尽量减少药物、毒物造成的损害，促使病情向好的方面转化，保护肾功能免受进一步的损害。

3. 如何改善和恢复肾小管-间质功能

肾小管-间质的功能异常可能会导致尿液排出增多，体液平衡紊乱，最常见的表现为夜尿增多，结石形成，甚者将出现尿崩症的情况，给患者造成痛苦。如何改善和恢复肾小管-间质功能是中医治疗的难点。中医认为该病为本虚标实之证，可根据辨证处以补虚祛邪之法。表现为尿量多者一般可见阴液不足，宜用滋补肾阴兼有酸涩收敛的中药；对于电解质失衡，表现为疲倦，全身萎软无力者宜采用大补元气之法，可选用鹿茸、淫羊藿、巴戟天、菟丝子、紫河车等血肉有情之品，但用药均必须以保护胃气为前提，宜轻灵，不可过用滋腻。病情日久，肾间质纤维化明显，辨证见瘀血阻滞者，宜活血通络以提高疗效。

（二）中西医结合临证思路分析

1. 早期诊断，控制病情

慢性间质性肾炎一般早期在相当长时间内无临床症状，此时极易漏诊。故对于慢性间质性肾炎而言，临床重点在于提高对本病的重视程度。早期确诊，并及时处理可逆因素，慢性间质性肾炎的病情完全可以控制，甚至能停止发展。

早期诊断需要重视一些关键线索，如有下列表现应加以警惕：① 有血肌酐的升高，但多无水肿、高血压表现，尤其对年轻人，血肌酐即使位于正常值高限也需加以关注；② 检查中尿常规以小分子蛋白尿为主，24 小时尿蛋白定量常低于 2 g；③ 有长期接触肾毒性物质病史，此时需详细追问患者的职业、饮食、用药等情况；

④ 易出现水、电解质紊乱，如夜尿增多，低钠血症、低钾血症等；⑤ 贫血出现早，且通常较严重，与血肌酐不成比例。

对于可疑患者，及时完善相关检查，如自身抗体、双肾 CT 或 ECT 等方面的检查；对于早期的慢性间质性肾炎可疑患者，尤其病因未明确的，建议行肾穿刺活检术。但本病到疾病后期，随着肾小球的大量硬化，此时与其他任何原因引起的终末期肾脏病难以区分，此时则不必再行肾活检。

2. 中西结合治疗优势明显

慢性间质性肾炎的治疗方面，西医注重发现病因，要求及时去除病因，并无特效、特殊的干预手段。中医药对于本病的稳定和改善肾间质小管功能则有着独特优势。

一般而言，对于慢性间质性肾病引起的水、电解质、酸碱平衡紊乱，单纯西药补液等措施比较容易纠正，但难以保持长久的内环境平衡。此时，应用中药调和脏腑阴阳，采用益气养阴法，药如黄芪、太子参、麦门冬、石斛、玄参、沙参、枸杞子、茯苓、猪苓、白术、山茱萸、五味子等。但必须以保护胃气为前提，用药宜轻灵，不可滋腻。若以中药巩固疗效，改善肾功能，可酌情选用知柏地黄丸、滋肾丸、无比山药丸等。

对于有肾小管功能不全表现的患者，更适宜中医药治疗。中药以补肾为主，但补肾又宜根据具体病情选用温补肾阳或滋补肾阴，有所侧重。近端小管功能的损害主要表现为重吸收功能减退，宜用滋补肾阴兼有酸涩收敛的中药，可选用生地黄、熟地黄、枸杞子、女贞子、山药、龟甲、鳖甲、冬虫夏草、白芍、酸枣仁、芡实、金樱子等。远端肾小管功能的损害主要表现为尿液浓缩功能减退，见有多尿、夜尿等症，一般可用温补肾阳、补肾摄纳的中药，可选用肉桂、熟附子、鹿茸、淫羊藿、巴戟天、菟丝子、紫河车等。同时久病血瘀的关系，均宜配合活血和络之品，选用川芎、丹参、赤芍等，可以提高疗效。

3. 针对不同病因处理

在中西医结合临证方面，不同病因导致的慢性间质性肾炎，在处理上也有所差异。针对一些临床常见的病因，下面分类作一简要阐述。

（1）镇痛剂肾病。此病发病率地区差异较大，在欧洲和澳大利亚发病率较高，在我国也不少见。常用的药物如阿司匹林、双氯芬酸、对乙酰氨基酚、磺酰苯胺等。本病患者易伴发肾乳头坏死，出现突发血尿、急性腰痛、发热、尿路梗阻等表现。少数患者可伴发尿道移行上皮癌。

镇痛剂肾病完全可以预防，及时停用镇痛剂以后，多数患者肾功能可保持稳定。可按慢性肾脏病一体化治疗方案治疗。对肾乳头坏死组织堵塞尿路者应予解痉、补液及利尿治疗，无效时可通过腔镜手术取出坏死组织。

（2）马兜铃酸肾病。马兜铃酸肾病是指服用含有马兜铃酸成分的中草药而导致的肾小管间质疾病。其临床表现多样,主要为慢性间质性肾炎,多呈进展性慢性肾衰竭。常见的中药材中含有马兜铃酸类成分的有关木通、广防己、马兜铃、青木香、天仙藤、细辛等,这些中药经配伍制成的中成药品种繁多,其中部分已有导致马兜铃酸肾病的病例报告,属于致病药物。本病易并发尿路移行上皮细胞癌,且复发率高。本病目前尚无有效的治疗方法,仅限于停药后按照慢性肾脏病治疗原则处理。

(3)痛风性肾病。痛风性肾病是由于体内嘌呤代谢紊乱,血尿酸过高,尿酸盐在血中呈现过饱和状态后沉积于肾组织,特别是肾髓体和锥体部而导致的慢性间质性肾炎,出现蛋白尿、夜尿增多、渗尿等,晚期可发展为慢性肾功能不全。从目前研究现状看,痛风性肾病是由于长期的高尿酸血症未得到有效治疗所致,因此控制血尿酸在整个治疗过程中显得尤为重要。西医降低血尿酸的药物大致分为两类:一类是抑制尿酸合成的药物,以别嘌醇为代表,通过抑制黄嘌呤氧化酶使得血尿酸生成减少;另一类是促进尿酸排泄的药物,以苯溴马隆、磺吡酮、丙磺舒为代表,通过抑制肾小管对尿酸的重吸收、增加尿酸的排泄,从而降低血尿酸。痛风发作的急性关节炎期,主要以秋水仙碱、非甾体抗感染药等止痛治疗。以上药物所引起的不良反应是不容忽视的,其中应用部分药物过久可引起肝肾功能损伤,以苯溴马隆、秋水仙碱为最,且患者停药后极易复发,这就大大限制了高尿酸血症临床用药。同时这也为中医学者寻找疗效确切、不良反应少的中草药单剂及合剂提供了契机。研究表明中药复方治疗痛风性肾病与西药相比优势明显,且具有显著改善肾功能的作用。

(三)中西医结合优化选择及经验体会

1. 早期病因治疗是提高疗效的关键

慢性间质性肾炎应尽可能早期诊断,及时停用有肾损害的药物,或脱离有害重金属的接触,或治疗原发病等措施来稳定肾功能。病因去除后,慢性间质性肾炎的病变一般可停止发展,早期病例甚至可完全康复。

2. 稳定内环境平衡是治疗的重要原则

应及时纠正慢性间质性肾炎引起的水、电解质及酸碱平衡紊乱,后期还要改善贫血、控制高血压等。综合治疗是改善病情的重要原则。

3. 慢性间质性肾炎的中医治疗优势显著

中医治则着重于扶正,兼顾祛邪。以益气养阴或健脾补肾扶正为根本,活血通络、清利湿毒为不可忽视的祛邪治法。扶正能促进肾小管功能的恢复,祛邪可以改善肾间质的纤维化进展。

四、调护

　　慢性间质性肾炎的病因众多,有些原因不明,发病隐匿,患者直至出现肾功能不全才就诊,较难预防。因此,定期体检很重要。对长期服用某些药物或接触环境毒物者更应注意。发病后要避免促使肾功能恶化的因素,如劳累、外感、饮食不节等。同时注意精神调治,要保持乐观态度,避免不良情绪刺激。慢性间质性肾炎是一种慢性疾患,应有长期复查、治疗的心理准备。

参 考 文 献

[1] 李顺民. 现代肾脏病学[M]. 北京:中国中医药出版社,2019.

[2] 王海燕. 肾脏病学[M]. 3 版. 北京:人民卫生出版社,2008.

[3] 孟昭泉,邵颖. 肾脏病中西医治疗[M]. 北京:金盾出版社,2017.

[4] 何立群. 中西医防治肾脏病要略[M]. 上海:上海科学技术出版社,2016.

[5] 杨霓芝,毛炜. 中西医结合肾脏病学研究新进展[M]. 北京:人民卫生出版社,2017.

[6] 汤水福. 实用中西医结合肾脏病学[M]. 福州:福建科学技术出版社,2017.

[7] 沈庆法. 当代中医肾病临床经验精粹[M]. 北京:人民卫生出版社,2007.